全国科学技术名词审定委员会

公 布

显微外科学名词

CHINESE TERMS IN MICROSURGERY

2016

医学名词审定委员会
显微外科学名词审定分委员会

国家自然科学基金资助项目

科学出版社

北 京

内 容 简 介

本书是全国科学技术名词审定委员会审定公布的显微外科学名词，内容包括：总论、再植与再造、皮瓣、骨瓣、周围神经、内分泌腺与生殖系统、大网膜与淋巴系统7部分，共1204条。书末附有英汉、汉英两种索引，以便读者检索。本书公布的名词是科研、教学、生产、经营以及新闻出版等部门应遵照使用的显微外科学规范名词。

图书在版编目(CIP)数据

显微外科学名词/医学名词审定委员会显微外科学名词审定分委员会编.
—北京：科学出版社，2016
ISBN 978-7-03-048631-8

I. 显⋯　II. 医⋯　III. 显微外科学–名词术语　IV. R616.2-61

中国版本图书馆 CIP 数据核字(2016)第 126680 号

责任编辑：霍春雁　张玉森　沈红芬/责任校对：李　影
责任印制：肖　兴/封面设计：槐寿明

科 学 出 版 社 出版
北京东黄城根北街 16 号
邮政编码：100717
http://www.sciencep.com
中国科学院印刷厂印刷
科学出版社发行　各地新华书店经销
*
2016 年 6 月第 一 版　　开本：787×1092 1/16
2016 年 6 月第一次印刷　　印张：11 1/2
字数：270 000
定价：88.00 元
(如有印装质量问题，我社负责调换)

全国科学技术名词审定委员会
第七届委员会委员名单

特邀顾问：路甬祥　许嘉璐　韩启德

主　　任：白春礼

副 主 任：侯建国　杜占元　孙寿山　李培林　刘　旭　何　雷　何鸣鸿
　　　　　裴亚军

常　　委（以姓名笔画为序）：

戈　晨　田立新　曲爱国　沈家煊　宋　军　张　军　张伯礼
柳建尧　袁亚湘　高　松　黄向阳　崔　拓　康　乐　韩　毅
雷筱云

委　　员（以姓名笔画为序）：

卜宪群　王　军　王子豪　王同军　王建朗　王家臣　王清印
王德华　尹虎彬　邓初夏　石　楠　叶玉如　田　森　田胜立
白殿一　包为民　冯大斌　冯惠玲　毕健康　朱　星　朱士恩
朱立新　朱建平　任　海　任南琪　刘　青　刘正江　刘连安
刘国权　刘晓明　许毅达　那伊力江·吐尔干　孙宝国　孙瑞哲
李一军　李小娟　李志江　李伯良　李学军　李承森　李晓东
杨　鲁　杨　群　杨汉春　杨安钢　杨焕明　汪正平　汪雄海
宋　彤　宋晓霞　张人禾　张玉森　张守攻　张社卿　张建新
张绍祥　张洪华　张继贤　陆雅海　陈　杰　陈光金　陈众议
陈言放　陈映秋　陈星灿　陈超志　陈新滋　尚智丛　易　静
罗　玲　周　畅　周少来　周洪波　郑宝森　郑筱筠　封志明
赵永恒　胡秀莲　胡家勇　南志标　柳卫平　闻映红　姜志宏
洪定一　莫纪宏　贾承造　原遵东　徐立之　高　怀　高　福
高培勇　唐志敏　唐绪军　益西桑布　　黄清华　黄璐琦
萨楚日勒图　　龚旗煌　阎志坚　梁曦东　董　鸣　蒋　颖
韩振海　程晓陶　程恩富　傅伯杰　曾明荣　谢地坤　赫荣乔
蔡　怡　谭华荣

第四届医学名词审定委员会委员名单

主　任：陈　竺

副主任：饶克勤　刘德培　贺福初　郑树森　王　宇　罗　玲

委　员（以姓名笔画为序）：

于　欣　王　辰　王永明　王汝宽　李兆申　杨伟炎

沈　悌　张玉森　陈　杰　屈婉莹　胡仪吉　徐建国

曾正陪　照日格图　魏丽惠

秘书长：张玉森（兼）

显微外科学名词审定分委员会委员名单

顾　问：潘达德　朱家恺　顾玉东　钟世镇

主　任：侯春林

副主任：刘小林　张世民

委　员（以姓名笔画为序）：

王增涛　方光荣　顾立强　徐达传　喻爱喜

编写人员（以姓名笔画为序）：

丁小珩　王洪刚　李筱贺　郑和平　官士兵　秦本刚

傅　国　漆白文

路甬祥序

我国是一个人口众多、历史悠久的文明古国，自古以来就十分重视语言文字的统一，主张"书同文、车同轨"，把语言文字的统一作为民族团结、国家统一和强盛的重要基础和象征。我国古代科学技术十分发达，以四大发明为代表的古代文明，曾使我国居于世界之巅，成为世界科技发展史上的光辉篇章。而伴随科学技术产生、传播的科技名词，从古代起就已成为中华文化的重要组成部分，在促进国家科技进步、社会发展和维护国家统一方面发挥着重要作用。

我国的科技名词规范统一活动有着十分悠久的历史。古代科学著作记载的大量科技名词术语，标志着我国古代科技之发达及科技名词之活跃与丰富。然而，建立正式的名词审定组织机构则是在清朝末年。1909 年，我国成立了科学名词编订馆，专门从事科学名词的审定、规范工作。到了新中国成立之后，由于国家的高度重视，这项工作得以更加系统地、大规模地开展。1950 年政务院设立的学术名词统一工作委员会，以及 1985 年国务院批准成立的全国自然科学名词审定委员会（现更名为全国科学技术名词审定委员会，简称全国科技名词委），都是政府授权代表国家审定和公布规范科技名词的权威性机构和专业队伍。他们肩负着国家和民族赋予的光荣使命，秉承着振兴中华的神圣职责，为科技名词规范统一事业默默耕耘，为我国科学技术的发展做出了基础性的贡献。

规范和统一科技名词，不仅在消除社会上的名词混乱现象，保障民族语言的纯洁与健康发展等方面极为重要，而且在保障和促进科技进步，支撑学科发展方面也具有重要意义。一个学科的名词术语的准确定名及推广，对这个学科的建立与发展极为重要。任何一门科学（或学科），都必须有自己的一套系统完善的名词来支撑，否则这门学科就立不起来，就不能成为独立的学科。郭沫若先生曾将科技名词的规范与统一称为"乃是一个独立自主国家在学术工作上所必须具备的条件，也是实现学术中国化的最起码的条件"，精辟地指出了这项基础性、支撑性工作的本质。

在长期的社会实践中，人们认识到科技名词的规范和统一工作对于一个国家的科技发展和文化传承非常重要，是实现科技现代化的一项支撑性的系统工程。没有这样一个系统的规范化的支撑条件，不仅现代科技的协调发展将遇到极大困难，而且在科技日益渗透人们生活各方面、各环节的今天，还将给教育、传播、交流、经贸等多方面带来困难和损害。

全国科技名词委自成立以来，已走过近 20 年的历程，前两任主任钱三强院士和卢嘉锡院士为我国的科技名词统一事业倾注了大量的心血和精力，在他们的正确领导和广大专家的共同努力下，取得了卓著的成就。2002 年，我接任此工作，时逢国家科技、经济飞速发展之际，因而倍感责任的重大；及至今日，全国科技名词委已组建了 60 个学科名词审定分委员会，公布了 50 多个学科的 63 种科技名词，在自然科学、工程技术与社会科学方面均取得了协调发展，科技名词蔚成体系。而且，海峡两岸科技名词对照统一工作也取得了可喜的成绩。对此，我实感欣慰。这些成就无不凝聚着专家学者们的心血与汗水，无不闪烁着专家学者们的集体智慧。历史将会永远铭刻着广大专家学者孜孜以求、精益求精的艰辛劳作和为祖国科技发展做出的奠基性贡献。宋健院士曾在 1990 年全国科技名词委的大会上说过："历史将表明，这个委员会的工作将对中华民族的进步起到奠基性的推动作用。"这个预见性的评价是毫不为过的。

科技名词的规范和统一工作不仅仅是科技发展的基础，也是现代社会信息交流、教育和科学普及的基础，因此，它是一项具有广泛社会意义的建设工作。当今，我国的科学技术已取得突飞猛进的发展，许多学科领域已接近或达到国际前沿水平。与此同时，自然科学、工程技术与社会科学之间交叉融合的趋势越来越显著，科学技术迅速普及到了社会各个层面，科学技术同社会进步、经济发展已紧密地融为一体，并带动着各项事业的发展。所以，不仅科学技术发展本身产生的许多新概念、新名词需要规范和统一，而且由于科学技术的社会化，社会各领域也需要科技名词有一个更好的规范。另一方面，随着香港、澳门的回归，海峡两岸科技、文化、经贸交流不断扩大，祖国实现完全统一更加迫近，两岸科技名词对照统一任务也十分迫切。因而，我们的名词工作不仅对科技发展具有重要的价值和意义，而且在经济发展、社会进步、政治稳定、民族团结、国家统一和繁荣等方面都具有不可替代的特殊价值和意义。

最近，中央提出树立和落实科学发展观，这对科技名词工作提出了更高的要求。我们要按照科学发展观的要求，求真务实，开拓创新。科学发展观的本质与核心是以人为本，我们要建设一支优秀的名词工作队伍，既要保持和发扬老一辈科技名词工作者的优良传统，坚持真理、实事求是、甘于寂寞、淡泊名利，又要根据新形势的要求，面向未来、协调发展、与时俱进、锐意创新。此外，我们要充分利用网络等现代科技手段，使规范科技名词得到更好的传播和应用，为迅速提高全民文化素质做出更大贡献。科学发展观的基本要求是坚持以人为本，全面、协调、可持续发展，因此，科技名词工作既要紧密围绕当前国民经济建设形势，着重开展好科技领域的学科名词审定工作，同时又要在强调经济社会以及人与自然协调发展的思想指导下，开展好社会科学、文化教育和资源、生态、环境领域的科学名词审定工作，促进各个学科领域的相互融合和共同繁荣。科学发展观非常注重可持续发展的理念，因此，我们在不断丰富和发展已建立的科技名词体系的同时，还要进一步研究具有中国特色的术语学理论，以创建中国的术语学派。研究和建立中国特色的术语学理论，也是一种知识创新，是实现科技名词工作可持续发展的必由之路，我们应当为此付出更大的努力。

当前国际社会已处于以知识经济为走向的全球经济时代，科学技术发展的步伐将会越来越快。我国已加入世贸组织，我国的经济也正在迅速融入世界经济主流，因而国内外科技、文化、经贸的交流将越来越广泛和深入。可以预言，21世纪中国的经济和中国的语言文字都将对国际社会产生空前的影响。因此，在今后10到20年之间，科技名词工作就变得更具现实意义，也更加迫切。"路漫漫其修远兮，吾将上下而求索"，我们应当在今后的工作中，进一步解放思想，务实创新、不断前进。不仅要及时地总结这些年来取得的工作经验，更要从本质上认识这项工作的内在规律，不断地开创科技名词统一工作新局面，做出我们这代人应当做出的历史性贡献。

2004 年深秋

卢嘉锡序

科技名词伴随科学技术而生，犹如人之诞生其名也随之产生一样。科技名词反映着科学研究的成果，带有时代的信息，铭刻着文化观念，是人类科学知识在语言中的结晶。作为科技交流和知识传播的载体，科技名词在科技发展和社会进步中起着重要作用。

在长期的社会实践中，人们认识到科技名词的统一和规范化是一个国家和民族发展科学技术的重要的基础性工作，是实现科技现代化的一项支撑性的系统工程。没有这样一个系统的规范化的支撑条件，科学技术的协调发展将遇到极大的困难。试想，假如在天文学领域没有关于各类天体的统一命名，那么，人们在浩瀚的宇宙当中，看到的只能是无序的混乱，很难找到科学的规律。如是，天文学就很难发展。其他学科也是这样。

古往今来，名词工作一直受到人们的重视。严济慈先生 60 多年前说过，"凡百工作，首重定名；每举其名，即知其事"。这句话反映了我国学术界长期以来对名词统一工作的认识和做法。古代的孔子曾说"名不正则言不顺"，指出了名实相副的必要性。荀子也曾说"名有固善，径易而不拂，谓之善名"，意为名有完善之名，平易好懂而不被人误解之名，可以说是好名。他的"正名篇"即是专门论述名词术语命名问题的。近代的严复则有"一名之立，旬月踌躇"之说。可见在这些有学问的人眼里，"定名"不是一件随便的事情。任何一门科学都包含很多事实、思想和专业名词，科学思想是由科学事实和专业名词构成的。如果表达科学思想的专业名词不正确，那么科学事实也就难以令人相信了。

科技名词的统一和规范化标志着一个国家科技发展的水平。我国历来重视名词的统一与规范工作。从清朝末年的科学名词编订馆，到 1932 年成立的国立编译馆，以及新中国成立之初的学术名词统一工作委员会，直至 1985 年成立的全国自然科学名词审定委员会(现已改名为全国科学技术名词审定委员会，简称全国名词委)，其使命和职责都是相同的，都是审定和公布规范名词的权威性机构。现在，参与全国名词委领导工作的单位有中国科学院、科学技术部、教育部、中国科学技术协会、国家自然科学基金委员会、新闻出版署、国家质量技术监督局、国家广播电影电视总局、国家知识产权局和国家语言文字工作委员会，这些部委各自选派了有关领导干部担任全国名词委的领导，有力地推动科技名词的统一和推广应用工作。

全国名词委成立以后，我国的科技名词统一工作进入了一个新的阶段。在第一任主任委员钱三强同志的组织带领下，经过广大专家的艰苦努力，名词规范和统一工作取得了显著的成绩。1992 年三强同志不幸谢世。我接任后，继续推动和开展这项工作。在国家和有关部门的支持及广大专家学者的努力下，全国名词委 15 年来按学科共组建了 50 多个学科的名词审定分委员会，有 1800 多位专家、学者参加名词审定工作，还有更多的专家、学者参加书面审查和座谈讨论等，形成的科技名词工作队伍规模之大、水平层次之高前所未有。15 年间共审定公布了包括理、工、农、医及交叉学科等各学科领域的名词共计 50 多种。而且，对名词加注定义的工作经试点后业已逐渐展开。另外，遵照术语学理论，根据汉语汉字特点，结合科技名词审定工作实践，全国名词委制定并逐步完善了一套名词审定工作的原则与方法。可以说，在 20 世纪的最后 15 年中，我国基本上建立起了比较完整的科技名词体系，为我国科技名词的规范和统一奠定了良好的基础，对我国科研、教学和学术交流起到了很好的作用。

在科技名词审定工作中，全国名词委密切结合科技发展和国民经济建设的需要，及时调整工作方针和任务，拓展新的学科领域开展名词审定工作，以更好地为社会服务、为国民经济建设服务。近些年来，又对科技新词的定名和海峡两岸科技名词对照统一工作给予了特别的重视。科技新词的审定和发布试用工作已取得了初步成效，显示了名词统一工作的活力，跟上了科技发展的步伐，起到了引导社会的作用。两岸科技名词对照统一工作是一项有利于祖国统一大业的基础性工作。全国名词委作为我国专门从事科技名词统一的机构，始终把此项工作视为自己责无旁贷的历史性任务。通过这些年的积极努力，我们已经取得了可喜的成绩。做好这项工作，必将对弘扬民族文化，促进两岸科教、文化、经贸的交流与发展做出历史性的贡献。

科技名词浩如烟海，门类繁多，规范和统一科技名词是一项相当繁重而复杂的长期工作。在科技名词审定工作中既要注意同国际上的名词命名原则与方法相衔接，又要依据和发挥博大精深的汉语文化，按照科技的概念和内涵，创造和规范出符合科技规律和汉语文字结构特点的科技名词。因而，这又是一项艰苦细致的工作。广大专家学者字斟句酌，精益求精，以高度的社会责任感和敬业精神投身于这项事业。可以说，全国名词委公布的名词是广大专家学者心血的结晶。这里，我代表全国名词委，向所有参与这项工作的专家学者们致以崇高的敬意和衷心的感谢！

审定和统一科技名词是为了推广应用。要使全国名词委众多专家多年的劳动成果——规范名词，成为社会各界及每位公民自觉遵守的规范，需要全社会的理解和支持。国务院和4个有关部委〔国家科委(今科学技术部)、中国科学院、国家教委(今教育部)和新闻出版署〕已分别于1987年和1990年行文全国，要求全国各科研、教学、生产、经营以及新闻出版等单位遵照使用全国名词委审定公布的名词。希望社会各界自觉认真地执行，共同做好这项对于科技发展、社会进步和国家统一极为重要的基础工作，为振兴中华而努力。

值此全国名词委成立15周年、科技名词书改装之际，写了以上这些话。是为序。

卢嘉锡

2000 年夏

钱 三 强 序

科技名词术语是科学概念的语言符号。人类在推动科学技术向前发展的历史长河中，同时产生和发展了各种科技名词术语，作为思想和认识交流的工具，进而推动科学技术的发展。

我国是一个历史悠久的文明古国，在科技史上谱写过光辉篇章。中国科技名词术语，以汉语为主导，经过了几千年的演化和发展，在语言形式和结构上体现了我国语言文字的特点和规律，简明扼要，蓄意深切。我国古代的科学著作，如已被译为英、德、法、俄、日等文字的《本草纲目》、《天工开物》等，包含大量科技名词术语。从元、明以后，开始翻译西方科技著作，创译了大批科技名词术语，为传播科学知识，发展我国的科学技术起到了积极作用。

统一科技名词术语是一个国家发展科学技术所必须具备的基础条件之一。世界经济发达国家都十分关心和重视科技名词术语的统一。我国早在 1909 年就成立了科学名词编订馆，后又于 1919 年中国科学社成立了科学名词审定委员会，1928 年大学院成立了译名统一委员会。1932 年成立了国立编译馆，在当时教育部主持下先后拟订和审查了各学科的名词草案。

新中国成立后，国家决定在政务院文化教育委员会下，设立学术名词统一工作委员会，郭沫若任主任委员。委员会分设自然科学、社会科学、医药卫生、艺术科学和时事名词五大组，聘请了各专业著名科学家、专家，审定和出版了一批科学名词，为新中国成立后的科学技术的交流和发展起到了重要作用。后来，由于历史的原因，这一重要工作陷于停顿。

当今，世界科学技术迅速发展，新学科、新概念、新理论、新方法不断涌现，相应地出现了大批新的科技名词术语。统一科技名词术语，对科学知识的传播，新学科的开拓，新理论的建立，国内外科技交流，学科和行业之间的沟通，科技成果的推广、应用和生产技术的发展，科技图书文献的编纂、出版和检索，科技情报的传递等方面，都是不可缺少的。特别是计算机技术的推广使用，对统一科技名词术语提出了更紧迫的要求。

为适应这种新形势的需要，经国务院批准，1985 年 4 月正式成立了全国自然科学名词审定委员会。委员会的任务是确定工作方针，拟定科技名词术语审定工作计划、实施方案和步骤，组织审定自然科学各学科名词术语，并予以公布。根据国务院授权，委员会审定公布的名词术语，科研、教学、生产、经营以及新闻出版等各部门，均应遵照使用。

全国自然科学名词审定委员会由中国科学院、国家科学技术委员会、国家教育委员会、中国科学技术协会、国家技术监督局、国家新闻出版署、国家自然科学基金委员会分别委派了正、副主任担任领导工作。在中国科协各专业学会密切配合下，逐步建立各专业审定分委员会，并已建立起一支由各学科著名专家、学者组成的近千人的审定队伍，负责审定本学科的名词术语。我国的名词审定工作进入了一个新的阶段。

这次名词术语审定工作是对科学概念进行汉语订名，同时附以相应的英文名称，既有我国语言特色，又方便国内外科技交流。通过实践，初步摸索了具有我国特色的科技名词术语审定的原则与方法，以及名词术语的学科分类、相关概念等问题，并开始探讨当代术语学的理论和方法，以期逐步建立起符合我国语言规律的自然科学名词术语体系。

统一我国的科技名词术语，是一项繁重的任务，它既是一项专业性很强的学术性工作，又涉及亿万人使用习惯的问题。审定工作中我们要认真处理好科学性、系统性和通俗性之间的关系；主科与副科间的关系；学科间交叉名词术语的协调一致；专家集中审定与广泛听取意见等问题。

汉语是世界五分之一人口使用的语言，也是联合国的工作语言之一。除我国外，世界上还有一些国家和地区使用汉语，或使用与汉语关系密切的语言。做好我国的科技名词术语统一工作，为今后对外科技交流创造了更好的条件，使我炎黄子孙，在世界科技进步中发挥更大的作用，做出重要的贡献。

统一我国科技名词术语需要较长的时间和过程，随着科学技术的不断发展，科技名词术语的审定工作，需要不断地发展、补充和完善。我们将本着实事求是的原则，严谨的科学态度做好审定工作，成熟一批公布一批，提供各界使用。我们特别希望得到科技界、教育界、经济界、文化界、新闻出版界等各方面同志的关心、支持和帮助，共同为早日实现我国科技名词术语的统一和规范化而努力。

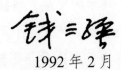

1992 年 2 月

前　言

　　2007 年 8 月，中华医学会显微外科学分会受全国科学技术名词审定委员会(以下简称全国科技名词委)和中华医学会名词审定委员会(以下简称医学名词委)的委托，审定编写显微外科学专业名词，作为今后显微外科学专业遵照使用的规范性名词。为此，邀请我国显微外科领域著名的中青年骨干专家，成立了显微外科学名词审定分委员会。2007 年 10 月在昆明召开了第一次全体委员审定编写会议，按照全国科技名词委制定的《科学技术名词审定原则及方法》确定了学科分类框架、收词范围、各位委员的具体分工内容和进度。2008 年 1 月在青岛召开了第二次分委员会审定会议，讨论确定编写的词条。各位委员对每个名词，按照"中文、英文、释义"的统一编写体例，经过半年的撰写和相互审改后，于 2008 年 7 月在武汉召开了第三次分委员会审定会议，对疑难的名词进行了逐个探讨，按照讨论意见进行补充修订后于 2009 年 2 月在济南召开了第四次分委员会审定会议，对补充修订的名词，进行了集体审阅，并对全书进行了初步定稿。随后又召开三次审定会议，对新发现的问题由分委员会再次进行修订，并向中华显微外科学会现任常委以上专家征求意见。于 2013 年 6 月完成定稿并上报全国科技名词委进行复审。2013 年 6 月全国科技名词委委托复旦大学附属华山医院顾玉东院士、南方医科大学钟世镇院士、中山大学附属第一医院朱家恺教授、解放军 401 医院潘达德教授进行了复审。分委员会对复审专家提出的意见，再次进行了研究并做了妥善处理。2014 年 11 月经全国科技名词委主任审核批准，予以预公布，在全国科技名词委网站及有关媒体公示征求社会意见，预公布期限为一年。2015 年年底分委员会根据反馈意见再次修改完善，并于 2016 年 5 月呈报全国科技名词委主任审核批准，予以正式公布。

　　在显微外科学名词的审定过程中，得到了全国科学技术名词审定委员会和中华医学会名词审定办公室的指导、支持与帮助。顾玉东院士、钟世镇院士、朱家恺教授和潘达德教授对书稿进行了仔细审阅，并提出了详细的修改建议。中华医学会显微外科学分会的常委们对书稿也提出了宝贵的意见和建议，在此一并表示感谢。最后感谢显微外科学名词审定分委员会的全体委员和编写人员为本书付出的辛勤劳动。

　　审定工作要求高，难度大，难免存在一些遗漏和不妥之处，敬请学界同仁和读者提出宝贵意见，以期将来进一步修订和完善。

显微外科学名词审定分委员会

2016 年 5 月

编 排 说 明

一、本批公布的是显微外科学名词，共 1204 条，每条名词均给出了定义或注释。

二、全书分 7 部分：总论、再植与再造、皮瓣、骨瓣、周围神经、内分泌腺与生殖系统、大网膜与淋巴系统。

三、正文按汉文名所属学科的相关概念体系排列。汉文名后给出了与该词概念相对应的英文名。

四、每个汉文名都附有相应的定义或注释。定义一般只给出其基本内涵，注释则扼要说明其特点。当一个汉文名有不同的概念时，则用（1）、（2）……表示。

五、一个汉文名对应几个英文同义词时，英文词之间用"，"分开。

六、凡英文词的首字母大、小写均可时，一律小写；英文除必须用复数者，一般用单数形式。

七、"[　　]"中的字为可省略的部分。

八、主要异名和释文中的条目用楷体表示。"全称"、"简称"是与正名等效使用的名词；"又称"为非推荐名，只在一定范围内使用；"俗称"为非学术用语；"曾称"为被淘汰的旧名。

九、正文后所附的英汉索引按英文字母顺序排列；汉英索引按汉语拼音顺序排列。所示号码为该词在正文中的序码。索引中带"*"者为规范名的异名或在释文中出现的条目。

目　　录

01. 总　论

01.01　概　述

01.001　显微外科学　microsurgery
借助光学放大工具，使用显微外科器械，进行精细外科手术的一门学科。以创伤再植、功能重建、修复再造等为主要领域，解决该领域内以显微外科理论为指导、以显微外科技术为核心治疗手段的临床问题及其相关的基础研究，并不断吸纳现代科学技术的最新研究成果，从而丰富、发展和促进现代显微外科技术在其他领域内应用。

01.002　显微外科技术　microsurgical technique
利用光学放大原理，在手术放大镜或手术显微镜下，使用显微手术器械与材料，对组织进行各项精细手术操作的一种专门外科技术。

01.003　显微修复　microsurgical repair
应用显微外科技术，通过缝合、吻合等方法，恢复血管、神经、淋巴管、小管道、小器官等损伤组织原有的组织解剖结构连续性的外科手术过程。

01.004　显微重建　microsurgical reconstruction
应用显微外科技术，通过组织移植等方法，恢复或重建受损组织或器官原有形态与功能的外科手术过程。

01.005　超级显微外科　super-microsurgery, supra-microsurgery
在手术显微镜较高倍数的放大作用下，应用精细的显微手术器械和材料进行的无创性手术操作，以完成血管口径 0.3mm 以下的组织再植(如指尖再植、小组织块再植)、血管口径细小的游离穿支皮瓣移植修复、周围神经近肌门部的神经肌支等细小分支断裂显微修复、选择性神经束支移位修复的外科技术。由日本医师光岛勋(Koshima)于 1993 年首先提出。

01.006　显微外科解剖学　microsurgical anatomy
研究显微外科手术中小血管、小神经、小淋巴管、小管道、小器官等显微解剖参数及其解剖学规律，用来指导显微外科手术设计与实施的解剖学分支学科。

01.007　显微血管外科[学]　microvascular surgery
应用显微外科原理与技术，研究与治疗以吻合直径小于 3mm 的小血管外科手术为主要手段，以恢复其血液循环，从而达到维持组织或器官存活、形态与功能为治疗目的的外科分支学科，是显微外科学最基本的领域。

01.008　周围神经显微外科[学]　microsurgery of peripheral nerve
应用显微外科原理与技术，研究与治疗周围神经系统的伤病，通过显微神经松解、神经缝合、神经移植、神经移位、神经植入等手术方法，修复周围神经组织的解剖连续性，恢复或重建神经传导功能的外科分支学科，是显微外科学基本的领域之一。

01.009　淋巴显微外科[学]　microlymphatic

surgery

应用显微外科原理与技术，研究与治疗淋巴系统疾病的外科分支学科，是显微外科学基本的领域之一。

01.010 小管道显微外科[学] microsurgery of small duct

应用显微外科原理与技术，研究与治疗体内各种直径在 5mm 以下、司引流体液、分泌液或特殊输送功能的细小管道断裂或阻塞等疾病的外科分支学科，是显微外科学基本的领域之一。

01.011 小器官移植显微外科[学] micro-surgery of small organ transplantation

应用显微外科原理与技术，研究与治疗涉及小器官移植的疾病，即主要将带动、静脉的小器官自体移位、自体移植或异体移植的外科分支学科，是显微外科学基本的领域之一。

01.012 再植 replantation

将各种原因所造成的离断组织或器官通过吻合血管等显微外科技术植回原来的解剖位置，恢复组织或器官原有的形态及功能的一类手术。

01.013 再造[术] reconstruction

组织或器官丧失后，通过移位或移植等显微外科基本原则与技术，利用自身其他组织或器官重建丧失的组织或器官，以期恢复原有的形态与功能的一类手术。

01.014 移植[术] transplantation, grafting, transfer

将细胞、组织或器官以游离的状态从个体的某一部位转移到另一部位，或从一个个体转移到另一个个体的一类手术。

01.015 吻合血管移植 vascularized trans-plantation

又称"游离移植(free transfer, microsurgical transfer)"。将被移植组织或器官从供区切取下来时血管已完全离断，移植时需将该组织或器官的血管与受区的血管吻合，建立起有效的血液循环，使该组织或器官即刻恢复血供的一类手术。

01.016 转位 transposition

又称"移位(transfer)"。将组织或器官以保留母体血供的带蒂状态，从个体的某一部位转移到其邻近部位的一类手术。

01.017 带蒂转位 pedicled transposition

又称"带蒂移位(pedicled transfer)"。移位组织或器官通过与供区母体相连的血管蒂来获得早期成活的一类手术。

01.018 神经移位 nerve transfer

又称"神经转位(nerve transposition)"。将一根正常的供区神经，全部或部分地切断后，再将其近端与受区损伤神经远端缝合，以恢复损伤神经功能的一类手术。

01.019 功能性肌肉移植 functioning muscle transplantation

将带有完整动、静脉血管系统和神经支配的肌瓣移于受区，分别与受区动、静脉和神经吻合，恢复其血液供应并重建神经支配，为受区提供预期的肌肉动力，并重建运动功能的一类手术。中国医师陈中伟等于 1974 年首次成功开展吻合血管、神经的胸大肌移植手术，重建前臂屈肌群缺血性挛缩屈指功能。

01.020 供体 donor

在移植手术中，提供细胞、组织或器官等移植物的个体。可以是自体，也可以是异体。

01.021 受体 recipient

在移植手术中，接受移植物的个体。

01.022　同质移植术　syngeneic transplantation
供体与受体虽非同一个体，但二者遗传基因完全相同，受体接受来自同系供体移植物后不发生排斥反应的移植手术。

01.023　同种移植术　allotransplantation
全称"同种异体移植术"。供体与受体属同一种属但遗传基因不相同的个体间的移植手术，为临床最常见的移植类型。如人与人、狗与狗之间的组织或器官移植，术后会发生排斥反应。

01.024　异种移植术　xenotransplantation
供体与受体为不同种属之间的移植手术。术后如不采取有效的抑制免疫反应的措施，受体将对异种移植物发生强烈的排斥反应。此型移植尚未正式应用于临床。

01.025　原位移植术　orthotopic transplantation
将供体的器官移植到受体原有解剖位置的手术。如心脏移植、肝移植，移植前需将受体原来的器官切除。

01.026　异位移植术　heterotopic transplantation
将器官移植到与该器官原有解剖位置不同部位的移植手术。如肾移植、胰腺移植。一般情况下，异位移植术不必切除受体原来的器官。

01.027　旁原位移植术　paratopic transplantation
将器官移植到贴近受体同名器官的位置，但不切除原来器官的移植手术。

01.028　输注移植术　infused transplantation, infused graft
将移植物制备成有活力的细胞或组织悬液，通过各种途径输入到受体体内的移植手术。

01.029　复合移植术　cograft
移植物为不同组织但以同一个供血动静脉为血管蒂的移植手术。如肌骨瓣、骨皮瓣等复合组织瓣。

01.030　异体肢体移植术　limb allograft
又称"吻合血管复合异体移植术(vascularized composite allograft, VCA)"。以同种异体肢体为供体的肢体再造手术。包含了诸如皮肤、肌肉、骨骼、神经等多种组织类型的修复重建方法，免疫排斥反应强烈。

01.02　设备与器材

01.031　手术显微镜　operating microscope
为实施精细手术(如显微血管、神经、淋巴管等的手术)而特别设计的一种放大装置。通过光学放大的原理，将物像放大，提高视觉的分辨能力，使手术操作更精细、更准确。

01.032　单目手术显微镜　monocular operative microscope, single microscope
只有一组目镜的手术显微镜。

01.033　双目手术显微镜　binocular operative microscope
有两套目镜的手术显微镜。两套目镜有相同的视野，其中一套是主镜，供术者使用，另一套是辅镜，供助手使用。

01.034　显微外科器械　microsurgery instrument
专为显微外科而设计、研制的精细手术器械。一般包括显微手术镊、显微剪、显微持针器、显微血管夹、血管合拢器、血管扩张器、微型冲洗平针头等。

01.035　显微镊　microsurgical forceps
用于显微外科手术操作时提捏组织的外科镊。与普通外科镊相比，显微镊的手柄细长、圆身，以便手指容易握持和转动。镊身不反光，去磁性。镊尖宽度 0.1~0.6mm。

01.036　显微剪　microsurgical scissors
用于显微外科手术操作时修剪软组织的一种精细手术器械。长 12~18cm，柄部为圆形。可分为直剪和弯剪。

01.037　显微持针器　microsurgical needle holder
用于显微外科手术操作时夹持无损伤显微外科缝合针的一种手术器械。一般长 12~18cm。

01.038　血管夹　blood vessel clamp
显微外科手术中用于夹闭血管以阻断血流，辅助术者缝合血管的一种手术器械。可分为动脉夹和静脉夹。

01.039　显微合拢器　micro-approximator
在显微血管缝合时用于使缝合血管靠拢以便于在无张力下血管吻合的一种手术器械。

01.040　显微冲洗器　micro-irrigator
在显微外科手术中用于冲洗血管或神经断端以保持湿润或去除血栓的一种手术器械。

01.041　显微血管钩　micro-hook head counter pressor
在显微血管缝合时帮助提起血管断端，防止缝住对侧血管壁的一种手术器械。

01.042　显微血管叉　micro-fork head counter pressor
在显微血管缝合时将其插入准备缝合的血管断端，顶起血管壁，在缝针贯穿血管时起到与缝针相抵的反压作用的一种手术器械。

01.043　显微卡尺　micro-caliper-rule
专门用于测量显微血管的卡尺。全长 12.5cm，可测量 30mm 以下各种外径的血管，最小示值为 0.05mm。

01.044　显微尺　micro-ruler
用于显微照相时显示血管或神经粗细的尺子。有 0.2mm 或 0.5mm 两种刻度。

01.045　微型吸引器头　minor suction tube
专门用于显微外科手术操作的吸引器头。与普通吸引器外形相似但较细，最细的外径为 1.6mm。

01.046　显微缝合材料　microsurgical suture material
为显微外科手术操作设计、研制的精细带针缝线。用于缝合不同口径的血管、神经、淋巴管等，有各种不同的规格，如 7-0、8-0、9-0、10-0、11-0、12-0。

01.047　超声多普勒血流仪　ultrasonic Doppler flowmeter
一种利用超声原理探测血管中血流状态(如血液流速、流量)或细小血管（如穿支血管）定位的仪器。

01.048　激光多普勒血流仪　laser Doppler flowmeter
一种利用激光原理测量组织微血管血流，即毛细血管血流速度的多普勒血流仪。是基于多普勒转换原理设计的一种新型血流探查仪。激光片式探头贴于皮肤表面测量皮下组织血流，而激光针式探头可直接插入皮肤、肌肉、器官组织测量毛细血管血流。

01.049　光电容积描绘仪　photoelectric plethysmography
一种利用光电脉冲原理动态观察皮肤毛细血管微循环变化的仪器。其原理是光电脉冲传感器中的发光二极管发出的红外线照射于皮肤表面，由皮肤表浅血管血液反射回的光线被传感器中的光敏晶体管接收转变为电信号，由于反射的红外线量随局部血流量的改变而迅速改变，所以随血管的搏动，电信号呈现出脉冲样的变化，经放大后可以被直接显示或记录。

01.050　数字减影血管造影　digital substraction angiography, DSA

一种利用数字减影成像原理进行血管造影的技术。将血管造影时采集的 X 线荧光影像经影像增强器增强后形成视频影像，再经对数增幅、模数转化、对比增强和减影处理，使产生的数字减影血管造影图像的影像质量比常规血管造影大大提高。

01.03　基本手术技术

01.051　显微外科技术训练　microsurgical technique training

手术者从传统肉眼手术到掌握显微手术而经历光学放大下手眼配合的过程。

01.052　显微外科基本手术技术　basic operative technique of microsurgery

在显微镜下应用各种显微手术器械，进行组织切开、分离、显露、切断、切除、结扎等操作，完成显微血管、神经、淋巴管和肌腱等的吻合或缝合的基本外科手术技术。

01.053　无创技术　atraumatic technique

外科手术过程中除了必需的切割、夹镊、牵拉、缝合外，把其他不必要的损伤减少到最低程度的外科手术技术。

01.054　显微无创技术　atraumatic technique of microsurgery

显微手术过程中，尽量避免因显微手术器械的夹持、缝合等造成对组织不必要的创伤，把手术创伤减少到最低程度所采用的外科手术技术。

01.055　缝合[术]　suture

使用针线和其他手术器械，将组织靠拢固定在一起的最基本的外科手术技术。

01.056　显微缝合[术]　microsurgical suture

借助于光学放大设备，对组织结构进行精细缝合的外科手术技术。

01.057　接合[术]　conjugation, approximation

借助于缝合、黏合和机械固定等方法，在立体层面上将非管道样结构对接合拢在一起，恢复原有的组织解剖结构的外科手术技术。如皮肤、神经、肌腱和骨等的连接。

01.058　吻合[术]　anastomosis

借助于缝合、套接、黏合、机械和热凝等方法，在立体层面上将管道样结构对接合拢在一起，恢复或重建管道结构的连续性和通畅性的外科手术技术。如血管、淋巴管和输精管等的吻合。

01.059　血管吻合[术]　vascular anastomosis

对完全离断的动脉或静脉进行吻合以重建血管连续性，恢复有效的血流所应用的外科手术技术。

01.060　血管修复　repair of vessel

对损伤的动脉或静脉进行缝合、修补等以恢复血管的连续性及完整性的外科手术技术。包括动、静脉部分损伤的修复及动、静脉完全断裂的吻合。

01.061　边距　distance between suture and edge, breadth of suturing margin

缝针进针点离血管断端边缘的距离。一般应为血管壁厚度的 2~3 倍。

01.062　针距　distance between needle and needle, distance between suture stitches

为血管缝合时，针与针之间的距离。针距的掌握应根据管腔直径及缝线的选择而定，缝合血管的口径为 0.3~0.4mm 时，用 12-0 线缝 6 针；0.5~0.6mm 时用 12-0 线缝 6~8 针；0.7~1.0mm 时，用 11-0 线缝 8 针；1~1.2mm 时，用 11-0 线或 10-0 线缝 8 针；1.2~1.5mm 时用 10-0 或 9-0 线缝 8 针；1.5~3.0mm 时，可用 9-0 线缝 8 针。针距要均匀分布且对称。

01.063　血管端端吻合术　end-to-end vessel anastomosis

将需吻合的两血管通过端对端直接吻合的手术方法，是血管缝合的最常用方法和最基本技术。包括二定点端端缝合术、三定点端端缝合术和等距四定点端端缝合术。

01.064　血管端侧吻合术　end-to-side vessel anastomosis

在两血管不适合行端端吻合时，可在主血管管壁侧方开一个小窗，将另一个血管的断端与窗口吻合，形成"T"形或"Y"形吻合的手术。

01.065　二定点端端缝合术　two stay sutures end-to-end anastomosis, two fixed-points sutures end-to-end anastomosis

又称"180°等距二定点显微血管吻合术"。将两吻合的血管端对合后，先在吻合口缘上、下方(0°及180°的部位，即钟面的 12 点和 6 点)各缝一针，分别打结并留线做牵引(即定点)，根据缝合针数在其前壁顺序均匀加缝 2~4 针，然后将血管翻转 180°，用同样方法缝合后壁的手术方法。

01.066　三定点端端缝合术　three stay sutures end-to-end anastomosis, three fixed-points sutures end-to-end anastomosis

又称"120°等距三定点显微血管吻合术"。在两吻合血管口缘的三等份三个方位各缝一针(即钟面的 12 点、4 点、8 点)，使吻合口妥善对合后打结、留线做牵引(即定点)，然后再在第 1、2 针间，第 2、3 针间及第 3、1 针间，视血管直径适当加针吻合的手术方法。

01.067　90°翻转端端缝合术　90° turnover end-to-end anastomosis, 90° turnover end-to-end suture

又称"90°翻转后壁显微血管吻合术"。第 1 针首先缝合血管后壁中点，第 2 针缝合血管前壁中点，第 1、2 针分别打结留线做牵引；将血管侧翻 90°后，第 3 针吻合一侧侧壁的第 1、2 针中间，并于第 1、3 针间和第 2、3 针间加针即吻合完一侧壁；同法吻合另一侧壁的手术方法。适用于手术视野小，血管不易翻转，暴露血管后壁时的血管吻合。由中国医师王成琪于 1982 年提出。

01.068　血管缺损　vessel defect

因外伤或其他原因所致的部分血管缺失，血管两断端无法直接吻合的病理状态。

01.069　血管移植术　vessel transplantation

血管缺损较长，受损血管无法直接进行吻合修复时，将其他次要部位的血管切取一段桥接修复断端缺损，恢复有效血流的手术方法。因静脉血管有瓣膜，移植时一定要倒置应用。

01.070　血管冲洗　vessel irrigation

血管吻合时，用生理盐水或其他冲洗液对血管断端进行冲洗，去除血管断端腔内残存血液的方法。

01.071　血管灌洗　vessel perfusion

血管吻合时，用灌洗液通过动脉灌洗血管床的方法。

01.072　血管扭转　torsion of blood vessel

血管在纵轴方向上发生旋转的现象。

01.073　血管扩张　vascular dilatation

血管痉挛或血管本身口径小造成吻合困难时，应用机械或液压扩张的手段扩大血管口径，以利于吻合操作进行的方法。

01.074　血管腔内机械扩张　intraluminal mechanical dilatation

血管吻合时，用显微器械伸入痉挛或狭窄的血管腔内加以扩张的方法。

01.075　液压扩张术　hydraulic dilatation

血管吻合时，把痉挛狭窄的血管两头用血管夹夹住，然后用注射器(冲洗器)刺入中间的血管腔内并加压注入液体，使血管扩张的方法。

01.076　外膜剥离术　adventitial stripping

血管吻合时，对痉挛的血管外膜加以切除，以避免或减轻血管痉挛的方法。

01.077　勒血通畅试验　vascular patency after anastomsis

又称"奥布赖恩试验(O'Brien test)"。检验血管吻合是否通畅的方法。血管吻合后，用两把显微镊，一把先夹住吻合口近端血管阻断血流，另一把血管镊把血管腔内血液捋向远侧夹住，使呈萎瘪状，然而放开近侧镊子，若吻合口通畅，血管即又呈充盈状。由澳大利亚医师奥布赖恩(O'Brien)于1978年首先提出。

01.04　麻醉及围手术期处理

01.078　麻醉　anesthesia

利用麻醉药或其他方法(如针刺)使神经系统中某些部位功能受到抑制的方法。

01.079　临床麻醉　clinical anesthesia

使用药物或某种方法暂时使病人意识丧失，或即使意识存在但对疼痛无感知的方法。保证手术、诊断及治疗操作能够安全、顺利地进行。治疗完成以后，意识和各种感觉及生理反射能够及时、平稳地恢复正常。

01.080　全身麻醉　general anesthesia

麻醉药经呼吸道吸入或静脉、肌肉注射进入人体内，使中枢神经系统抑制的方法。临床表现为神志消失、全身的痛觉丧失、遗忘反射抑制和一定程度的肌肉松弛。

01.081　复合全身麻醉　combined general anesthesia

两种或两种以上的全麻药或(和)使用方法复合应用，彼此取长补短，以达到最佳临床麻醉效果的方法。

01.082　吸入麻醉　inhalational anesthesia

麻醉药物通过呼吸道到达肺泡，进入血液循环，作用于中枢神经系统，产生全身麻醉作用的方法。

01.083　静脉麻醉　intravenous anesthesia

将麻醉药物经静脉注入或肌肉注射后进入血液循环，作用于中枢神经系统，达到全身麻醉状态的方法。

01.084　麻醉机　anesthesia machine

可以提供病人氧气、吸入麻醉药和进行人工呼吸的专用麻醉设备。

01.085　局部麻醉　local anesthesia

用局部麻醉药暂时阻断某些周围神经的冲动传导，使这些神经所支配的区域产生麻醉作用的方法。

01.086　局部浸润麻醉　local infiltration anesthesia

将局麻药注射于手术区的组织内，阻滞神经末梢而达到麻醉作用的方法。

01.087　神经阻滞麻醉　nerve blocking anesthesia

在神经干、丛、节的周围注射局麻药，阻滞其冲动传导，使所支配的区域产生麻醉作用的方法。

01.088　臂丛阻滞麻醉　brachial plexus blocking anesthesia

将局麻药注入腋鞘内，以阻滞臂丛的冲动传导，使其所支配的区域产生麻醉作用的方法。用于上肢手术。

01.089　椎管内麻醉　intrathecal anesthesia

将局麻药注入蛛网膜下隙或硬膜外隙，脊神经根受到阻滞或暂时麻痹后使该脊神经所支配的相应区域产生麻醉作用的方法。

01.090　脊椎麻醉　spinal anesthesia

又称"蛛网膜下腔麻醉"，俗称"腰麻"。局麻药注入蛛网膜下隙产生阻滞作用的方法。常用于下肢手术。

01.091　硬膜外阻滞　epidural block

通过硬膜外置管，将局麻药注入硬膜外隙产生阻滞作用的方法。

01.092　腰-硬联合阻滞　combined spinal-epidural anesthesia

同时应用脊椎麻醉和硬膜外阻滞以增强麻醉效果的方法。

01.093　普鲁卡因　procaine

又称"奴佛卡因(novocaine)"。一种弱效、短时、安全、常用的酯类局麻药。其化学名为4-氨基苯甲酸-2-(二乙氨基)乙酯，主要用于局部浸润麻醉。

01.094　丁卡因　tetracaine

又称"邦妥卡因(pontocaine)"。一种强效、长时效的酯类局麻药。其化学名为4-(丁氨基)-苯甲酸-2-(二甲氨基)乙酯，主要用于黏膜表面麻醉。

01.095　利多卡因　lidocaine

又称"赛罗卡因(xylocaine)"。一种中等效能和时效的酰胺类局麻药。其化学名为 N-二乙氨基乙酰-2，6-二甲基苯胺。主要用于局部浸润麻醉或椎管内麻醉，具有起效快、弥散广、穿透性强、无明显扩血管作用等特点。

01.096　丁哌卡因　marcaine

又称"布比卡因(bupivacaine)"。一种强效和长时效的酰胺类局麻药。其化学名为 1-丁基-N-(2,6-二甲苯基)-2-哌啶甲酰胺。多用于神经阻滞、硬膜外阻滞。

01.097　罗哌卡因　ropivacaine

一种新的强效和长时效的酰胺类局麻药。其化学名为 (S)-N-(2，6-二甲苯基)-1-丙基-2-哌啶甲酰胺。其对运动神经和感觉神经阻滞相分离作用较丁哌卡因更明显，适用于硬膜外镇痛。对运动神经的阻滞作用与药物浓度有关，浓度为0.2%对感觉神经阻滞较好，但几乎无运动神经阻滞作用；浓度为0.75%则产生较好的运动神经阻滞作用。

01.098　硫喷妥钠　thiopental, pentothal

一种常用的静脉麻醉药。其化学名为 5-乙基-5-(1-甲丁基)-2-硫代巴比土酸钠，仅适用于麻醉诱导、短小的手术或动物麻醉。

01.099　异丙酚　propofol
常用于静脉麻醉的乳白色无臭液体。其化学名为 2,6-双异丙基苯酚,起效时间 30 秒,维持时间约 7 分钟,常用于麻醉诱导和维持。

01.100　氯胺酮　ketamine
一种具有镇痛作用的静脉全麻药,是 NMDA 受体的非竞争性阻断药。其化学名为 2-(2-氯苯基)-2-甲氨基环己酮。

01.101　围手术期处理　perioperative management
为病人手术做术前准备和促进术后康复而采取的一系列医疗措施。手术前准备包括术前仔细的体检、全面而必要的辅助检查、术前用药、合并症的处理等;术后康复包括术后并发症的处理、康复训练等。

01.102　控制性降压　controlled hypotension
使用药物主动、适当地降低病人的血压,减少手术中失血或降低大血管的张力,避免手术操作时引起血管破裂的措施。

01.103　人工低温　deliberate hypothermia
为降低病人全身或局部体温以提高器官组织耐受缺血、缺氧能力而采取的措施。

01.104　急性等容血液稀释　acute isovolumic hemodilution
为减少手术中失血,以及减少输入异体血液,可先将病人一部分血液采集保存,同时给病人输入一定量的胶体或晶体液,使血液稀释,但保持血容量,等到可能引起失血的操作完成后,再将采集的血液输给病人的医疗过程。

01.105　气管内插管　endotracheal intubation
将特制的气管导管,经口腔或鼻腔插入到病人气管内的方法。

01.106　侧支循环　collateral circulation
血管主干阻塞后,侧副支逐渐增粗,血流可经扩大的侧副支吻合到达阻塞以远的主干血管,使远端血供得到不同程度代偿恢复的血液循环途径。

01.107　血管危象　vascular crisis
又称"血液循环危象(circulation crisis)"。显微外科手术后出现的血液循环障碍。分为动脉危象、静脉危象和混合性危象。

01.108　动脉危象　arterial crisis
显微动脉缝合后,由于动脉痉挛或栓塞造成的血供不足或供血中断,引起组织或器官缺血的现象。临床表现为吻合口远端组织或器官苍白、塌陷、温度降低、毛细血管充盈时间延长或消失,针刺无渗血。往往需要紧急处理。

01.109　静脉危象　venous crisis
显微静脉缝合后,各种原因导致的静脉回流不畅,引起组织或器官淤血的现象。临床表现为吻合口远端组织或器官发紫、温度下降、毛细血管充盈时间早期缩短晚期消失,针刺可见紫黑色血液渗出。往往需要紧急处理。

01.110　动脉供血不足　arterial insufficiency
通过动脉灌注的血液不足以满足组织或器官代谢的需求而产生的相应临床表现。包括急性动脉供血不足和慢性缺血。

01.111　动脉痉挛　arterial spasm, arteriospasm
由于血容量不足、疼痛、炎症介质等因素引起的动脉中层平滑肌的持续性收缩,导致管腔缩小或大部分闭塞的现象。

01.112　顽固性血管痉挛　refractory vascular spasm

又称"持续性血管痉挛"。呈持续性或反复发作性，一般非手术措施(药物、保温等)很难在短时间内解除的血管痉挛。

01.113 动脉栓塞 arterial thrombosis

显微吻合动脉之后在吻合口附近形成血栓造成堵塞，或血流上游的血栓脱落在吻合口处造成堵塞，使远端组织供血不足的现象。呈缺血表现，甚至出现组织坏死。

01.114 术后保温 postoperative incubation

断肢(指)再植、拇指再造、组织瓣移植等显微血管吻合手术后，为了保持局部温度和便于血液循环的观察，通常采用 40~60W 侧照灯做持续烤灯照射的医疗过程。照射距离30~40cm。采用专门的红外线保温烤灯效果更好。

01.115 术后制动 postoperative immobilization

断肢(指)再植、拇指再造、组织瓣移植等显微血管吻合手术后，保持肢体相对固定，以减少刺激，减轻疼痛，避免血管痉挛，促进组织修复的医疗过程。

01.116 患肢抬高 elevation of the affected extremity

断肢(指)再植、拇指再造、组织瓣移植等显微血管吻合手术后，一般将手术受区肢体放在略高于心脏的位置以利血液回流的医疗过程。

01.117 冬眠疗法 hibernotherapy

应用药物使病人处于类似于冬眠状态的医疗过程。常用于小儿断肢(指)再植、再造、组织瓣移植或有精神、情绪障碍患者再植、再造、组织瓣移植后保持患者安静，以利再植、再造肢(指)体或移植组织瓣成活。

01.118 血液循环监护 circulation care, cir-

culation monitoring

断肢(指)再植、拇指再造、组织瓣移植等显微血管吻合手术后对其血液循环状态进行的一系列肉眼观察、仪器测定、文档记录和报告的制度。最基本的指标包括皮肤温度、皮肤颜色、组织肿胀程度、毛细血管充盈反应等 4 项，有时需要针刺或小切口放血等。

01.119 皮肤温度 skin temperature

显微血管吻合手术后再植、再造肢(指)体或移植组织瓣的皮肤表面温度。

01.120 皮肤颜色 skin color

显微血管吻合手术后再植、再造肢(指)体或移植组织瓣的皮肤呈现的颜色。

01.121 组织肿胀程度 tissue edema

显微血管吻合手术后再植、再造肢(指)体或移植组织瓣的肿胀程度。

01.122 张力水疱 tension blister

显微血管吻合手术后反映组织肿胀程度的一个体征。皮肤的表皮层和真皮层的物理弹性不同，在水肿张力的作用下会发生分离，液体积聚就形成水疱。

01.123 毛细血管充盈反应 capillary refilling reaction

又称"毛细血管充盈试验"。用于观察显微血管吻合手术后再植、再造肢(指)体或移植组织瓣的组织血液灌注的方法。压迫指甲或皮肤使呈苍白色，去除压迫后由于毛细血管充盈作用立即恢复原来的红润，其间所需的时间为充盈时间。如果动脉供血不足，则毛细血管充盈时间延长或不充盈；如静脉回流不畅，则毛细血管充盈时间比正常快。

01.124 放血试验 bleeding test

监测显微血管吻合手术后再植、再造肢(指)体或移植组织瓣的组织血液循环状态的最直接方法。在组织的任何部位用针刺或尖刀做一切口，如其血液循环正常，可见切口内有鲜红血液溢出，且速度较快；若动脉供血障碍，则无血液溢出或仅有少量缓慢暗红色血液溢出；若静脉回流障碍，则切开后迅速流出暗色静脉血，相继又流出鲜红血。

01.125　无复流现象　no-reflow phenomenon
又称"无再灌注(no re-perfusion)"。组织经过缺血后，重新对其提供血液灌注，但血流却不能达到缺血的组织细胞的现象。由美国医师埃姆斯(Ames)于1968年首先在实验中发现。

01.126　紫癜征　sign of peliosis
血管壁有青紫斑块，呈散在的或密集的青紫斑点的体征。常见于血管遭受挤压撕脱伤。

01.127　节段征　sign of segmentation
由小动脉损伤所致血管呈现一段粗而厚实、一段细而空虚的体征。

01.128　唧筒征　sign of pump
小动脉撕脱伤的体征。血管内膜肿胀与中膜分离，两者之间的间隙增大，血管内膜伸出血管口之外，中膜及外膜后缩，形成如望远镜镜筒样。

01.129　网状征　sign of reticulate
血管栓塞前的体征。表现为血管腔内有或多或少的银丝状纤维附着在血管内膜上。

01.130　血管板结征　sign of hardening of blood vessel
血管及血管床均有病变的体征。僵直的血管埋在广泛的瘢痕中，血管细、硬、苍白，与周围瘢痕组织没有明显界限，硬结如板样。

01.131　红线征　red line sign
血管壁受挤压捻挫伤或撕拉伤后失去正常

的光滑粉红色，呈现粗糙的暗红色的体征。

01.132　缎带征　satin ribbon sign
因血管牵拉或旋转扭伤引起的血管失去正常弹性，变得松软弯曲的体征。

01.133　动静脉瘘　arteriovenous fistula
动静脉之间存在的异常血流通道。

01.134　高凝状态　hypercoagulabale state
各种原因导致体内凝血系统的激活，使血液有过度或加速凝固止血倾向的状态。

01.135　血管探查　exploration of blood vessel
显微血管吻合手术后出现血管危象，当经药物治疗等非手术方法无法解除时，需要在一定时限内进行再次手术探查，明确造成血管危象的原因并采取相应的显微外科技术措施解除危象(栓塞血管血栓取出、血管重新吻合或血管移植修复等)，以期恢复组织血液循环的医疗过程。

01.136　放血疗法　blood-letting therapy
肢(指)体再植后静脉回流不通畅，危及成活，通过在肢(指)体末端适量放血，缓解血液淤滞部分替代静脉回流，争取时间建立侧支循环，期望再植肢(指)体成活的一种治疗方法。

01.137　拔甲渗血　capillary hemorrhage by nail extraction
拔出再植指指甲使甲床持续渗血以改善再植后静脉回流不畅状态的一种放血疗法。

01.138　小切口放血　small-incision blood-letting
在指端侧方做小切口，通过出血速度和颜色来判断再植指体血循环状态；或通过指端小切口持续适量放血，以部分解决再植后静脉回流不通畅的问题，争取时间让再植手指两断端间建立侧支循环，以期再植指体成活的手术过程。前者是再植手指血运观察的一种方法，后者是放血疗法的一种。

01.139　水蛭吸血疗法　leech therapy
利用水蛭可持续抗凝吸血的特性将其放置于发生静脉危象的再植、再造肢(指)体或移植组织瓣处，维持持续放血，以改善静脉回流的一种方法。

01.140　血管危象解除　relieve of vascular crisis
显微血管吻合手术后出现血管痉挛或栓塞等血液循环障碍，经药物治疗解除了血管痉挛，或经手术探查、栓塞血管栓取出、血管重新吻合或血管移植修复等措施，最终恢复通畅血流，再植、再造肢(指)体或移植组织瓣获得有效血液循环的医疗过程。

01.141　三抗措施　3-anti-measurement, three-anti-therapy（anti-coagulation, anti-spasm, anti-infection）
抗凝血、抗血管痉挛和抗感染三者的统称，是显微血管吻合手术后必须处理的三项基本措施。

01.142　抗凝药物　anticoagulant drug
能通过干扰机体生理性凝血过程的某些环节而阻止血液凝固的药物。主要用于防止血栓形成或已形成的血栓的进一步发展。

01.143　肝素　calparine, heparin, liquemine
一种显微血管外科手术后常用的抗凝药物。由葡萄糖胺、L-艾杜糖醛苷、N-乙酰葡萄糖胺和 D-葡萄糖醛酸交替组成的黏多糖硫酸酯，分子质量为 3000~30000Da。主要在显微血管缝合时用于冲洗血管断端，防止血栓形成。静脉滴注因有出血倾向，应注意监测出凝血时间。

01.144　潘生丁　persantin
又称"双嘧达莫(dipyridamole)"。一种显微血管外科手术后常用的抗凝药物。其化学名为 2,2',2'',2'''-[(4,8-二哌啶基嘧啶并[5,4-d]嘧啶-2,6-二基)双次氮基]-四乙醇，具有抗血小板聚集、改善微循环作用。

01.145　阿司匹林　aspirin
一种显微血管外科手术后常用的抗凝药物。化学名乙酰水杨酸(acetylsalicylic acid)或 2-乙酰氧基苯甲酸(2-ethanoylhydroxybenzoic acid)，属非甾体类抗炎药，具有解热镇痛、抗风湿、抗血栓形成作用，显微外科领域主要用于改善微循环。

01.146　低分子右旋糖酐　dextran-40
分子质量在 40000Da 左右的右旋糖酐，一种显微血管外科手术后常用的抗凝药物。既可以抗凝，又可以用来扩容。

01.147　丹参　Radix Salviae Miltiorrhizae
一种显微血管外科手术后常用的中药抗凝制剂。具有降低血小板吸附聚集、扩张微血管、降低红细胞聚集的作用。

01.148　罂粟碱　papaverine
一种显微血管外科手术后常用的抗痉挛药物。其盐酸盐具有明显解除血管平滑肌痉挛的作用，一般用于断指再植术后，防止血管痉挛。

01.149　妥拉苏林　benzazoline
一种显微血管外科手术后常用的抗痉挛药物。为 α-受体阻滞剂，有直接松弛血管平滑肌的作用。能扩张周围血管，使外周血流量增加。

02.　再植与再造

02.01　解　剖

02.001　皮纹　dermatoglyph
人体皮肤上的纹理。手掌侧、指掌侧皮纹有粗纹和细纹两种，其中粗纹较恒定、明显，系适应关节活动而产生的，犹如皮肤的关节。皮纹处的皮肤附于深处，移动少，握拳时则聚为深沟，它们可作为重要的体表标志及手术切口标志。细纹遍布手掌侧和指掌侧，有利于手的捏、持、抓、握功能。

02.002　腕掌纹　wrist palmar crease
位于腕掌侧的横纹。较浅，有 2~3 条，适于腕的屈曲。

02.003　掌纹　palmar crease, palmar print
位于手掌部的粗纹。分为鱼际纹、掌中纹和掌远纹。

02.004　鱼际纹　thenar crease
斜行于鱼际尺侧的皮纹。其近侧端与腕远侧横纹中点相交，远端弯向桡侧，适对第二掌指关节。适应拇指的单独活动。

02.005　掌中纹　palmar middle crease
呈斜行，其桡侧端与鱼际纹远端重叠，尺侧端终止于第四指蹼向近侧延长线上的皮纹。有的人该纹缺如。适应示指掌指关节活动。

02.006　掌远纹　palmar distal crease
呈横行，从第二指蹼处起向内侧达手掌尺侧缘的皮纹。少数人此纹与掌中纹连成一线（称贯通手）。适应尺侧三指的掌指关节的活动。

02.007　指横纹　finger crease
位于拇指、手指掌面的皮纹。拇指有近、远侧横纹，分别与掌指关节和指间关节对应。其余四指有三条，分别为近侧横纹、中间横纹和远侧横纹。近侧横纹也称掌指纹，位于近节指骨中部，与指蹼边缘平齐。中间和远侧横纹平对近侧和远侧指骨间关节，适应指骨间关节的屈曲运动。近侧指骨间关节屈曲范围大，其指横纹也多。指横纹的两端为指掌侧、背侧相交处，可作为手术切口的入路标志。

02.008　指纹　finger print
指腹处皮肤上的细纹。生来具有，其形态有多种类型，存在明显的个体差异，并较稳定。可以作为识别个人信息的标记。增加了皮肤与物体接触的摩擦系数，有利于持捏细小的物体。

02.009　指甲　nail
位于指端背侧，由扁平而有弹性的角质化上皮细胞凝集构成的，呈半透明长方形的板状结构。具有保护指端，赋予手指美观的作用，还可加强手指持物和完成某些特殊的功能。

02.010　甲体　nail body, corpus unguis
指甲外露且与下方的甲床紧密相贴的部分。

02.011　甲根　nail root
指甲的近端隐埋在皮肤下方的部分。

02.012　游离缘　free margin of nail
指甲远端与皮肤脱离的部分。

02.013　甲襞　nail wall, nail fold
又称"甲郭"。指甲的近端及两侧隆起的皮肤皱襞。

02.014　甲窦　nail sinus
又称"甲沟"。指甲两侧缘与甲襞间的间隙。

02.015　甲弧影　lunule of nail , lunula unguis
又称"甲半月"。甲体近端呈半月形且颜色发白的部分。

02.016　甲床　nail bed, nail matrix
甲体下方的组织。与甲体紧密相贴，是指甲生长的基础。

02.017　甲上皮　eponychium
甲襞覆盖甲根的角质层向远端延伸为一薄层表皮皱襞，掩盖着甲弧影的部分。

02.018　甲下皮　hyponychium
指甲远侧游离缘下方的表皮。

02.019　指端　finger tip
又称"指尖"。指末节甲根以远的指端部分。

02.020　指腹　finger pulp
指远侧横纹以远的指掌侧部分。这部分皮肤的乳头层内有丰富的感觉神经末梢，感觉灵敏。

02.021　皮系韧带　skin anchoring ligaments
起自关节囊侧壁和指骨外缘，止于皮肤的薄层纤维韧带。从背侧和掌侧包绕血管神经束，手指屈曲时可使其保持原位。其中从指掌侧血管神经束背侧经外侧皮下止于指背侧皮肤的称为"骨皮韧带（Cleland ligaments）"；从血管神经束掌侧止于指掌侧皮肤的称为"皮韧带（Grayson ligaments）"。

02.022　指屈肌腱　flexor tendons of the fingers
由前臂的指屈肌延续而来的肌腱。共有 9 条，包括 1 条拇长屈肌腱、4 条指浅屈肌腱和 4 条指深屈肌腱。

02.023　拇长屈肌腱　flexor pollicis longus tendon
起自前臂深面的拇长屈肌向远侧移行为的长肌腱。经过腕管桡侧深层，止于拇指末节指骨底掌面。

02.024　指浅屈肌腱　tendon of flexor digitorum superficialis
起自前臂的指浅屈肌向远侧移行为的 4 条长肌腱。经过腕管的浅面，在掌骨头平面分别进入第二到第五指的腱鞘，在近指骨中部分为两条止于中节指骨底掌面的两侧。

02.025　指深屈肌腱　tendon of flexor digitorum profundus
起自前臂深面的指深屈肌向远侧移行为的 4 条长肌腱。经过腕管的深层，走行于指浅屈肌腱深面，分别进入第二到第五指的屈肌腱鞘，在鞘内穿过指浅屈肌腱的裂孔，走行于浅面，止于远节指骨基底掌面的两侧。

02.026　腱鞘　tendinous sheath
包围在指屈肌腱外面的鞘管。可分为腱纤维鞘和腱滑膜鞘两部分：腱纤维鞘位于外层，是由指骨间关节、掌板和坚韧的结缔组织共同形成的骨纤维管道，对肌腱起滑车和约束作用；腱滑膜鞘位于腱纤维鞘内，是由滑膜构成的双层圆筒形的鞘，分为脏层和壁层，脏层包绕肌腱，壁层紧贴腱纤维鞘的内面。脏壁两层之间含少量滑液，故肌腱能在腱鞘内自由滑动。

02.027　滑车　pulley
腱鞘不同部位的纤维增厚，形成的具有重要生物力学特性和复杂结构的系统。为肌腱的滑动提供力学止点，改变力的方向，有利于发挥肌腱滑动的功效。

02.028　腱纽　vincula tendinum
位于指屈肌腱鞘内的滑膜皱襞，为肌腱提供

血供。从形态上可分为短腱纽和长腱纽。"短腱纽(vinculum breve)"连于指浅屈肌腱和指深屈肌腱上端背侧与近节或中节指骨远端的三角形结构。"长腱纽(vinculum longum)"连于指浅屈肌和指深屈肌腱背侧及近节指骨底之间的细长带状结构。

02.029　指伸肌腱　tendon of extenson digitorum
由前臂背侧伸肌延续而来的肌腱。除中指和环指是 1 条伸肌腱外，其他指均有 2 条。

02.030　伸肌腱装置　extensor apparatus
又称"指背腱膜(dorsal aponeurosis)"。位于掌指关节以远手指背侧，由手外指伸肌肌腱和手内在肌肌腱及固定纤维结构共同组成的结构。

02.031　腱帽　tendon hood
位于掌指关节和近节指骨背面，由伸肌腱、骨间肌腱和蚓状肌腱共同形成的一个三角形的腱膜扩张结构。尚有横行纤维支持带、斜行纤维支持带和矢状束的部分结构参与。指伸肌腱部分纤维止于近节指骨基底背侧，因而腱帽的作用是伸指骨间关节，屈掌指关节。

02.032　矢状束　sagittal band
在掌指关节的两侧，连接腱帽与掌深横韧带之间的腱膜。保持指伸肌腱在掌指关节背侧的位置，防止其向侧方滑脱。

02.033　伸肌腱中央束　central extensor band
在近节指骨远端，指伸肌腱扩展为三个束中的向中央分出的一条束。沿指背正中前行止于中节指骨基底。其中有骨间肌腱的内侧束参与，功能是伸近侧指骨间关节。

02.034　伸肌腱外侧束　lateral extensor band
在近节指骨远端，指伸肌腱扩展为三个束中

的向两侧分出的两条腱束。

02.035　伸肌腱终腱　terminal extensor tendon
止于末节指骨基底背侧的伸肌腱束。由两条伸肌腱外侧束和部分骨间肌腱外侧束融合形成，伸远侧指骨间关节。

02.036　三角韧带　triangular ligament
在中节指骨背侧，连接两个外侧腱束之间的筋膜组织。作用是防止侧腱束向两侧滑脱。

02.037　伸肌腱内侧束　medial extensor band
在近节指骨中段处，外侧腱向内侧分出的一腱束，加入到中央束。

02.038　斜束　oblique retinacular band
又称"斜支持韧带(oblique retinacular ligament)"。起自近节指骨侧方骨膜和屈肌腱鞘，向远端斜向背侧，经横束下方，止于外侧腱和终腱的韧带。作用是使近侧、远侧指骨间关节产生共同的屈伸。

02.039　横束　transverse retinacular band
又称"横支持韧带(transverse retinacular ligament)"。起自近侧指骨间关节的关节囊掌侧、屈肌腱鞘和骨皮韧带，横行向背侧包绕并连接两外侧腱的韧带。作用是防止两侧腱束向侧方滑脱而形成扣孔畸形。

02.040　远节指骨粗隆　tuberosity of distal phalanx
远节指骨掌侧面呈蹄铁形的粗隆。

02.041　掌板　volar plate
位于掌指关节、指骨间关节囊掌侧的纤维软骨板。与关节囊紧密结合，远端厚而坚韧，近端薄而松弛，两侧与侧副韧带相连。

02.042　蚓状肌　lumbricales, lumbrical muscles

起于指深屈肌腱桡侧，止于第二到五指指背腱膜的肌肉。作用为屈掌指关节，伸指骨间关节。

02.043　骨间掌侧肌　palmar interossei
起自第二掌骨的内侧和第四、五掌骨外侧面，止于第二、四、五指的近节指骨底和指背腱膜的肌肉。作用为内收第二、四、五指，屈掌指关节，伸指骨间关节。

02.044　骨间背侧肌　dorsal interossei
起自第一到第五掌骨对缘，止于第二到第四指的近节指骨和指背腱膜的肌肉。作用为外展第二、四指，屈掌指关节，伸指骨间关节。

02.045　鱼际肌　thenar muscle
在手掌拇指侧形成的肌肉隆起。有4块肌：拇短展肌、拇短屈肌、拇对掌肌和拇收肌。作用为拇指展、屈、收和对掌功能。

02.046　小鱼际肌　hypothenar muscle
在手掌小指侧形成的肌肉隆起。有4块肌：掌短肌、小指展肌、小指短屈肌和小指对掌肌。作用为小指屈、外展和对掌功能。

02.047　虎口　first web space of hand, thumb-index space
位于第一、二掌骨之间的部位，拇指外展位拇指远侧纹尺侧与示指近侧纹桡侧之间的区域。是拇指发挥对掌、对指功能的解剖学基础。

02.048　虎口狭窄　narrowing of first web, contracture of first web
由于虎口区域皮肤、软组织瘢痕挛缩或拇收肌挛缩，致使拇、示指之间的距离变小的状态。影响拇指的外展及对掌功能。

02.049　持握功能　grasping function, prehension function

人类特有的最重要的手功能。有强力持握和精细持握两种形式：强力持握时，腕背伸，掌指关节和指骨间关节屈面成90°，从而使手指将物体牢固地压于手掌；精细持握时，腕背伸或掌曲，手指半曲，拇指与其他各指相对。

02.050　对掌功能　opponens function
为第一掌骨转向掌心的动作，即拇指从伸展位移至各指之前，拇指腹与其他指相对的动作。

02.051　掌浅横韧带　superficial transverse metacarpal ligament
相邻掌骨头之间的韧带，位于指蹼深面。

02.052　掌骨深横韧带　deep transverse metacarpal ligament
为分别连接第二与第三掌骨头、第三与第四掌骨头和第四与第五掌骨头之间的三条短而宽扁的纤维束。

02.053　掌腱膜　palmar aponeurosis
手掌深筋膜浅层在掌心部分形成的致密腱性膜。呈三角形，厚而坚韧，由纵横纤维构成，近端与掌长肌腱相连。

02.054　矢状纤维束　vertical fibrous band
掌腱膜浅面发出与皮肤相连的结缔组织束。在皮纹处更为明显。构成了手掌浅面的重要保护屏障，减少手掌皮肤的移动性，有利于持握功能。

02.055　横行纤维束　horizontal fibrous band
又称"掌腱膜横束（transverse band of palmar aponeurosis）"。在近掌骨头平面，连接掌腱膜纵束间的致密结缔组织。

02.056　纵行纤维束　longitudinal fibrous band

又称"腱前束(anterior band of palmar aponeurosis)"。掌腱膜远侧形成的4个纵行的纤维束。牢固附着腱纤维鞘和掌指关节侧副韧带上。

02.057　腕管　carpal tunnel
由屈肌支持带和腕骨沟共同围成的管状结构。有指浅、深屈肌腱及其滑膜鞘，拇长屈肌腱及其滑膜鞘和正中神经通过至手掌。

02.058　屈肌支持带　flexor retinaculum
前臂深筋膜在腕前增厚形成的扁带。厚而坚韧，尺侧附着于豌豆骨和钩骨，桡侧附着于手舟骨和大多角骨，与前臂的深筋膜和掌腱膜相续。

02.059　腕尺侧管　ulnar carpal tunnel
位于腕掌面的尺侧，是腕掌侧韧带的远侧部与屈肌支持带尺侧部之间的间隙。

02.060　解剖鼻烟壶　anatomic snuff box
位于腕背桡侧的浅窝。其尺侧界是拇长伸肌腱，桡侧界为拇长展肌腱与拇短伸肌腱，近端是桡骨茎突，远端是第一掌骨基底。窝底为手舟骨和大多角骨。窝内有桡动脉、头静脉及桡神经浅支通过。

02.061　腕背网　dorsal carpal rete
又称"腕背弓(dorsal carpal arch)"。位于腕背部的小动脉网。由桡动脉腕背支、尺动脉腕背支和骨间前动脉腕背支吻合形成。

02.062　掌浅弓　superficial palmar arch
由尺动脉的终支与桡动脉的掌浅支吻合形成的动脉弓。位于掌腱膜的深面。

02.063　掌深弓　deep palmar arch
由桡动脉的终支和尺动脉的掌深支吻合形成的动脉弓。位于手掌的深部。

02.064　艾伦试验　Allen's test

又称"血管通畅试验(vascular patency test)"。一种判断桡、尺动脉是否通畅及掌浅弓、掌深弓是否完善的临床试验。由两根动脉供应的肢体或指体，在驱血状态下，用手指同时压迫阻断血流，然后，松开一侧的动脉，看血流是否通过，判断通畅情况。同法再试验另一根动脉。由英国艾伦(Allen)于1929年介绍。

02.065　血管　blood vessel
血液流通的管道。可分为动脉、静脉和毛细血管三种，由此联结成循环径路，在心脏的动力下实现血液循环。

02.066　动脉　artery
运送血液离心的管道。管壁较厚，由3层组成，内膜为内皮细胞，中膜为平滑肌、弹性纤维和弹力纤维，外膜为疏松结缔组织。

02.067　静脉　vein
引导血液回心的管道。起于毛细血管，止于右心房，管径较粗，管腔较大，也可分为3层，但界限不清，分为体循环静脉和肺循环静脉。与动脉相比有以下特点，一是有静脉瓣，二是静脉吻合比较丰富。结构特殊的静脉有板障静脉和硬脑膜窦。

02.068　毛细血管　capillary
连接动静脉末梢间的管道。其外径10~12μm，管腔内径3~7μm，管壁构成有内皮细胞、基底膜和周细胞，是血液与血管外组织液交换的场所。

02.069　血管内膜　tunica intima
血管的内膜层，由内皮细胞及其周围的纵行弹性纤维与结缔组织构成。

02.070　血管中膜　tunica media
血管的中层，由平滑肌、弹性纤维和弹力纤维构成。

02.071 血管外膜 tunica adventitia
血管的纤维弹性外膜。由结缔组织、弹力纤维和附着于血管的交感神经纤维构成。

02.072 拇主要动脉 principal artery of thumb
桡动脉在第一、二掌骨之间发出的分支。分布于拇指桡、尺侧掌侧和示指桡掌侧。

02.073 指掌侧总动脉 common palmar digital artery
掌浅弓的分支。通常为3支，沿第二、三、四掌骨间隙下行，至掌指关节处各分为两支指掌侧固有动脉。

02.074 掌心动脉 palmar metacarpal arteries
由掌深弓发出连接指掌侧总动脉远端之间的血管。常为3支。

02.075 指掌侧固有动脉 proper palmar digital artery
指掌侧总动脉的分支。分布至第二到第五指的相对缘。

02.076 指背动脉 dorsal digital artery
掌背动脉供应手指的分支。分布仅达中节指。

02.077 掌浅静脉弓 superficial palmar venous arch
与掌浅弓伴行的静脉弓。有两支，较细。

02.078 掌深静脉弓 deep palmar venous arch
与掌深弓伴行的静脉弓。有两支，较粗大。

02.079 掌背静脉 dorsal metacarpal vein
由相邻指的指背静脉彼此吻合形成的静脉。

02.080 掌骨头间静脉 intercapital vein
位于掌骨头间隙内沟通指背静脉与指掌侧静脉的静脉。

02.081 指背静脉 dorsal digital vein
起自甲床两侧的小静脉。沿指背两侧上行，彼此间有一些斜行交通支互相连接，形成三级指背静脉弓。

02.082 指掌侧静脉 palmar digital vein
指掌侧数条纵行的小静脉。由侧支互相吻合成网，在指基部汇成两条小静脉，汇入手掌边缘静脉弓。

02.083 指掌侧总神经 common palmar digital nerve
在手掌由正中神经和尺神经发出与指掌总动脉伴行的神经。在掌骨头附近分为相邻两指指掌侧固有神经。

02.084 指掌侧固有神经 proper digital nerve
由指掌侧总神经发出的行于手指掌侧与指掌侧固有动脉伴行的神经。

02.085 第一跖骨间隙 first intermetatarsal space
第一、二跖骨间的软组织区域，远侧为第一趾蹼间隙。

02.086 足背动脉 dorsalis pedics artery
在踝关节前方续于胫前动脉的动脉，向前下方经足背内侧至第一跖骨间隙近端分为足底深支和第一跖背动脉两终支。

02.087 足底深支 deep plantar artery
足背动脉下行至第一跖骨间隙近端发出，穿第一骨间背侧肌两头之间至足底，与足底外侧动脉吻合构成足底动脉弓。第一跖背动脉缺如时，常以此动脉追踪到第一跖足底总动脉，作为足趾移植的血管蒂。

02.088　第一跖背动脉　first dorsal metatarsal artery

足背动脉下行至第一跖骨间隙近侧发出，沿第一骨间背侧肌浅面或在肌内前行，在趾蹼间隙分为两条趾背动脉；远端分为两条趾足底固有动脉和与第一跖足底总动脉的吻合支。是姆趾甲皮瓣和第二足趾移植的主要血管蒂。分三型：Ⅰ型走行于深筋膜下，Ⅱ型在骨间肌中穿过，Ⅲ型为纤细或缺如。

02.089　第一跖足底总动脉　first common plantar metatarsal artery

多起自足底深支与足底外侧动脉相连处或与第一跖背动脉共干起始，在第一跖骨间隙的跖侧行走，全程呈"S"形弯曲。可分为近侧段(深段)和远侧段(浅段)，在第一跖骨间隙走向趾蹼，与第一跖背动脉吻合。也是足趾移植常用的血管蒂之一。

02.090　弓状动脉　arcute artery

足背动脉在第一跖骨底处发出，经趾短伸肌的深面外行，与跗外侧动脉吻合成的动脉弓，出现率为34.7%。从弓的远侧发出第二、三、四跖背动脉。

02.091　足底深弓　plantar deep arch

又称"足底弓(plantar arch)"。足底外侧动脉斜向前外，穿趾短屈肌深面至足底外侧缘，终支向内弯行至第一跖骨间隙近端，与足背动脉的足底深支吻合而成的动脉弓。

02.092　趾背动脉　dorsal digital artery of toe

各跖背动脉在跖趾关节附近发出的两支趾背动脉。沿相邻趾的相对缘走行。

02.093　跖足底固有动脉　proper plantar artery digital

跖足底总动脉在跖趾关节附近发出胫侧、腓侧趾足底固有动脉，并在趾端互相吻合成网。部分足趾移植常以此动脉作为血管蒂。

02.094　大隐静脉　great saphenous vein

起自足背静脉弓内侧，经内踝前方，沿小腿内侧上行，经过膝关节内侧，沿大腿内侧转向大腿前面上行，于耻骨节结外下方3~4 cm处穿过阔筋膜的隐静脉裂孔注入股静脉的静脉。为人体最长的浅静脉。

02.095　小隐静脉　lesser saphenous vein, small saphenous vein

起自足背静脉弓外侧，伴腓肠神经绕外踝后方于小腿后区正中线上行，至腘窝下角处穿腘筋膜汇入腘静脉的静脉，是常用带血管神经移植的供体。

02.096　足背静脉弓　dorsal venous arch of foot

在足背远端浅筋膜内的静脉网互相吻合形成的静脉弓。弓的两端沿足背内、外侧缘上行，分别汇成大、小隐静脉。

02.097　跖背静脉　dorsal metatarsal vein

由趾背静脉汇合而成，位于足背各跖骨间隙内，注入足背静脉弓的静脉。是足趾移植的主要静脉。

02.02　基　本　技　术

02.098　肌腱修复　tendon repair

应用直接缝合、移植、转位等方法，重建断裂肌腱的连续性，使其恢复一定功能的手术。

02.099　肌腱移植术　tendon graft

肌腱损伤断裂后，长度缺损，不能直接对端缝合，而是用其他来源的肌腱桥接重建断裂肌腱连续性的手术。分自体肌腱移植和异体肌腱移植。自体肌腱移植来源有掌长肌腱、跖肌腱、趾长伸肌腱、指浅屈肌腱以及示指、小指固有伸肌腱等。

02.100　肌腱缝合术　tendon suture, tendon repair

用粗细合适的无创缝合材料采取各种不同的方法对断裂的肌腱进行修复，恢复肌腱连续性的手术。

02.101　编织缝合术　interwoven tendon suture

将一端肌腱用刀片做与肌腱纤维方向平行的小切口，把另一端肌腱从切口裂隙穿出并缝合，然后在肌腱稍远处与第一个切口成90°做第二个与肌腱纤维方向平行的小切口，将肌腱断端再次穿入切口裂隙包埋缝合；用同样的方法缝合肌腱的另一端，使两根肌腱互相贯穿交织缝合的肌腱修复方法。

02.102　"8"字缝合术　figure of "8" suture, figure-of-8 suture

将肌腱两断端对齐靠拢，用粗细合适的无创缝线，从肌腱一侧距断端5mm进针，跨过肌腱断面，从对端肌腱侧方出针；再重复从这端进针，对端出针，然后收拢打结的缝合方法。

02.103　双十字缝合术　double crucial silk suture

将肌腱两断端对齐靠拢，用粗细合适的无创缝线，从肌腱一侧距断端5mm进针，跨过肌腱断面，从对端肌腱侧方出针；将肌腱翻转90°用同样的方法重复缝合一次，使两次缝线在肌腱内呈十字交叉状，然后收拢打结的缝合方法。

02.104　中心肌腱缝合术　core suturing of tendon

无创缝线从屈肌腱内中心区穿过，在中心区打结的缝合方法。可以减少肌腱内血液循环的破坏。该缝合方法常要在断端周边再做连续缝合，以加强肌腱的缝合强度。

02.105　邦内尔缝合术　Bunnell tendon suture

用粗细合适的无创双直针缝线，距肌腱断端6mm处横穿一针，将缝线拉出一半，双针再相互交叉斜穿肌腱缝合到对侧，反复3~4次后双针从肌腱断面刺出；用同样的方法缝合对侧断端；然后收拢两侧肌腱缝线在断端打结的缝合方法。由美国医师邦内尔（Bunnell）于1944年提出。

02.106　凯斯勒缝合术　Kessler tendon suture

用粗细合适的无创缝线，从肌腱断端一侧进针，距断端5mm处出针，再距断端4mm处横行穿过肌腱，又从断端5mm处进入，从肌腱断端穿出；用同样的方法缝合对侧断端；然后收拢两侧肌腱缝线打结的缝合方法。由美国医师凯斯勒（Kessler）于1973年提出。

02.107　改良凯斯勒缝合术　modified Kessler tendon suture

在凯斯勒缝合术的基础上，用粗细合适的无创缝线在肌腱断端对接处加一圈间断缝合，以加强缝合处的抗张力，并使其光滑平整的缝合方法。

02.108　克莱纳特缝合术　Kleinert tendon suture

用粗细合适的无创双直针缝线，距肌腱断端5mm处横行水平进针，对侧穿出，然后斜行进针断端穿出，从另一端肌腱断端进针，斜行距断端5mm处的侧方穿出，横行缝向对侧，再斜行从断端穿出；另一针直接斜行进针断端穿出；收拢肌腱打结的缝合方法。由美国医师克莱纳特（Kleinert）于1967年提出。

02.109　津下套圈缝合术　Tsuge loop suture
用粗细合适的环形无创缝线，距断端 8~10mm 处进针，横行缝过少许肌腱出针；再从缝线圈穿过，拉紧锁住少许肌腱，然后斜行进针断端穿出，再从另断端进针，斜行从掌面穿出肌腱，剪断一根缝线后再缝合少许肌腱，收拢肌腱打结的缝合方法。由日本医师津下(Tsuge)于 1978 年提出。

02.110　双套圈缝合术　double loop suture
用两根津下套圈缝合线平行贯穿肌腱中心的肌腱缝合方法。可有效防止肌腱缝合后控制下活动时的横截面旋转。

02.111　埋入式套圈缝合术　embedded loop suture
在津下套圈缝合术的基础上，将缝合线打结线头埋入肌腱内，以使肌腱表面光滑的肌腱缝合方法。

02.112　肌腱张力　tendon tension
肌腱修复时肌腱的紧张度。正常情况下，肌肉肌腱的长度正好满足功能需要。如屈指肌腱移植时，长度过紧导致手指伸直受限，过松则手指屈曲不充分。

02.113　肌腱愈合　tendon healing process
肌腱创伤修复后，腱周组织、腱外膜或腱内膜纤维细胞增生，在缝接部形成半透明状团块，毛细血管增生，成纤维细胞及腱细胞增殖，肌腱形成初步连接；然后腱细胞逐渐成熟，排列整齐规律，肌腱恢复正常连续性的过程。

02.114　内愈合　intrinsic healing process
依靠肌腱本身腱外膜和腱内膜的成纤维细胞的增殖，而使肌腱恢复连续性的生理过程。

02.115　外愈合　external healing process
通过肌腱周围软组织肉芽长入而使肌腱恢复连续性的过程。常导致肌腱的粘连。

02.116　骨折固定　bone fixation, skeletal fixation
为恢复骨骼的连续性，使骨折端牢固地保持在良好的对位对线的各种方法。分为内固定和外固定。

02.117　骨折内固定　internal fixation of fracture
骨折复位后用钢板、钢针等器材，在体内维持复位牢固性的方法。

02.118　骨折外固定　external bone fixation
骨折复位后用夹板、石膏及各种支具等器材，在体外维持复位牢固性的方法。

02.119　骨外固定架固定　fixation by external fixator
骨折复位后用外固定支架借骨圆针等器材固定骨折两端，在体外维持复位牢固性的方法。

02.120　指骨固定　phalangeal bone fixation
指骨骨折或断指再植、拇手指再造时，用内固定或外固定恢复指骨解剖连续性，防止骨折错位的方法。

02.121　纵向克氏针髓内固定　longitudinal intramedullary Kirschner wire fixation
骨折复位后用克氏针纵向穿过骨髓腔加以固定的方法。

02.122　交叉克氏针内固定　crossing Kirschner wire internal fixation
骨折复位后用两枚克氏针以一定的交叉角贯穿骨折端进行固定，以维持复位的方法。该方法不贯穿关节，有利于术后早期活动。

02.123 钢丝十字交叉固定 crucial wire fixation

在骨折两端距断面 3mm 处矢状面和冠状面横向各钻一孔，用细不锈钢丝从孔中穿出，以 90°垂直相交位绑扎骨折端，以维持良好的对位对线的方法。

02.124 钢板螺钉内固定 internal fixation with plate and screw

骨折切开复位后应用金属板状物及螺钉直接维持对位对线的方法。

02.125 微型接骨板内固定 fixation with miniature bone plate

腕骨、掌骨和指骨的骨折，切开复位后以细小的钢板与配套螺钉固定的方法。

02.03 再 造

02.126 手指再造术 finger reconstruction

用患者自身组织移植，以各种方法重建手指，恢复手功能的手术。

02.127 手再造术 hand reconstruction

利用自身组织移植，重建全手缺失患者手功能的手术。由中国医师于仲嘉于 1986 年首先利用 2 个足趾移植到前臂残端，重建了患者的部分手功能。

02.128 拇指再造术 thumb reconstruction

用患者自身组织移植，以各种方法修复和重建拇指外形，恢复手功能的手术。如足趾移植、蹈趾甲皮瓣、手指转位、皮管植骨、残端帽状提升、皮瓣瓦合法等。

02.129 趾-指移植术 toe-to-hand transfer

把患者整个足趾或部分足趾组织，用吻合血管的方法移植到手部，修复拇、手指以恢复手功能的手术。

02.130 单指再造术 reconstruction of single digit

仅一个手指的外形和功能修复与重建的手术。分为两种情况：①仅一个手指缺损，其余 4 指均无异常，再造后患手恢复完美。②多个手指受伤缺损，因各种原因，仅再造一个手指，此种情况要综合考虑治疗方案。

02.131 多指再造术 reconstruction of multi-digits

两个或两个以上手指外形和功能修复与重建的手术。较单指再造手术复杂，应用足趾移植要考虑血管吻合方式，以保证手术顺利成功。

02.132 急诊拇-手指再造术 emergency thumb-finger reconstruction

患者伤后 24 小时内进行的足趾移植或其他方法修复重建拇指和(或)手指的手术。

02.133 延期拇-手指再造术 delay thumb-finger reconstruction

又称"亚急诊再造"。通常指受伤 24 小时以后至 3 周之内进行的再造拇指和(或)手指的手术。可能是再植失败后的补救措施，也可能是急诊时病人全身情况不允许而拖延至这段时间才进行的手术。

02.134 一期拇-手指再造术 primary thumb-finger reconstruction

受伤 3 周之内进行的拇手指再造手术。包括急诊再造、延期再造的范畴。

02.135 早二期拇-手指再造术 early staged

thumb-finger reconstruction

受伤 3 周以后至 3 个月以内的拇-手指再造手术。此阶段，原拇手指缺损经一期清创缝合，伤口已经愈合，且无伤口感染，局部条件较好者，可以施行再造手术。

02.136　二期拇-手指再造术　staged thumb-finger reconstruction

受伤 3 个月后实行的拇-手指再造手术。拇-手指受伤后一期先将伤口进行适当处理，如骨折固定、皮瓣修复软组织缺损等，待条件合适时进行再造。

02.137　择期拇-手指再造术　selective thumb-finger reconstruction

受伤 3 周后再造拇-手指手术的时机可以进行选择。包括早二期和二期的拇-手指再造手术。

02.138　第二足趾移植术　second toe transplantation

应用显微外科技术，将第二足趾通过吻合神经和血管的方法，游离移植再造拇-手指的手术。此方法再造的拇-手指在感觉、活动功能和外形上都有较好的效果。由中国医师杨东岳于 1966 年首创。

02.139　踇趾甲皮瓣移植术　nail skin flap of great toe transplantation

解剖游离以足背动脉血管为蒂带踇趾甲和甲床的踇趾皮瓣，包绕在拇指骨肌腱支架上重建完整拇指的手术。该手术的适应证是拇指脱套伤，或拇指再植失败的补救，也适合其他类型的拇指缺损。由澳大利亚医师莫里森（Morrison）于 1980 年首先报道。

02.140　长趾移植术　long toe transplantation

切取足趾的全长甚至包括跖趾关节或部分跖骨，用于再造拇指-手指的手术。以增加再造指的长度，通常采用吻合跖背动脉、足背动脉系统。

02.141　短趾移植术　short toe transplantation

当手指长度部分缺损时，切取足趾相应的节段部分进行修复与重建的手术。如单纯的末节再造。通常采用吻合指-趾血管。

02.142　节段性再造术　segmental reconstruction

拇-手指中段骨关节、肌腱、皮肤软组织缺损，切取足趾带血管、神经的相应复合组织块移植修复的手术。

02.143　第二套供血系统　second blood supply system

在拇-手指再造时，因第一跖背动脉Ⅲ型（缺如或纤细）无法应用时，可利用跖底动脉或第二跖背动脉为进行拇-手指再造提供血液的供血系统。由中国医师顾玉东于 1985 年首次报道。

02.144　带足背皮瓣第二趾移植术　extended second toe free transfer, second toe transfer with dorsalis pedis skin flap

进行第二足趾游离移植再造拇-手指时，足趾根部连接足背皮瓣一起移植的手术。足背皮瓣的切取形状可以呈舵形、菱形、瓶形和舌形等。由中国医师张涤生于 1979 年首创。

02.145　带末节趾骨的踇甲皮瓣移植术　nail skin flap of big toe connected with phalangette of the toe transplantation

在传统踇甲皮瓣移植的基础上，踇甲皮瓣内含有末节趾骨一起移植再造拇指的手术。

02.146　趾甲皮瓣移植术　nail skin flap of toe transplantation

应用踇趾以外其他足趾带趾甲、甲床的皮肤组织瓣，修复手指脱套伤的手术。

02.147 带足背皮肤的蹬趾甲皮瓣术 nail skin flap of big toe connected with dorsalis pedis skin flap transplantation

以足背动脉为血管蒂、蹬趾甲皮瓣延伸至足背皮肤一起游离移植的手术。

02.148 趾腹皮瓣移植术 toe pulp flap transplantation

以趾血管神经为蒂所切取的蹬趾或其他足趾末节跖侧皮肤组织瓣，游离移植修复拇-手指指腹缺损的手术。由中国医师方光荣于1988年首先应用。

02.149 蹬趾末节腓侧皮瓣移植术 fibular side distal segment flap of [big] great toe transplantation

以蹬趾腓侧趾固有动脉、神经及趾背静脉（有时可用跖侧静脉）为蒂，在蹬趾腓侧半（趾蹼侧）切取的皮瓣手术。属趾腹皮瓣的范畴，通常用于修复拇-手指掌面小块皮肤软组织缺损，可以桥接动脉，恢复拇-手指的血运。

02.150 双趾串联再造手指法 double second toes bridging [joint] reconstruction

游离解剖两个足趾通过串联吻合血管、神经，将肌腱、骨骼桥接在一起，再造一个手指的手术。以期增加再造手指的长度，通常用于再造中、环指。

02.151 吻合血管趾关节移植术 vascularized toe joint transfer

将足趾跖趾关节或趾间关节用吻合血管神经的方式移植于拇-手指相应关节，恢复拇-手指伸屈功能的手术。也可以用于修复颞颌关节。

02.152 修饰性手指再造术 aesthetic finger reconstruction

为了美观，对拇-手指部分残缺进行修复重

建的手术。属部分再造的范畴。

02.153 蹬趾游离再造手拇指术 big toe to thumb reconstruction, hallux-to-thumb reconstruction

切取整个蹬趾为供趾，包括骨关节、肌腱，通过吻合血管、神经的方法，修复重建完整拇指的手术。

02.154 皮管植骨指再造术 finger reconstruction by skin tube and bone graft

拇-手指缺损时在残端植骨并包绕一带蒂皮管修复重建拇-手指的手术。植骨块取自髂骨，可在腹部形成带蒂皮管。

02.155 拇指延长术 bone lengthening of thumb

当拇指缺损时，切断拇指残端指骨或掌骨，用骨延长器缓慢牵拉延伸增加拇指长度的手术。"Z"形骨切断的间隙可以自行愈合。横行骨切断牵引后的间隙需要植骨桥接。

02.156 指延长术 bone lengthening of finger

当手指缺损时，切断手指残端指骨或掌骨，用骨延长器通过缓慢牵拉延伸增加手指长度的手术。

02.157 帽状皮瓣拇指延长术 cocked hat thumb lengthening

在拇指残端根部做环形皮肤切开，其远侧部分皮肤软组织呈帽状提升，在指骨残端植骨加以延长，用帽状皮瓣覆盖移植的骨块，近端创面植皮的手术。

02.158 示指拇指化 pollicization of index finger

拇指缺失后把示指移位到拇指残端的部位以替代拇指功能的手术。

02.159 残指移位拇指再造术 pollicization

of finger stump

将其他手指伤后的残存部分通过带血管蒂或吻合血管的方式转位到拇指的部位重建拇指功能的手术。

02.160 第一掌骨拇指化 phalangization of first metacarpal bone

通过各种方法加深虎口，使残存第一掌骨相对独立，恢复拇指部分功能的手术。

02.161 带血管蒂皮瓣拇指再造术 thumb reconstruction with vascular pedicled flap

在拇指残端植骨，用带血管蒂的皮瓣包裹，或将该皮瓣直接包裹脱套伤的指骨上进行拇指重建的手术。

02.162 前臂骨皮瓣拇指再造术 thumb reconstruction with osteo cutaneous fo-

rearm flap

用一套血供系统在前臂形成桡骨皮瓣，将皮瓣做成管状包绕桡骨块，带蒂转移或游离移植重建拇指外形以恢复功能的手术。

02.163 瓦合皮瓣拇指再造术 thumb reconstruction with coupling flaps

拇指脱套伤时，用各种不同的两个带蒂皮瓣转移到拇指掌、背侧，覆盖创面修复重建拇指外形和功能的手术。也可用于拇指缺损的再造。

02.164 前臂分叉术 Kruckenberg's bifurcation operation

腕关节以远缺损的患者，将前臂残端的尺桡骨从骨间膜处分开，并将前臂肌肉分群重建，再加以植皮，使尺桡骨形成树杈状，可进行开合运动，重建部分夹持功能的手术。

02.04 再 植

02.165 断肢 limb amputation

自掌指关节[跖趾关节]以近离断的肢体。

02.166 断趾 toe amputation

跖趾关节以远离断的足趾。

02.167 离断 amputation

肢（指、趾）体大部分组织的连续性中断的现象。须同时具备四个条件：有骨折或关节脱位；主要血管断裂或受损不通；相连有活力软组织少于断肢断面的 1/4，或残留皮肤小于断指周径的 1/8；不吻合血管则断面以远组织会发生坏死。

02.168 完全离断 complete amputation, total amputation

受伤肢（指、趾）体远侧部分与近端分离，无

任何组织相连，或只有少量挫灭组织相连，清创时必须将这部分组织切断或切除的离断状态。

02.169 不完全离断 incomplete amputation, subtotal amputation

远、近端相连有活力软组织少于断肢断面的 1/4，或残留皮肤小于断指周径 1/8 的离断状态，不吻合血管则断面以远将发生坏死。

02.170 切割性离断 cutting amputation, sharp amputation

锐器切割所致的，离断断面整齐，断面远、近端软组织损伤轻的离断状态。

02.171 撕脱性离断 avulsion amputation

肢（指、趾）体被物体缠绕或夹（握）持住后撕

拉造成的离断状态。手指肌腱、血管、神经往往从断面近端抽出。

02.172　压砸性离断　crushing amputation, mangled amputation
肢(指、趾)体被离断的过程中，断端受到钝性物体砸压所致的离断状态。断面多不整齐，断面近、远端软组织有不同程度的损伤。

02.173　毁损性离断　destructive amputation
离断肢(指、趾)体丧失了完整性，离断断面不整，断面近、远端组织损伤广泛而严重，组织结构不完整，难以完整再植成活的离断状态。多由爆炸或严重的压砸、绞压所致。

02.174　脱套伤　degloving injury
又称"套状撕脱伤"。肢体或手的皮肤像脱手套样向远侧撕脱的损伤。

02.175　离断平面　level of amputation
肢(指、趾)体离断处的解剖部位。

02.176　肩胛带离断　shoulder girdle amputation
肢体离断平面位于肩胛带肩胸间的离断状态。多为撕脱性离断。

02.177　肩关节离断　shoulder amputation
肢体离断平面位于肩关节附近，创伤累及肩关节的离断状态。

02.178　上臂离断　upper arm amputation
肢体离端平面位于肩关节以远，肘关节以近的离断状态。

02.179　肘关节离断　elbow amputation
肢体离断平面位于肘关节附近，创伤累及肘关节的离断状态。

02.180　前臂离断　forearm amputation
肢体离端平面位于肘关节以远，腕关节以近的离断状态。

02.181　断腕　wrist amputation
肢体离断平面位于桡腕关节至腕掌关节水平，创伤累及桡腕关节、腕中关节及腕掌关节的离断状态。

02.182　断掌　palm amputation
肢体离断平面位于掌骨水平的离断状态。

02.183　断指　finger amputation
肢体离断平面在掌指关节水平以远的离断状态。

02.184　指尖离断　fingertip amputation
手指离断平面在近侧甲襞以远的离断状态。指背无可供吻合的静脉，掌侧静脉细小且紧贴皮下，解剖与吻合较为困难。

02.185　髋关节离断　hip amputation
肢体离断平面位于髋关节附近，创伤累及髋关节的离断状态。

02.186　大腿离断　thigh amputation
肢体离断平面位于髋关节以远，膝关节以近的离断状态。

02.187　膝关节离断　knee amputation
肢体离断平面位于膝关节附近，创伤累及膝关节的离断状态。

02.188　小腿离断　leg amputation
肢体离断平面位于膝关节以远、踝关节以近的离断状态。

02.189　踝关节离断　ankle amputation
肢体离断平面位于踝关节附近，创伤累及踝关节的离断状态。

02.190　后足离断　metapodium amputation

肢体离断平面位于跗跖关节和踝关节之间的离断状态。

02.191　前足离断　propodium amputation

肢体离断平面位于跗跖关节及其以远的离断状态。

02.192　多平面离断　multiple segments amputation

离断肢(指、趾)存在两个或两个以上离断节段的离断状态。

02.193　多指多平面离断　multiple digits and multiple segments amputation

两个以上手指离断并且至少一个离断指存在两个或两个以上离断节段的离断状态。

02.194　多指离断　multiple digits amputation

两个或两个以上手指离断的状态。

02.195　十指离断　ten-digit amputation

双手十个手指同时离断的状态，是多指离断的一种特例。

02.196　缺血时间　ischemia duration

肢(指、趾)体离断丧失有效血液循环到再植恢复有效通血两个时间点之间的时间间隔。

02.197　热缺血　warm ischemia

肢(指、趾)体离断后再植成功通血之前没有进行冷藏保存，肢(指、趾)体在常温下持续处于缺血的状态。

02.198　热缺血时间　warm ischemia time

肢(指、趾)体离断后再植成功通血之前没有进行冷藏保存，肢(指)体在常温下持续处于缺血状态的时间。

02.199　再植时限　time limit of replantation

离断肢(指、趾)体所能耐受的最长缺血时间。超过这一时限，组织细胞将发生严重变性甚至坏死等不可逆变化，再植难以成活。离断平面、伤情、保存方法、年龄等的不同，再植时限也不同。目前没有一个确切统一的再植时限，临床上也尚无快速、可靠、实用的方法来测定再植术后组织能否成活及功能恢复程度。不过，通常认为常温下肢体缺血 6 小时以内、指(趾)体缺血 20 小时以内再植成活并恢复部分功能的可能性比较大。

02.200　断肢保存　preservation of the amputated limb

完全离断的肢体在进行再植手术之前的存放。一般应用清洁敷料包扎后冷藏(0~4℃)保存。正确的保存方法(如低温、使用器官保存液等)能有效延长离断肢体的再植时限。

02.201　断指保存　preservation of the amputated finger

完全离断的手指在进行再植手术之前的存放。

02.202　断趾保存　preservation of the amputated digit

完全离断足趾在进行再植手术之前的存放。

02.203　断臂再植术　replantation of amputated arm

将自臂部离断的肢体通过显微外科技术回植，以期恢复一定的外形及功能的手术方法。

02.204　断腕再植术　replantation of amputated wrist

将自腕部离断的肢体通过显微外科技术回植，以期恢复一定的外形及功能的手术方法。

02.205　断掌再植术　replantation of amputated palm

将自掌部离断的肢体通过显微外科技术回植，以期恢复一定的外形及功能的手术方法。

02.206 断肢再植术 replantation of amputated limb

将四肢掌指关节平面以近离断的肢体通过显微外科技术回植，以期恢复一定的外形及功能的手术方法。

02.207 断指再植术 replantation of amputated finger

将自手指水平离断的肢体通过显微外科技术回植，以期恢复一定的外形及功能的手术方法。

02.208 多平面断指再植术 multiple segments amputated finger replantation

将多平面离断的手指通过显微外科技术回植，以期恢复一定的外形及功能的手术方法。通常在一条血管上存在多个吻合口需要血管移植。

02.209 多指离断再植术 multiple amputated digits replantation

将两个或两个以上的离断手指通过显微外科技术回植，以期恢复手指外形及功能的手术方法。

02.210 指尖再植术 fingertip replantation

将指尖离断的手指通过显微外科技术回植，以期恢复手指外形及功能的手术方法。

02.211 十指离断再植术 ten-digit replantation

将离断的十指通过显微外科技术回植，以期恢复双手手指的外形及功能的手术方法。世界首例成功的十指离断再植由第四军医大学第一附属医院葛竞等于 1986 年 1 月完成。

02.212 小儿断肢再植术 replantation of amputated limb in children

一般指年龄小于 14 岁的孩子的肢体离断再植的手术方法。

02.213 小儿断指再植术 replantation of amputated toe in children

一般指年龄小于 14 岁的孩子的指体离断再植的手术方法。

02.214 小儿断趾再植术 replantation of amputated finger in children

一般指年龄小于 14 岁的孩子的趾体离断再植的手术方法。

02.215 残端修整术 stump revision

肢（指）体离断后由于各种原因不能再植或再植失败时，将肢（指、趾）体近端骨质适当修整，利用残端皮肤软组织直接包埋骨质封闭残端的手术方法。

02.216 再植顺序 order of replantation

肢（指、趾）体离断再植时修复各种结构的顺序。包括顺行法再植术和逆行法再植术。

02.217 顺行法再植术 routine order of replantation

以清创→骨骼固定→屈、伸指肌腱→指背静脉→指背侧皮肤→指动脉→指神经→指掌侧皮肤为再植顺序，对肢（指）体离断进行的再植手术。

02.218 逆行法再植术 retrograde order of replantation

以清创→离断远端穿克氏针→缝合掌侧皮肤→吻合两侧指动脉→吻合指神经→缝合屈指肌腱→骨内固定→缝合伸指肌腱→吻合指背静脉→缝合指背皮肤为再植顺序，对拇指离断、手指末节离断及足趾离断进行的再植手术。

02.219 优势动脉 dominant artery
在多条动脉供养的肢(指)体中，管径较粗的供血动脉。如拇、示指尺侧固有动脉的口径较桡侧固有动脉粗，环、小指桡侧固有动脉的口径较尺侧固有动脉粗，这样的示指尺侧固有动脉及小指桡侧固有动脉为优势动脉。断指再植时首先吻合优势动脉。

02.220 动静脉比例 artery-to-vein ratio
肢(指)体离断再植手术中吻合的动脉与静脉数量之比。

02.221 静脉动脉化 veno-arteriolization
肢(指)体离断再植时近端动脉与远端静脉吻合，重建血液循环的过程。一般用于远端无可供吻合的动脉时。

02.222 骨短缩 shortening of bone
因清创需要或神经血管长度所限，肢(指)体离断再植时将骨折两端或一端去除部分骨质，使长度有一定的缩短，以利于血管神经吻合的手术过程。

02.223 原位再植术 orthotopic replantation
将离断肢(指)体按照原来的解剖位置再植的手术。

02.224 异位再植术 heterotopic replantation
多肢或多指离断时，若条件不允许全部再植，将远断端条件好的断肢(指)再植于近断端条件好和(或)对肢(指)体功能恢复更有利的位置上的手术。

02.225 寄养再植术 temporary heterotopic replantation
肢(指)体离断后，离断肢(指)体近端暂时不具备再植条件，为保存离断肢(指)体，通过将其再植到其他部位并与再植部位的血管吻合，达到暂时寄养，以待时机成熟后再回植到原来解剖位置的手术。

02.226 寄养回植术 replantation of temporary heterotopic replanted limb or finger
寄养再植术后，在全身和离断肢(指)体近断端条件具备时，将异位寄养的断肢(指)重新再植回到原来离断部位的手术。

02.227 延期再植术 delayed replantation
肢(指、趾)体离断后，由于患者本身或医疗条件等的局限，没有条件在通常的再植时限内完成再植，而是将离断肢体进行适当处理并在一定条件下暂时保存，待条件允许后再进行再植的手术。

02.05 术后处理与康复

02.228 再植肢体坏死 necrosis of replanted limb
肢体再植后未能建立有效的血液循环，组织缺血缺氧，最后变性坏死，丧失生机的现象。

02.229 再植指体坏死 necrosis of replanted digit
指体再植后未能建立有效的血液循环，组织缺血缺氧，最后变性坏死，丧失生机的现象。

02.230 功能康复 functional rehabilitation
手指再造或再植成活后，采取药物、物理、职业等治疗手段最大限度恢复手功能的过程。功能康复的范围很广，这里仅对断肢(指)再植或手指再造而言。

02.231 关节活动度 range of motion, ROM
关节由最大伸展到最大屈曲所覆盖的活动角度范围。通常分为主动活动度和被动活动度。

02.232 肌腱粘连 tendon adhesion
肌腱与周围组织形成纤维连接，致使肌腱滑动幅度不足，影响肢（指）体活动功能的现象。

02.233 肌腱粘连松解 tenolysis
肌腱粘连后，通过手术将肌腱与周围组织形成的纤维连接打断，恢复肌腱滑动的过程。一般要在肌腱修复或损伤3~6个月瘢痕软化后才能进行。

03. 皮 瓣

03.01 皮肤解剖生理

03.001 体被组织 integument
覆盖整个身体的皮肤、皮下组织和深筋膜。

03.002 表皮 epidermis
皮肤的浅层结构。由浅至深依次为：角质层、透明层、颗粒层、棘层和基底层。

03.003 真皮 dermis
皮肤的深层结构。由结缔组织组成，含有毛发、毛囊、皮脂腺、汗腺等皮肤附属结构。

03.004 浅筋膜 superficial fascia
又称"皮下脂肪(subcutaneous fat)""皮下疏松组织(subcutaneous adipose tissue)"。真皮与深筋膜之间的疏松结缔组织，含有较多的脂肪组织，允许皮肤有一定的活动度。

03.005 深筋膜 deep fascia
又称"固有筋膜(proper fascia)"。由致密纤维结缔组织构成的膜性结构。包绕体壁和肢体，是人体结构的浅部与深部的分界平面。

03.006 筋膜隔 fascia septum
从深筋膜向深面发出、通过骨膜附着于骨上的致密结缔组织。包括肌间隙(intermuscular septum，位于功能相同的肌肉群组之间的筋膜隔)和肌间隔(intercompartmental septum，位于功能不同的肌肉群组之间的筋膜隔)。

03.007 深筋膜下间隙 subfascial space
在深筋膜覆盖肌肉的部位，深筋膜与肌肉之间的一潜在间隙。为疏松结缔组织所填充，血管较少，二者分离容易，出血少。1981年英国黑奇(Haertsch)称之为切取皮瓣的外科平面(surgical plane)。

03.008 皮肤感觉区 sensory region
由一条皮肤感觉神经所支配的区域。

03.009 感觉自主带 pure sensory region, autonomous sensory region, autonomous sensory zone
又称"感觉绝对支配区"。在皮神经的分布区中，一个无其他神经分布的中央部位。

03.010 感觉重叠带 sensory overlapping region
感觉自主带周围一个不规则的由该神经与邻近神经共同支配的交叉区域。

03.011 皮肤张力线 Langer's skin tension line, tension line of skin
皮肤内的弹力纤维和胶原纤维束，按照一定的方向有规律地集中排列所形成的皮纹方向。

03.012 皮肤附属器 skin accessory organ
存在于真皮中的毛囊、皮脂腺和汗腺等结构。

03.013 真皮血管网 dermal vascular plexus

位于真皮网状层与乳头层交界处，由真皮下血管网发出的上行支相互吻合构成的血管网。

03.014 真皮下血管网 subdermal vascular plexus, subcutaneous vascular plexus

位于真皮与皮下组织交界处，由皮下动脉发出上行支进入真皮而形成的血管网。对皮瓣的血供具有重要的意义，有很强的供血代偿能力。

03.015 浅筋膜血管网 superficial fascia vascular plexus

位于浅筋膜的浅、深两层疏松组织之间的微小血管吻合。

03.016 深筋膜血管网 deep fascia vascular plexus

依附于深筋膜而形成的血管网。包括深筋膜上血管网和深筋膜下血管网。

03.017 浅静脉 superficial vein

位于皮下组织中的非伴行性皮下静脉（无动脉伴行）。

03.018 深静脉 deep vein

位于深筋膜深层的静脉。多为两条，夹持动脉而伴行。

03.019 静脉瓣 venous valve

存在于静脉内壁的瓣膜，分为单叶状、双叶状和三叶状。瓣叶的开口方向与皮肤表面平行，有深、浅两瓣。多存在于两个静脉血管交汇处的远端。静脉直径与瓣膜的结构有直接关系。其作用，一是保证静脉血的向心性回流，二是通过毛细血管的静脉端调节、维持正常的组织压力，并能对组织压力的正常变化（如改变体位、肌肉收缩等）做出代偿。

03.020 穿静脉 perforating vein

一端连接皮肤组织的深层微静脉网，另一端连接深部的伴行静脉，直接将皮肤静脉网收集的静脉血导入深静脉系统回流的静脉。一般伴穿动脉而行，多为两支，口径略大于动脉。

03.021 交通支静脉 communicating branch vein

皮肤组织中的浅-深静脉干交通支。这种交通支一端连接皮下浅静脉干，另一端连接深部主干动脉的伴行静脉，口径 1~3mm，直接将浅静脉干收集的静脉血导入深静脉系统。

03.022 乳头下微静脉网 subpapillary venous plexus

皮肤最浅层的静脉网。位于皮肤乳头下层，是皮肤浅静脉干中静脉血的主要来源。

03.023 网状层微静脉网 reticular venous plexus

位于皮肤网状层的微小静脉网。主要在皮肤附属器（毛囊、皮脂腺、汗腺）周围，是皮肤深静脉系统血液的主要来源。

03.024 皮下脂肪微静脉网 subcutaneous venous plexus

位于皮肤的皮下脂肪小叶之间的微小静脉网。

03.025 深筋膜微静脉网 deep fascial venous plexus

依附于深筋膜而存在的微小静脉网。包括深筋膜上层和深筋膜下层微静脉网。

03.026 深部源动脉 deep source artery

发出节段性分支供养皮肤的深部动脉。为皮肤血管的起源动脉。

03.027 直接皮血管 direct cutaneous vessel

由深部主干血管（动脉及其伴行静脉）发出

的、直接穿出深筋膜而供养皮下组织和皮肤的血管。由于血管主干的位置较浅或居于肌腔隙内，皮动脉从主干发出后，没有经过肌肉的间隙（肌间隙），也没有发出肌支，而是直接穿出深筋膜，在皮下组织内的行程较长，走行方向与皮肤表面平行，逐渐浅出，沿途分支供养皮下组织和皮肤。

03.028　肌间隙皮血管　intermuscular septo-cutaneous vessel
经过肌肉之间的筋膜间隙而供养皮肤的血管。其起源血管位置较深，都在肌层的深面。皮动脉穿过肌块之间的结缔组织间隙，沿途也可发出部分肌支，然后浅出到达深筋膜，穿出深筋膜后，分支分布至皮下组织及皮肤。由中国解剖学家钟世镇于 1983 年提出。

03.029　肌间隔皮血管　intercompartment septocutaneous vessel
由深部主干动脉发出，经过肌群之间的筋膜间隔而供养皮肤和皮下组织的血管。是肌间隔皮支皮瓣的供养血管。由中国解剖学家钟世镇于 1983 年提出。

03.030　主干带小分支血管　artery trunk with branch
动脉干网状皮瓣的血供形式。一条动脉主干沿长轴贯穿皮瓣，沿途发出数量众多、管径细小的分支血管供养表面的皮肤。

03.031　肌皮动脉　musculocutaneous artery, myocutaneous artery
同时供养肌肉和皮肤的血管。起源于深部主干动脉后，进入肌质发出分支（肌支）营养肌肉，然后向浅层走行，穿过深筋膜再发出分支（皮支）供养表面的皮肤。

03.032　肌皮动脉缘支　circumferential branch of musculocutaneous artery
又称"肌肉血管直接皮肤分支（direct cuta-neous branch of muscular vessel）"。特指从肌皮动脉干上发出，并没有穿入肌肉实质内，而是从肌肉边缘进入皮肤的动脉。由中国解剖学家钟世镇于 1984 年提出。

03.033　肌皮动脉穿支　perforating branch of musculocutaneous artery
肌皮动脉的皮肤穿支。该穿支在穿出肌肉后，立即穿过深筋膜，以接近垂直的方向进入皮下组织和皮肤，供养肌肉浅面覆盖的皮区。

03.034　微动脉　arteriole
毛细血管前阻力血管。在微循环中起"总闸门"的作用，口径决定微循环的血流量。皮肤微动脉（$\Phi<300\mu m$）位于皮下组织层，向上走行中逐渐减少口径至约 $30\mu m$，在真皮下和真皮深层形成血管网。

03.035　终末动脉　terminal artery
起于微动脉止于毛细血管的动脉。除进入毛细血管床外，不与任何其他血管吻合。由内皮细胞、1~1.5 层平滑肌细胞和弹力基底膜组成。

03.036　毛细血管前括约肌　precapillary sphincter
动脉血管树中含有平滑肌细胞的最后一部分。经过此处，管腔口径从 $30\mu m$ 降至 $10\mu m$。平滑肌细胞数目少，体积小，由包含无髓神经纤维的交感神经结缔组织包绕。功能上，它是终末动脉的最后部分，控制进入毛细血管的血流。

03.037　毛细血管后微静脉　postcapillary venule
含有内皮细胞、基底膜、周细胞和成纤维细胞的微静脉。管腔内径 8~30μm，是代谢产物和水分从组织间隙渗入血管的部位，也是微循环中的敏感和易受损害的部位。过敏、炎症和温度变化等情况下，其反应方式主要是液体外渗。

03.038　集合微静脉　collecting venule
由毛细血管后微静脉汇集而成的微静脉。直径 50μm 左右。此时周细胞数目增加，开始形成环绕管壁的圈层，也开始出现一些平滑肌细胞，因此可控制管腔内径。此段对刺激不敏感。

03.039　肌性微静脉　muscular venule
含有一层完全分化的平滑肌细胞的微静脉。管腔内径 50~300μm。在真皮层，其相对应的肌性微动脉多含有 2~3 层平滑肌细胞。

03.040　动静脉短路　arteriovenous shunt
又称"动静脉吻合支（arteriovenous anasto-mosis branch）"。连接微动脉和微静脉的血管通道。使动脉血液不经过毛细血管而直接回到静脉系统，直接调节微循环的血流量，但不是物质交换的场所。多分布在皮肤、手掌、足底和耳郭，其口径变化与体温调节有关。当环境温度升高时，吻合支开放，上述组织的血流量增加，有利于散发热量；环境温度降低，吻合支关闭，有利于保存体内的热量。

03.041　临界关闭压　critical closure pressure
微血管在管腔内压力降低到一定程度而不足以维持管壁自身张力发生突然关闭时的管腔内压。

03.02　皮瓣基本理论

03.042　血管体区　cutaneous angiosome
一支皮肤血管及其分支在形态学上所能到达的最大解剖学区域，其所对应的外科概念即为该血管所能供养的皮瓣最大范围。澳大利亚医师泰勒（Taylor）于 1986 年提出皮瓣血管概念。

03.043　解剖学供区　anatomic territory
在解剖形态学上血管分支所能分布到达的范围，是最基本的血管供区。是英国解剖学家科马克（Cormack）于 1984 年对皮肤血管供区划分的第一个层次。

03.044　血流动力学供区　hemodynamics territory
在相邻供区的交界线上，当一侧血管闭塞或被阻断导致血流压力下降时，另一侧血管会向该供区提供额外血流，将其供区向该侧扩展的范围。是英国解剖学家科马克（Cormack）对皮肤血管供区划分的第二个层次。

03.045　潜在供区　potential territory
经过人为干预（如手术延迟术、药物延迟术等）而扩展的血流供区范围。临床医生鉴于缺损修复的需要，将皮瓣扩大切取，可以超出血流动力学供区的限制，甚至达到相邻供区，而皮瓣仍可全部成活。是英国解剖学家科马克（Cormack）对皮肤血管供区划分的第三个层次。

03.046　压力平衡规律　law of pressure equilibrium
某一特定皮肤区域的正常血供量是基本稳定的，其供养血管在口径和间距方面互有代偿性，如果一条血管的口径细小，那么相邻的另一条血管口径则相应的代偿粗大，或间距则相应的代偿缩短。

03.047　皮瓣　flap, skin flap, cutaneous flap
外科组织瓣的一种，带有皮肤组织的活的组织块。自身具有独立的血液循环系统而能独自成活。是临床种类最多、应用最为广泛的组织瓣。狭义的组织瓣概念即指皮瓣。

03.048　瓣部　flap proper
被转移的活的组织块。是移植手术的目的所在。

03.049　蒂部　pedicle
组织瓣早期营养代谢的通道，包含有动脉、静脉、神经和淋巴管等。是瓣部成活的"生命线"。

03.050　基部　base
蒂部连于母体的部位。是瓣部成活的血供来源。

03.051　随意型皮瓣　random pattern flap
由无方向性的血管网供血的皮瓣。其内在的血供较弱，皮瓣成活的长宽比例不大，在肢体不超过 1.5∶1。美国医生麦格雷戈（McGregor）和摩尔根（Morgan）于 1973 年根据皮肤血管的口径大小、走行方向和供血范围的不同，提出了此皮瓣的分类概念。

03.052　轴型皮瓣　axial pattern flap
轴心血管在皮瓣内的，组成以轴心动脉供血、轴心静脉返回的一套完整的区域性循环系统的皮瓣。从而保证皮瓣得到必要的营养。在皮瓣供区内，有与皮瓣纵轴平行的轴心动脉和轴心静脉（1~2 条伴行静脉）。美国医生麦格雷戈（McGregor）和摩尔根（Morgan）于 1973 年提出此皮瓣分类概念。

03.053　链型皮瓣　link pattern flap
在肢体如果将皮瓣的长轴设计成纵向，与肢体的轴向保持一致，3~4cm 宽的筋膜皮下组织蒂，通过筋膜-皮神经-浅静脉链式吻合血管丛，皮瓣长宽比例达 5∶1 也能成活的组织瓣类型。这类皮瓣不同于以往的随意型和轴型皮瓣，是随意型皮瓣和轴型皮瓣的中间过渡形式，解释了皮瓣成活较长而蒂部又没有轴心血管的矛盾。

03.054　游离皮瓣　free flap, microsurgical flap
采用显微外科血管吻合技术皮瓣远位移植，将皮瓣营养血管与受区血管吻合，使皮瓣获得新的血液供应，达到修复软组织缺损目的的组织瓣。有一期完成和不受供受区距离限制的优点。

03.055　带蒂皮瓣　pedicled flap
皮瓣转移时其血管蒂部仍与供区的母体相连，并没有完全切断的一类皮瓣。多做近距离的转移，如果做远距离转移，则常需交叉固定肢体。

03.056　局部皮瓣　local flap
取自同一个解剖区域内（如同一个手指）的带蒂皮瓣。

03.057　区域皮瓣　regional flap
取自相邻的解剖区域内（如手范围内的不同手指）的带蒂皮瓣。

03.058　远位皮瓣　distant flap
取自远处解剖区域（如相对于手部而言的腹股沟部）的带蒂皮瓣。

03.059　生理性皮瓣　physiologic flap
具有正常的动、静脉血液循环的皮瓣。这类皮瓣成活最可靠，质量也最高。

03.060　非生理性皮瓣　nonphysiologic flap
不具有正常的动、静脉血液循环方式的皮瓣。其血液循环是非生理性的。包括静脉皮瓣、逆行岛状皮瓣等。

03.061　静脉皮瓣　venous flap
仅靠本身所含有的静脉管道系统与受区建立血液循环而维持其早期成活的皮瓣。多取自肢体，仅带有皮肤、皮下组织及皮下浅静脉系统。因缺少动脉管道系统，不能按正常的循环途径进行代谢交换，因此一切静脉皮瓣均为非生理性皮瓣，只能维持其早期成活。待受床新生血管长入皮瓣，建立新的血循环通道，即逐渐转变为正常的生理性循环。

03.062　静脉动脉化皮瓣　arterialized venous flap

又称"动脉静脉转流轴型静脉皮瓣(arteriovenous shunt venous flap)"。将静脉皮瓣中的一端与受区动脉血管吻合(血液灌入)，而另一端与静脉血管吻合(血液流出)以维持其血液循环和早期成活的一类皮瓣。这类皮瓣是由动脉血营养的。分为静脉网动脉化皮瓣(皮瓣内静脉血管为网状分布)和静脉干动脉化皮瓣(皮瓣内静脉血管为干线型分布)两种类型。日本医师中山(Nakayama)于1981年首先报道了这类皮瓣的实验研究。

03.063　单纯静脉皮瓣　simple venous flap

将静脉皮瓣的静脉血管两端均与受区静脉血管吻合，进行血液的灌入和导出，从而维持其早期成活的皮瓣。这类皮瓣是由静脉血营养的。1984年日本医师本田(Honda)首先报道了用这类皮瓣修复手指组织缺损的经验。

03.064　皮下组织皮瓣　subcutaneous flap

瓣部包含皮肤和皮下组织，蒂部可以是仅包含皮下组织或同时包含皮肤和皮下组织的皮瓣。

03.065　筋膜皮瓣　fasciocutaneous flap

包含深筋膜结构，且深筋膜血管网对皮瓣成活有重要作用的一类皮瓣。1981年瑞典医师彭顿(Pontén)首先提出了此概念。

03.066　筋膜蒂皮瓣　fascia-pedicled flap

又称"岛状筋膜皮瓣(island fasciocutaneous flap)"。蒂部不包含皮肤组织，仅以深筋膜和皮下组织为蒂的皮瓣。

03.067　筋膜瓣　fascial flap

在筋膜皮瓣基础上发展来的，仅切取深筋膜而不包含皮肤的组织瓣。

03.068　筋膜皮下瓣　adipofascial flap, fascio subcutaneous flap

在筋膜皮瓣的基础上发展而来，切取时仅包含深筋膜和皮下疏松脂肪组织，而不包含皮肤的组织瓣。

03.069　真皮下血管网皮瓣　subcutaneous vascular plexus flap

又称"超薄皮瓣(super-thin flap)"。在传统的随意型皮瓣或轴型皮瓣的基础上，将其大部分皮下脂肪剔除，仅在真皮下血管网的下方保留一薄层脂肪而成的一种薄型皮瓣。是在真皮下血管网皮片的基础上发展而来的，由中国医师司徒朴于1986年首先介绍。

03.070　复合组织瓣　compound flap

包含有多种组织结构、具有自身血液循环系统的活组织瓣。从血供的角度看，它分为两大类：单一的血管蒂供养的单纯复合组织瓣和多个血管蒂供养的组合组织瓣。

03.071　复合皮瓣　composite flap

由单一血管蒂供养的包含多种不同组织结构的皮瓣。这些组织结构之间相互依存，不可分离，以获得血供而成活。单一血管蒂的肌皮瓣、肌腱皮瓣和骨皮瓣等均属此范畴，用于填充较大的体积缺损或修复多元的组织缺损。但临床上，复合皮瓣的名称常指包含骨组织的皮瓣，如腓骨皮瓣、髂骨皮瓣、肩胛骨皮瓣等。

03.072　肌皮瓣　myocutaneous flap, musculocutaneous flap

包含有皮肤、浅筋膜、深筋膜和肌肉组织等

层次，并含有完整的动、静脉血管系统的复合组织块。肌肉表面皮肤的成活依赖于肌肉，切取皮瓣必须连带切取其深层的肌肉。体积较大，可用于填充较深的组织缺损；抗感染能力强，可用于修复骨髓炎创面；如果同时带有神经支配，可用作运动功能重建。

03.073　肌腱皮瓣　teno cutaneous flap
携带肌腱的皮瓣，常用于修复同时伴有肌腱缺损的皮肤创面。如足背肌腱皮瓣、前臂掌长肌腱皮瓣等。

03.074　骨皮瓣　osteo cutaneous flap
包含有皮肤、浅筋膜、深筋膜和骨组织等层次，具有自身血液循环系统的复合组织块。用于修复骨骼缺损、骨不连，或伴有皮肤缺损的骨骼缺损、骨不连等。

03.075　组合皮瓣　combined flap
由多个独立的单一皮瓣经不同的人工拼装而形成的具有多个皮瓣范围(或结构)的皮瓣。其中的每个单一皮瓣均保留了自身的独立血供来源。依据相互间组合方式的不同，又可分为联合皮瓣、嵌合皮瓣和串联皮瓣三类。

03.076　联合皮瓣　siamese flap, coryoint flap
又称"联体皮瓣"。被转移的皮瓣在组织结构上相互连续，但面积超出了任何一个血管蒂的供养范围，必须在远端或对侧进行血管吻合，重建辅助的血液供应以保证皮瓣完全成活的皮瓣联合体。临床上，切取范围巨大的皮瓣，常保留其一端(侧)的血管蒂而切断远端(对侧)，以获得大的旋转弧。

03.077　嵌合皮瓣　chimeric flap, conjoint flap
又称"多叶皮瓣(polyfoliate flap)"。在同一个血管体区(供区)内切取的包含有多个独立组织瓣，但又共同起源于一个较大的上级母体血管蒂的一组皮瓣。多个独立组织瓣在血供上是并联的，一个组织瓣的成活并不影响其他组织瓣的成活。其嵌合方式可以是同类的(如多个皮瓣或多个肌瓣，如双叶皮瓣、三叶皮瓣)，也可以是不同类的(如皮瓣、肌瓣、骨瓣)。

03.078　串联皮瓣　chain-link flap, flow-through flap
又称"血流架桥皮瓣(flow through flap)"。通过显微血管吻合的方法，将多个供区的独立组织瓣串联成的一个组织瓣序列。相对于后一个皮瓣而言，前一个皮瓣是其受区并为其血供架桥。其特征是血管蒂较长较粗，远近两端均可吻合，如股前外侧穿支皮瓣的旋股外侧动脉降支。

03.079　外增压　supercharge
在为超大联体皮瓣建立对侧(或远侧)辅助血液循环的技术中，将远侧血管蒂与皮瓣以外的受区血管进行吻合的方法。包括动静脉吻合、单独动脉吻合、单独静脉吻合等。

03.080　内增压　turbocharge
在为超大联体皮瓣建立对侧(或远侧)辅助血液循环的技术中，将远侧血管蒂与皮瓣内部自身血管蒂的另外一个分支进行吻合的方法。

03.081　岛状皮瓣　island flap
切取后蒂部不含皮肤、瓣部类似孤立岛屿的一类皮瓣。有血管蒂岛状或筋膜蒂岛状两种。临床上常指由细小的血管蒂供养的岛状皮瓣。

03.082　半岛状皮瓣　pennisular flap
又称"舌状皮瓣(tongue flap)"。蒂部和瓣部均含有皮肤，切取后外形类似半岛的皮瓣。常为宽厚蒂部的筋膜皮瓣。

03.083　近端蒂皮瓣　proximally-pedicled

flap, proximal-based flap

由位于离心脏较近一侧的蒂部供养的皮瓣。属于顺向血供的生理性皮瓣。

03.084 远端蒂皮瓣 distally-pedicled flap, distal-based flap

又称"下方蒂皮瓣(inferior-based flap)"。有广义和狭义两种内涵。广义指一切蒂部位于被转移组织远端(指远离心脏)的皮瓣，包括逆行岛状皮瓣在内。狭义指供养皮瓣成活的蒂部血管仅从远离心脏的一端且仅从正常主要血供方向的远侧进入的皮瓣。在肢体，蒂部位于被转移组织远侧一方的任何皮瓣，均属于此类皮瓣。虽然它和逆行岛状皮瓣均能将近侧供区组织(瓣)带蒂转移至远侧受区，但两者在血液循环上仍有显著的区别：前者是生理性的，后者是非生理性的。

03.085 侧方蒂皮瓣 laterally-pedicled flap, lateral-based flap

供养瓣部成活的蒂部位于瓣部侧方的皮瓣。

03.086 单蒂皮瓣 uni-pedicle flap

供养瓣部成活的蒂部血管仅来自一侧或一端的皮瓣。

03.087 双蒂皮瓣 bi-pedicle flap

供养瓣部成活的蒂部血管来自远、近两端或内、外两侧的皮瓣。

03.088 顺行皮瓣 antegrade-flow flap

动脉和静脉血均顺正常方向而流的皮瓣。

03.089 逆行皮瓣 retrograde-flow flap, reverse-flow flap

动脉血和(或)静脉血逆正常方向而流的皮瓣。

03.090 逆行岛状皮瓣 reverse-flow island flap

又称"逆血流岛状皮瓣"。远端蒂皮瓣的一种特殊类型，动脉血供和静脉回流均逆正常生理方向而流的皮瓣。这类皮瓣仅能在有平行的、两条以上的主干动脉，且两条动脉在远端有较大的弓状吻合的部位切取。具有灌注易而回流难的特点，术后肿胀多见，但成活一般均无问题。

03.091 "迷宫式途径"逆流 by-pass route retrograde flow

逆行岛状皮瓣的一种静脉回流理论。即静脉血不能直接通过静脉瓣膜而逆流，但可以经过两条伴行静脉之间的交通支和旁路侧支，以"迷宫式途径"绕过瓣膜的阻挡而迂曲逆流。中国解剖学家孙博于 1983 年首先从解剖学方面提出，台湾医生林幸道于 1984 年通过术中静脉造影予以证实。

03.092 瓣膜失活途径逆流 incompetent valve route retrograde flow

逆行岛状皮瓣中静脉血直接逆流的理论。英国医师蒂蒙斯(Timmons)于 1984 年提出，静脉血只有通过功能不全的瓣膜才能发生逆流。蒂蒙斯通过活体静脉造影提出了三个条件，只有同时满足这三个条件，静脉血才能逆流：①瓣膜失神经支配，如手术分离、局部浸润麻醉；②瓣膜两端均有血液充盈，其远端静脉必须使瓣膜呈漂浮状态，不完全关闭；③瓣膜近端的压力高于远端。

03.093 静脉血二次逆流 double retrograde venous flow

临床为了获得较大的旋转弧而将逆行岛状皮瓣的远侧穿支血管切断，将皮瓣旋转以近侧穿支为供养血管时(两个旋转轴点)，皮瓣的部分区域即超出了该穿支血管的静脉引流范围，相当于在逆行岛状皮瓣的基础上又增加了一个远端蒂或近端蒂皮瓣，致使这部分皮瓣的静脉血发生两次逆流的现象。即首先克服本区穿静脉的瓣膜阻挡逆流至邻近的穿支静脉，再克服两条伴行静脉的瓣膜阻挡，才能完成逆流过程。在这种情况下，皮瓣末端部分的静脉回流将更加困难。

03.094　印度皮瓣　Indian flap
印度医生妙闻(Susrata Samhita)于公元前6~前7世纪，为行鼻再造和耳垂修复所采用的额部带蒂皮瓣。

03.095　意大利皮瓣　Italian flap
意大利医生塔利亚科齐(Tagliacozzi)于1597年，为行鼻再造所采用的远端蒂臂内侧皮瓣。他同时强调了皮瓣延迟术和延迟时限的重要性。

03.096　前臂桡侧皮瓣　radial forearm flap, Chinese flap
又称"中国皮瓣"。以桡动脉为血管蒂的动脉干网状皮瓣。中国医师杨果凡于1981年首创，可做吻合血管的游离移植和带蒂岛状移位(顺行、逆行)。切取层次可为筋膜皮瓣或不带皮肤的筋膜瓣。应用前臂皮瓣及其带桡骨片、肌腱、神经等组成的复合组织瓣游离移植进行口腔颌面部整形、功能重建及器官再造(舌、鼻、阴茎)等，均显示出其他皮瓣无可比拟的优越性。

03.097　皮瓣延迟术　flap delay procedure
在临床切取较长的随意型皮瓣，超过了其本身的供血能力而对其血供进行改造的手术。如皮瓣的两侧缘切开后缝回，形成皮管、皮桥等。可使原先"随机的"、"杂乱无章的"皮瓣血供，变得"逐渐轴向化"起来，从而增加供血距离，切取较长的皮瓣。

03.098　皮管　tubed flap
将皮瓣全部或一部分缝合成管形结构。用于施行皮瓣延迟术或保护重要的血管蒂。

03.099　皮瓣断蒂　flap pedicle division

远位带蒂皮瓣转移术后，经过一段时间与受区重新建立了可靠的血液循环联系，遂将连于母体的血管蒂予以切断，从而解放肢体强迫体位固定的手术。

03.100　断蒂时间　time for pedicle division
皮瓣断蒂的时间。一般在3周左右，也可通过训练蒂部，加快皮瓣与受区建立血液循环联系，从而提早断蒂。

03.101　肌瓣　muscle flap
有完整动、静脉血管系统，能独自成活的肌肉组织块。以肌肉的营养血管为蒂，可切取整块肌肉或其一部分，行局部转位或吻合血管肌瓣移植，用于填塞空腔、覆盖创面和肌肉动力重建等。

03.102　血管神经蒂功能性肌瓣　functional neurovascular pedicled muscle flap
转移(带蒂转位或游离移植)同时携带有供养血管和运动神经支配的肌肉，从而在受区能发挥其收缩运动功能的肌肉组织块。

03.103　肌肉血管分型　classification of muscular vessel
根据营养肌肉血管进入肌的部位、数量和粗细，将肌肉血供进行分类的方法。具体分为五个类型：单血管蒂型、优势血管蒂型、次要血管蒂型、双优势血管蒂型、节段性血管蒂型。由美国医师马西斯(Mathes)和纳哈依(Nahai)于1981年提出。

03.104　预构皮瓣　prefabricated skin flap
又称"预制皮瓣"。通过人工的方法，将知名血管或含知名血管的筋膜、大网膜等组织，移植于本来没有知名血管的部位(或区域)的某一层次(常用的是皮下组织层)；或者将游离皮片移植于含有轴型血管的筋膜或大网膜上，经过一段时期重新血管化后形成所需要的轴型皮瓣。它实质上包含着两种不同的方法：植皮预构皮瓣和植入血管预构皮瓣。由中国医师沈祖尧和王澍寰于 1979 年首先提出。

03.105　植皮预构皮瓣　skin-grafted prefabricated flap

在血供丰富的部位(如头部颞顶筋膜)，先将供区皮肤向一侧翻起，切取成带真皮下血管网的皮瓣，与自身卷起缝合，暴露深面的筋膜层，再在筋膜层上进行游离植皮，待 2~3 周完成血管化植皮成活稳定后，再切取通过植皮预制的筋膜皮瓣进行转移，而将原先卷起的供区皮肤重新复位缝合的手术过程。

03.106　植入血管预构皮瓣　vessel-implanted prefabricated flap

在皮肤丰富的部位(如腹部)或特别需要的部位(如颈部)，于皮下组织中植入一轴心静脉(或动脉)，并与附近的动脉吻合，保持此血管中有动脉血灌注；或者将邻近的动静脉血管束转位，植入附近皮肤丰富的供区内，2~3 周后，此植入的血管即能长出新芽，并与皮下组织血管相沟通吻合的手术。

03.107　大网膜预构皮瓣　prefabricated omentum flap

将大网膜从腹腔内提出，进行适当剪裁，形成一大片具有粗大血管蒂和丰富血运的大网膜组织，将其带血管蒂埋入至腹壁皮瓣下，3~5 周后，大网膜和皮瓣愈合融为一体的皮瓣。可作带蒂移位或吻合血管的游离移植。由中国医师沈祖尧于 1979 年提出的一种预构皮瓣的方法。

03.108　皮神经营养血管皮瓣　neurocutaneous flap, neuroskin flap

又称"皮神经筋膜皮瓣(neuro-fascio cutaneous flap)"。以皮神经周围营养血管链为供血基础的皮瓣。由巴西医师贝尔泰利(Bertelli)于 1991 年和法国医师马斯克莱特(Masquelet)于 1992 年分别报道。

03.109　浅静脉营养血管皮瓣　venocutaneous flap

又称"浅静脉筋膜皮瓣(veno-fasciocutaenous flap)"。在皮神经营养血管皮瓣的基础上发展而来的，依靠浅静脉周围血管网为供血基础的皮瓣。由日本医师中岛(Nakajima)于 1998 年提出。

03.110　皮神经-浅静脉营养血管皮瓣　neuro-veno-cutaneous flap

同时兼有皮神经和浅静脉血管网的一类筋膜皮瓣。由日本医师中岛(Nakajima)于 1998 年提出。

03.111　神经旁血管网　paraneural vascular plexus

位于神经外膜及其周围的疏松组织中的微血管网。

03.112　神经内血管网　intraneural vascular plexus

位于神经外膜内部的血管网。包括神经束膜血管网和神经束内微血管网。

03.113　神经伴行动脉　nerve accompanying artery, concomitant vasa nervorum

伴随皮神经和浅静脉共同穿过深筋膜进入皮下组织的动脉。主要构成皮神经的内在血管系统，存在于其结构的内部和外膜上，是皮神经和浅静脉近侧段的重要血供来源。通常由一条动脉与两条静脉组成血管束。

03.114　穿支皮瓣　perforator flap

以管径细小的皮肤穿支血管(穿过深筋膜后口径≥0.5mm)供血的岛状皮瓣。属轴型血管的皮瓣范畴。狭义的概念仅指肌皮穿支供养的、不带深筋膜的皮下组织薄皮瓣。现在这个概念已经扩大，广义的概念指一切由穿过深筋膜的血管所供养的岛状皮瓣。此概念由日本医师光岛勋(Koshima)于 1989 年首先提出。

03.115 肌皮穿支皮瓣 musculocutaneous perforator flap

又称"间接穿支皮瓣(indirect perforator flap)"。穿支血管经过深层的肌肉后，再穿过深筋膜到达皮肤而形成的皮瓣。多存在于扁平宽阔的肌肉部位，如躯干和四肢的近段，切开深筋膜后可通过向肌肉深层追踪解剖获得较长较粗的血管蒂。

03.116 肌间隔穿支皮瓣 septocutaneous perforator flap

又称"直接穿支皮瓣(direct perforator flap)"。以肌间隔穿支血管供养的穿支皮瓣。穿支血管走行于肌间隔，再穿过深筋膜到达皮肤。多存在于肌肉细长的四肢肌间隔的部位，分开肌间隔可见到穿支血管起自深部主干动脉。由中国解剖学家钟世镇于 1982 年首先提出。

03.117 带蒂穿支皮瓣 pedicled perforator flap, local perforator flap

在受区创面周围设计切取，进行带蒂局部转位的穿支皮瓣。具有无需进行显微外科血管吻合的优点。临床以偏心设计的穿支血管蒂螺旋桨皮瓣最为常用，可旋转覆盖与供区相对180°的创面。

03.118 游离穿支皮瓣 free perforator flap

在身体任何具有穿支血管的部位切取，进行吻合血管游离移植的穿支皮瓣。

03.119 自由穿支皮瓣 free-style perforator flap

在任何具有穿支血管的供区部位，均可逆向切取的穿支皮瓣(先解剖出穿支，再向深部追踪解剖，而不必术前知道该穿支血管的来

源)。包括自由游离穿支皮瓣和自由带蒂穿支皮瓣两种应用形式。由台湾医师魏福全于2004 年提出穿支皮瓣的设计理念。

03.120 穿支嵌合皮瓣 chimeric perforator flap

在同一个血管体区内切取的包含有多个独立穿支皮瓣但又共同起源于一个较大的上级母体血管蒂的一组穿支皮瓣。肌肉血供为主要血管蒂者(Mathes Ⅰ,Ⅱ,Ⅴ型)，最适合设计穿支嵌合皮瓣，术中需确认这些穿支起自肌肉的同一母体血管蒂，如不是起自同一母体血管，则需要加作血管吻合。

03.121 穿支组合皮瓣 combined perforator flap

以显微外科吻合血管的方法将其拼装起来进行移植的多个穿支皮瓣的组合。

03.122 穿支微型皮瓣 small perforator flap

以穿支血管供养的小面积皮瓣(有时以 $5cm^2$ 为界)。仅用较短的穿支血管蒂就能完成皮瓣移植，因此其切取的血管也较细小。多用于重要部位的微小精细修复，如指腹、手掌、鼻尖、耳郭等。

03.123 穿支超薄皮瓣 thinned perforator flap

由穿支血管供养的真皮下血管网皮瓣。日本医师光岛勋(Koshima)在 1992 年首先报道。多用于面部、手部创面的修复，以适应其较薄的外形和功能需要。

03.124 腹壁下[深]动脉穿支皮瓣 deep inferior epigastric artery perforator flap, DIEP

穿支血管起自腹壁下深动脉，穿过腹直肌浅出后所形成的皮瓣。日本医师光岛勋(Koshima)等于 1989 年首先报道，美国医师艾伦(Allen)等于 1994 年最早用于乳房再造，是临床研究和应用最多的穿支皮瓣。

03.125　臀上动脉穿支皮瓣　superior gluteal artery perforator flap, SGAP

穿支血管起自臀上动脉，穿过臀大肌浅出后所形成的皮瓣。日本医师光岛勋(Koshima)于 1993 年首先报道，用于骶尾部压疮的修复，现亦用于乳房再造。

03.126　胸背动脉穿支皮瓣　thoracodorsal artery perforator flap, TAP

穿支血管起自胸背动脉，穿过背阔肌浅出后所形成的皮瓣。美国医师安格利吉安尼(Angrigiani)等于 1995 年报道，主要用于躯干和肢体的创面覆盖。

03.127　股前外侧穿支皮瓣　anterolateral thigh perforator flap, ALTP

由股前外侧皮瓣改进而来，穿支血管起自旋股外侧动脉的降支，穿过股外侧肌到达皮肤后而形成的皮瓣。其特点是既可保留皮下脂肪以充填缺损，又可修除皮下脂肪将皮瓣做

得很薄，形成真皮下血管网皮瓣，还可两端吻合串联其他组织瓣或用于血管架桥。适用于四肢、手外科、头颈、颅面外科的修复重建。台湾医师魏福全认为是最理想的游离皮瓣供区，于 2002 年称之为"万能皮瓣(versatile flap)"。

03.128　阔筋膜穿支皮瓣　tensor fascia latae perforator flap, TFLP

穿支血管起自旋股外侧动脉的横支，穿过阔筋膜到达皮肤而形成的皮瓣。多用于伴有肌腱缺损(如跟腱)的四肢修复。美国医师戴勒(Deiler)于 2000 年等首先报道。

03.129　腓肠内侧动脉穿支皮瓣　medial surae artery perforator flap, MSAP

穿支起自内侧腓肠肌动脉，穿过腓肠肌到达皮肤而形成的皮瓣。多用于下肢的创面覆盖。西班牙医师卡瓦达斯(Cavadas)等于 2001 年首先报道。

03.03　皮瓣手术基本技术

03.130　皮肤缺损　skin defect

累及皮肤的组织缺损。可分为简单缺损(仅浅层的皮肤软组织缺损)和复杂缺损(多元缺损，除皮肤外尚伴有深部的肌肉、肌腱、骨等缺损)。

03.131　皮肤扩张术　skin expansion

将皮肤软组织扩张器置入正常皮肤软组织下，通过向扩张囊内注射液体增加扩张器容量，在皮肤软组织深面对表面皮肤产生膨胀压力，使皮肤面积被扩展，并促进细胞分裂、增殖，从而获得"额外的"皮肤，转移新增加的皮肤软组织进行组织修复和器官再造的一种方法。由美国医生拉多万（Radovan）于 1976 年首先提出。

03.132　创面分期　wound stage

按创面形成后的时间长短所进行的分期。与创面暴露于外界微生物环境的时间长短和组织反应有关。

03.133　急性创面　acute wound

损伤后 7 天之内的创面。

03.134　亚急性创面　subacute wound

损伤后 1~6 周的创面。常以明显的化脓性炎症反应为特征。

03.135　慢性创面　chronic wound

组织损伤持续 6 周以后的创面。以肉芽增生、创面疤痕收缩为特征。

03.136　压疮　pressure sore, pressure ulcer, decubitus ulcer

曾称"褥疮(bedsore)"。由于压力持续作用于机体的局部而产生的皮肤组织缺血坏死的病理现象。是一种缺血性溃疡，皮肤深层的肌肉等组织最先发生缺血坏死。

03.137　皮瓣供区　flap donor site
皮瓣的切取部位。

03.138　皮瓣受区　flap recipient site
皮瓣的接受部位。

03.139　皮瓣设计　flap design
手术前按照皮瓣原则所进行的手术规划。中国医师顾玉东于 1986 年提出皮瓣设计的"点、线、面"概念，侯春林医师于 1988 年针对转移皮瓣增加了"弧"的概念，从而形成皮瓣设计的四要素。

03.140　点　pivot point
供养皮瓣血供的血管蒂的体表投影位置。对于局部转位的皮瓣来说，为皮瓣旋转的轴点，皮瓣切取后围绕轴点旋转来修复受区缺损。

03.141　线　axial line
皮瓣设计的轴心线。为皮瓣营养血管走的体表投影线，是设计皮瓣的长轴。

03.142　面　flap dimension
轴心血管供养皮肤的范围，即皮瓣切取的最大面积。

03.143　弧　rotation arc
皮瓣的旋转弧。为转位皮瓣所特有。带血管蒂皮瓣移位修复邻近创面时，皮瓣围绕轴点旋转，其远端所能到达的位置，可以连成一个弧形。实为转移皮瓣的覆盖范围，在这一范围内任何组织缺损或创面均可用该皮瓣进行修复。

03.144　解剖平面　dissection plane

皮瓣切取、掀起的层面。筋膜皮瓣切取层面位于深筋膜下的疏松间隙，轴型皮瓣切取层面必须将营养血管包括在皮瓣内，而肌皮瓣切取层面应在肌肉深面。

03.145　皮瓣带蒂转位　pedicled flap transposition
带蒂皮瓣的局部或远位转移方式。临床有五种基本的皮瓣转位方式：推进、旋转、插植、交叉、翻转。

03.146　皮瓣游离移植　free flap transplantation
应用显微外科技术进行吻合血管的游离皮瓣移植方式。不受供区和受区距离的影响。

03.147　推进皮瓣　flap advancement
皮瓣转位的一种技术。主要用于修复皮瓣远侧或近侧部位的缺损，通过皮瓣滑移，获得供区和受区的一期直接缝合。采用最多的是 V-Y 推进方式。在关节部位，尚可采用屈曲关节的方法来避免蒂部受到牵拉。

03.148　皮瓣旋转　flap rotation
皮瓣转位中最简单的转移方式。由于皮瓣与创面之间无正常的组织间隔，通过直接扭转实现皮瓣移位，简单方便。用于修复紧靠皮瓣的创面。

03.149　皮瓣插植　flap interpolation
皮瓣转位中最常用的转移方式。主要用于较远距离或相反部位的皮肤缺损和创面的修复。皮瓣蒂部最大的旋转角度可达 180°。可通过皮下隧道或开放切口旋转转移。

03.150　组织瓣翻转移位　flap turnover
将组织瓣的深浅面翻转 180°对调的转位方式。只有不带皮肤的组织瓣才能翻转移位，如筋膜瓣、筋膜皮下组织瓣、肌瓣等。有横向翻转和纵向翻转两种方式。

03.151　皮瓣交叉移植术　flap cross transpo-sition
远位带蒂皮瓣的一种转位方式，需交叉固定肢体。有些部位的巨大创面无法用邻近的皮瓣修复，患肢又无理想的血管可供利用进行游离皮瓣移植(如严重的小腿创伤)，此时可选用以健肢(或躯干)作为供区，进行带蒂皮瓣移植，将两肢体交叉固定，或将肢体固定于躯干(如腹股沟皮瓣修复手部)的皮瓣转移方式。

03.152　皮瓣桥式交叉移植术　crossed bridge flap transfer
以健肢血管作为供血吻接血管、携带游离皮瓣修复患肢的皮瓣移植技术。用于患侧肢体严重创伤、受区没有可供吻合血管的情况。有单桥式和双桥式两种类型。澳大利亚医师泰勒(Taylor)于 1977 年，中国医师于仲嘉于1984 年分别报道。

03.153　感觉皮瓣　sensate flap
含有感觉神经纤维(近端没有切断)，转移后本身即具有感觉功能的皮瓣。这种感觉反映在大脑中往往是原来供区的感觉，即存在感觉错位。

03.154　皮瓣感觉功能重建　flap sensation reconstruction
为恢复皮瓣的感觉功能而进行的手术。

03.155　皮瓣感觉神经植入　sensory nerve implantation to flap
皮瓣感觉功能重建的一种技术。将受区周围的感觉神经支，用手术的方法植入转移来的皮瓣中，从而期望恢复其感觉功能的手术方法。这种感觉反映在大脑中是皮瓣受区的感觉，不存在感觉错位。

03.156　皮瓣重要并发症　major complication of flap
皮瓣移植后在供区和受区出现的任何一种需要额外增加手术干预的不利情况。包括皮瓣的全部坏死，皮瓣部分坏死，创面覆盖目标的任何其他原因的失败(如皮瓣缺血导致创口裂开，皮瓣下感染积脓需重新掀起清创)，供区的创面覆盖不良，需要另外的手术干预。

03.157　皮瓣次要并发症　minor complica-tions of flap
导致创口延迟愈合，但最终仍能愈合，而不需进一步手术干预的任何一种术后不利情况。包括皮瓣的表皮松解脱落，小部分的皮瓣创口裂开，皮瓣下血清聚集(血清肿)，创口轻度感染和(或)有明显化脓炎症。

03.04　头颈部皮瓣

03.158　唇部皮瓣　lip flap
包含有上唇或下唇动脉在内的全层组织瓣。主要用于修复对侧唇组织缺损。其皮瓣的设计类型包括上唇双侧人中旁矩形唇瓣、下唇鼻唇沟瓣、上唇鼻唇沟瓣、双侧鼻唇沟瓣、双侧唇红瓣、唇口轮匝肌黏膜瓣。

03.159　顶部皮瓣　parietal flap
又称"头皮皮瓣"。以颞浅血管顶支分布范围为供区的皮瓣。两侧顶支在颅顶形成比较密集的动脉吻合网，故以顶支为轴型血管的顶部皮瓣，可超过中线而不会坏死。主要用于头部创面覆盖。

03.160　额部皮瓣　forehead flap
又称"前额正中皮瓣""前额皮瓣""额瓣"。以颞浅动脉干的额支或眶上动脉为蒂的皮瓣。依前额皮瓣切取的范围，可分为一侧额瓣和全额瓣。由于额支与滑车上动脉、眶上动脉、鼻背动脉等有广泛的吻合，可单独利用前额正中额部皮瓣或复合瓣修复鼻部缺损或鼻尖畸形。

03.161   耳后皮瓣   retroauricular flap
以耳背面和乳突区皮肤软组织为供区所切取的皮瓣。该皮瓣可以耳后动静脉或颞浅动静脉为轴型血管蒂，同时该皮瓣形成时尚可将皮神经包括在内形成有感觉的皮瓣。用于颅面部修复。

03.162   颞顶筋膜瓣   temporoparietal fascial flap
以颞浅动脉为蒂的包括头皮的颞部和顶部供区的筋膜瓣。可带蒂局部转位或游离移植。筋膜瓣用于重建软组织，覆盖创面需在筋膜瓣上再游离植皮。

03.163   颞-顶-颞长筋膜瓣   temporoparie to temporal long fascial flap
以颞浅动脉为蒂的包括头皮的颞部、顶部和对侧颞部的长形筋膜瓣。用于带蒂转位或游离移植。

03.164   颞-顶-枕长筋膜瓣   temporoparie to occipital fascial long flap
以颞浅动脉为蒂的包括头皮的颞部、顶部和同侧枕部的长形筋膜瓣。用于带蒂转位或游离移植。

03.165   颈肱皮瓣   cervico-humeral flap
蒂在颈部锁骨上区的肩臂皮瓣。该皮瓣是斜方肌皮瓣的延伸，皮瓣蒂部的血供来自颈前锁骨下动脉的分支。适用于头颈部创面修复。

03.166   颈阔肌皮瓣   platysmus myocutaneous flap
以颈横动脉的分支为供养血管切取的肌瓣。颈阔肌血供丰富，由多条小动脉营养。动脉均由肌的周边部分向肌的中央汇聚分布，其中颈横动脉颈阔肌支的出现率最高。适用于面部创面修复。

03.167   颏下皮瓣   submental flap
以颏下动脉为蒂，切取自颏下区的皮瓣。马丁（Martin）于1993年首先报道。用于面颈部创面修复。

03.168   锁骨上神经营养神经皮瓣   supraclavicular neurocutaneous flap
依据锁骨上神经的营养血管为血供基础而设计切取的颈胸部皮神经营养血管皮瓣。多带带转位修复邻近的面颈部创面。

03.169   舌骨下肌肌皮瓣   submental myocutaneous flap
又称"带状肌肌皮瓣"。由肩胛舌骨肌、胸骨舌骨肌、胸骨甲状肌和甲状舌骨肌四块肌肉及其表面皮肤组成的组织瓣。常以甲状腺血管及颈袢为蒂。多带带转位修复邻近的面颈部创面。

03.170   耳大神经营养血管皮瓣   great auricular neurocutaneous flap
依据耳大神经的营养血管为血供基础而设计切取的枕部皮神经营养血管皮瓣。多带带转位修复邻近的面颈部创面。

03.05　躯干部皮瓣

03.171   背阔肌肌皮瓣   latissimus dorsi myocutaneous flap
由背阔肌及其表面皮肤和皮下组织所构成的肌皮瓣。胸背动脉和静脉是皮瓣的供养血管，运动神经是与血管伴行的胸背神经。美国医师马克斯维尔(Maxwell)于1978年进行了报道。该皮瓣是临床应用范围最广、功能最多的皮瓣之一，可制成皮瓣、肌皮瓣、肌瓣、肌骨皮瓣、分叶肌皮瓣和串联携带皮瓣等，用于覆盖创面、消除感染或动力重建。

03.172　背阔肌－腹股沟联体皮瓣　latissimus-groin siamese flap

以胸背动脉和旋髂浅动脉两套血管供养、取自肩胛侧胸－下腹壁间的巨大皮瓣。临床常以带蒂转移的方式，修复躯干部巨大面积的组织缺损，仅需吻合一套血管进行辅助循环重建。日本医师Harri在1981年首先报道，是临床最早使用的巨大联体皮瓣。

03.173　背阔肌－腹直肌联体皮瓣　latissimus-rectus siamese flap

以胸背动脉和腹壁下动脉两套血管供养、包括背阔肌皮瓣和下腹部腹直肌皮瓣的巨大联体皮瓣。常以带蒂转位的方式修复躯干部巨大缺损，需吻合远侧的一套血管进行辅助循环重建。

03.174　肩胛－背阔肌－下腹部联体皮瓣　scapulo-latissimus-abdonimal siamese flap

以肩胛下动脉(包括其属支胸背动脉)及腹壁浅(或旋髂浅)动脉三套血管供血，切取的包含肩胛皮瓣、背阔肌皮瓣和下腹部皮瓣的巨大联体皮瓣。常以带蒂转位的方式修复巨大创面(如上肢)，需吻合一套或二套血管进行辅助循环重建。

03.175　侧胸部皮瓣　lateral thoracic flap

位于腋下侧胸部的皮瓣。其营养血管来自肱动脉、腋动脉发出的直接皮动脉(胸外侧动脉)或胸背动脉的侧胸皮动脉，伴行静脉1~2条。多带蒂转位修复躯干部巨大组织缺损。

03.176　侧腹部皮瓣　lateral abdominal flap

以下位肋间血管作为血管蒂的腹部皮瓣。与血管伴行的肋间神经为皮瓣提供感觉。可带蒂转位修复邻近创面或交叉移位修复手部创面。

03.177　下腹部皮瓣　lower abdominal flap

以腹壁浅血管为蒂，也可以旋髂浅血管为蒂，还可以这两组血管为双重血供所形成的皮瓣。该部位皮瓣于1973年由澳大利亚医师丹尼尔(Daniel)和中国医师杨东岳先后应用吻合血管游离移植成功，是世界上开展最早的游离皮瓣移植。

03.178　腹股沟皮瓣　groin flap

又称"髂腹股沟皮瓣"。由旋髂浅血管供血的髂腹部皮瓣。是最早开展的游离皮瓣移植供区。英国医师麦格雷戈(McGregor)和杰克逊(Jackson)于1972年首先报道。

03.179　腹内斜肌肌瓣　internal oblique abdominis flap

由多条肋间血管神经束(或肋下血管神经束)供养的腹内斜肌组织块。用于覆盖创面或动力重建面肌瘫痪。肌瓣位于浅层的腹外斜肌和深层的腹横肌之间。血管变异较大。术后腹肌力量有所减弱，对育龄妇女、老年人应避免使用。

03.180　腹直肌肌皮瓣　rectus abdominis myocutaneous flap

由腹壁上、下血管供养的，包含腹直肌及其表面皮下组织和皮肤所形成的皮瓣。其中横形的腹直肌皮瓣常用于乳房再造。

03.181　脐旁皮瓣　para-umbilicus flap

以腹壁下动脉发出的脐旁穿支为营养血管所形成的腹部横行皮瓣。1983年澳大利亚医师泰勒(Taylor)最早报道腹壁下血管供养的扩大的腹直肌皮瓣。范启申与钟世镇于1984年发现，腹壁下血管在腹直肌内的上行过程中，在脐周发出两个粗大的皮肤穿支：脐旁穿支和胸脐穿支。

03.182　胸脐皮瓣　thoracic umbilical flap
以腹壁下动脉发出的胸脐穿支为血管蒂所形成的腹部斜形皮瓣。胸脐穿支是腹壁下动脉发出的最上方、也是最粗大的皮支，走向外上方的肩胛骨下角，供应的皮肤部位为外上腹与侧胸部，在侧胸部与外上腹部可切取巨大的长斜形皮瓣。范启申于 1987 年首先报道。

03.183　腹壁联体皮瓣　abdominal siamese flap
以腹壁下动脉为蒂、取自两侧腹部的巨大联体皮瓣。临床以一侧的腹直肌近端血管（腹壁上动脉）为蒂，进行乳房再造，吻合对侧的腹壁下深（或浅）动脉（建立辅助循环）从而提高其成活的可靠性。包括三种使用形式：一侧单蒂的腹直肌-下腹部（或腹股沟）联体皮瓣，一侧单蒂的两侧腹直肌联体皮瓣，一侧单蒂的腹直肌皮瓣联合对侧下腹部皮瓣。

03.184　肩胛皮瓣　scapular flap
以旋肩胛血管的浅支为蒂的轴型皮瓣。法国医师吉尔贝（Gilbert）于 1979 年首先报道。多用于吻合血管的游离移植。

03.185　肩胛旁皮瓣　parascapular flap
以旋肩胛动脉浅支的降支为血管蒂形成的，以肩胛骨外侧缘为轴的皮瓣。法国医师纳西夫（Nassif）于 1982 年报道。多用于吻合血管的游离移植。

03.186　肩胛侧胸部联合皮瓣　scapulo-lateral thoracic siamese flap
以肩胛下动脉为血管蒂，包含肩胛皮瓣和侧胸部皮瓣两个体区的联合皮瓣。多用于吻合血管的游离移植。

03.187　肋间外侧皮瓣　lateral intercostal flap
又称“侧胸腹皮瓣（lateral thoracic-abdominal flap）”。以第 9~11 肋间及肋下神经血管束的外侧皮支为蒂的轴型皮瓣。巴德兰（Badran）于 1984 年首先报道并在临床应用上获得成功。多用于吻合血管的游离移植，亦可带蒂修复前臂和手部创面。

03.188　颈背部筋膜皮瓣　cervico-dorsal fasciocutaneous flap
由颈横动脉颈浅动脉的皮支供血、位于项背肩胛脊柱旁的皮瓣。是斜方肌下部肌皮瓣的改良。日本医师中岛（Nakajima）和藤野（Fujino）于 1984 年设计一种靠近背部中央的颈背部皮瓣；日本医师百束（Hyakusoku）于 1990 年设计了另一种偏外侧（包括肩胛血管网在内）的颈肩胛皮瓣。多用于带蒂转位修复面颈部创面。

03.189　胸大肌肌皮瓣　pectoralis major myocutaneous flap
由胸外侧动静脉供养的包含胸大肌及其表面皮肤的肌皮瓣。可分为上部胸大肌皮瓣（胸前外侧神经）、下部胸大肌皮瓣（胸前内侧神经）和全胸大肌皮瓣。多用于吻合血管神经的动力性肌肉功能重建。

03.190　胸三角皮瓣　deltopectoral skin flap
由胸廓内动脉前穿支（第二粗大）供养的、从胸大肌浅面向外伸展到肩部三角肌区的皮瓣。其基底在胸骨外侧。美国医师 Bakamjian 于 1965 年首先报道，是历史上应用最早的轴型血供皮瓣。多用于带蒂转位修复面颈部创面。

03.191　胸锁乳突肌肌皮瓣　sternomastoid myocutaneous flap
包含颈部胸锁乳突肌及其表面皮肤所形成的肌皮瓣。胸锁乳突肌为扁柱状长肌，具有多源性血供，上部主要来自枕动脉，中部来自甲状腺上动脉,下部来自颈横动脉。肌皮瓣有上、下两个旋转轴,以枕动脉为蒂的肌皮瓣可向上旋转,以颈横动脉为蒂可向下旋转。用于带蒂转位修复邻近创面。

03.192 胸小肌肌瓣 pectoral minor muscle flap

由胸肩峰动脉的分支(或胸外侧动脉、腋动脉、锁骨下动脉的分支)营养的胸小肌组织瓣。由胸前内侧神经支配。用于吻合血管神经的功能性肌肉移植,重建动力功能(如拇指对掌功能、面肌功能等)。

03.193 腰背筋膜皮瓣 dorsal lumbar fasciocutaneous flap

以同侧或对侧的肋间动脉和腰动脉后支为血管蒂,包括同侧腰背皮肤、皮下组织和深筋膜在内的宽基皮瓣。用于局部带蒂转位修复骶尾部压疮。

03.194 腰骶筋膜皮瓣 lumbosacral fasciocutaneous flap

以腰动脉后支为血管蒂,包括两侧腰骶部皮肤、皮下组织和深筋膜在内的横形皮瓣。用于局部带蒂转位修复骶尾部压疮。

03.195 腰臀筋膜皮瓣 lumbo-gluteal fasciocutaneous flap

以第4腰动脉后支为血管蒂,位于臀上部的筋膜皮瓣。用于局部带蒂转位修复骶尾部压疮。

03.196 阴股沟皮瓣 pudendal-thigh flap

供区位于会阴部与股内侧之间的皮瓣。可以阴部外浅动静脉为蒂供血,也可以阴唇后动静脉为蒂供血。新加坡医师黄(Wee)和约瑟夫(Joseph)在 1989 年首次报道应用该皮瓣再造阴道。

03.197 阴茎环状筋膜皮瓣 penile circular fasciocutaneous flap

以阴茎背侧浅血管束和阴茎深筋膜为蒂,取自阴茎远侧的环状皮瓣。用于修复长段尿道狭窄。美国医师麦卡宁奇(McAninch)于1993年介绍。

03.06 上 肢 皮 瓣

03.198 臂外侧上部筋膜皮瓣 upper lateral arm fasciocutaneous flap

又称"三角肌区筋膜皮瓣(deltoid fasciocutaneous flap)"。由起自旋肱后动脉的臂外侧上肌间隙筋膜皮动脉营养,供区位于臂上部后外侧的筋膜皮瓣。发自腋神经的臂外侧上皮神经伴行。多用于局部转位修复腋窝瘢痕挛缩。

03.199 臂外侧下部筋膜皮瓣 lower lateral arm fasciocutaneous flap

由走行于臂外侧肌间隔的桡侧副动脉后支供血,由发自桡神经的臂外侧下皮神经伴行,供区位于臂外侧下部皮肤的皮瓣。既可

作吻合血管的游离移植,又可做带蒂转位,向近侧修复腋窝,向远侧修复肘关节,且能包含多种组织(神经、骨片),形成复合皮瓣进行功能重建。

03.200 臂内侧上部筋膜皮瓣 upper medial arm fasciocutaneous flap

又称"腋下臂内侧筋膜皮瓣(inner arm fasciocutaneous flap)"。由肋间臂神经的伴行营养血管和腋动脉、肱动脉的直接筋膜皮支供养、供区位于臂内侧面的上 1/4 段的皮瓣。多用于局部转位修复腋窝瘢痕挛缩。

03.201 臂内侧下部筋膜皮瓣 lower medial

arm fasciocutaneous flap

供区位于臂内侧中下部的皮瓣。其血供来源很多，包括尺侧上副动脉、肱动脉、肱深动脉、尺侧下副动脉、尺侧返动脉等。但尺侧上副动脉和尺侧返动脉是主要血管蒂。多作带蒂转位，向近侧修复腋窝，向远侧修复肘关节。

03.202　臂后侧筋膜皮瓣　posterior arm fasciocutaneous flap

由肱动脉的直接筋膜皮支供血，供区在臂后侧上部的皮瓣。臂后侧皮神经伴随动脉分布于皮瓣。多用于局部转位修复腋窝瘢痕挛缩。

03.203　大圆肌肌瓣　teres major muscle flap

切取带血管神经（腋动脉和腋神经的分支）的大圆肌做局部转位或游离移植而形成的肌瓣。多用于动力重建。

03.204　桡动脉近侧穿支皮瓣　proximal radial artery perforator-based flap

以桡动脉在前臂近侧段发出的穿支血管为蒂而切取的前臂筋膜皮瓣。在肱骨内、外上髁连线下 4~6cm 的前臂外侧肌间隔中（肱桡肌与旋前圆肌之间），可找到桡动脉的近侧穿支血管。可做局部转位修复肘部或游离移植。

03.205　桡动脉远侧穿支皮瓣　distal radial artery perforator-based flap

以桡动脉在前臂远侧段发出的穿支血管为蒂而切取的筋膜皮瓣。在桡骨茎突上 2~7cm，可找到桡动脉数只远侧穿支血管。多做局部转位修复手部创面。

03.206　桡骨茎突部穿支皮瓣　radial styloid perforator-based flap

以桡动脉在桡骨茎突部发出的穿支血管为蒂而切取的筋膜皮瓣。桡动脉在桡骨茎突周围约发出 10 支口径 0.1~0.5mm 的皮肤穿支。亦可切取不带皮肤的穿支血管蒂筋膜皮瓣。多做局部转位修复手部创面。

03.207　鼻烟窝穿支皮瓣　snuff-box perforator-based flap

以桡动脉鼻烟窝段发出的鼻烟窝穿支为蒂切取的前臂皮瓣。中国医师张高孟于 1992 年首先报道。多做局部转位修复手部创面。

03.208　前臂尺侧皮瓣　ulnar forearm flap

以尺动、静脉为血管蒂所切取的前臂皮瓣。可做吻合血管的游离移植和带蒂岛状移位。是在桡动脉皮瓣应用成功的基础上发展起来的。

03.209　尺动脉近侧穿支皮瓣　proximal ulnar artery perforator flap

由尺动脉在前臂近侧段发出的穿支血管所形成的穿支皮瓣。该穿支血管通常在骨间总动脉的近侧发出，肱骨内上髁平面下 8cm 穿出深筋膜。可做局部转位修复肘部或游离移植。

03.210　尺动脉腕上皮支皮瓣　forearm dorso-ulnar flap

以尺动脉在腕上（豌豆骨近侧 2~4cm）发出的肌间隙穿支血管为蒂所形成的皮瓣。法国医师贝克尔（Becker）于 1988 年，中国医师张高孟于 1989 年分别报道。可做局部转位或游离移植。

03.211　骨间后动脉皮瓣　posterior interosseous artery flap

以骨间后动脉为血管蒂而形成的前臂背侧皮瓣。由中国医师路来金和法国医师彭特亚多（Penteado）等于 1986 年首先描述。多以逆行岛状皮瓣的方式修复手部创伤缺损。

03.212　骨间前动脉腕背穿支皮瓣　anterior

interosseous artery perforator flap

由骨间前动脉腕背侧穿支所供养的前臂背侧皮瓣。该背侧穿支通常位于腕关节平面上2.5cm处。多以远端蒂穿支皮瓣的方式修复手部创伤缺损。

03.213 前臂外侧皮神经营养血管皮瓣 lateral antebrachial neurocutaneous flap
以前臂外侧皮神经营养血管丛为供血基础，在前臂掌面桡侧切取的皮瓣(筋膜皮瓣或筋膜蒂皮瓣)。多以远端蒂皮瓣的方式修复手部创伤缺损。

03.214 前臂内侧皮神经营养血管皮瓣 medial antebrachial neurocutaneous flap
以前臂内侧皮神经的营养血管丛为供血基础，在前臂掌面尺侧半切取的皮瓣(筋膜皮瓣或筋膜蒂皮瓣)。多以远端蒂皮瓣的方式修复手部创伤缺损。

03.215 前臂后皮神经营养血管皮瓣 posterior antebrachial neurocutaneous flap
以前臂后侧皮神经的营养血管丛为供血基础，在前臂背侧面切取的皮瓣(筋膜皮瓣或筋膜蒂皮瓣)。多以远端蒂皮瓣的方式修复手部创伤缺损。

03.216 肱桡肌皮瓣 brachioradialis muscle flap
包含肱桡肌及其表面的皮肤所形成的肌皮瓣。其供养血管可以是近侧桡侧返动脉的肱桡肌肌支(近端蒂)，或远侧的桡动脉所发出的直接肌支(远端蒂)。多以局部转位的方式修复邻近创面。

03.217 旋前方肌肌瓣 pronator quadratus muscle flap
切取以骨间前动脉供养，位于前臂远端掌面深层的旋前方肌所形成的肌肉块。可以桡侧

为蒂或尺侧为蒂进行转移，修复手部创面。

03.218 小指展肌皮瓣 abductor digiti minimi flap
由尺动脉分支供养和尺神经分支支配，位于小鱼际肌浅层尺侧，包含小指展肌的皮瓣。适用于修复大鱼际肌皮肤缺损和对掌功能重建。

03.219 小鱼际皮瓣 hypothenar flap
由尺动脉分支供养，位于手掌尺侧，在小鱼际部切取的皮瓣。由中国医师顾玉东于1992年报道。多用于修复手部创面。

03.220 大鱼际皮瓣 thenar flap
由桡动脉掌浅支的分支供养，取自手掌桡侧半大鱼际区的皮瓣。用于修复手部创面。

03.221 手背桡侧皮瓣 dorsoradial metacarpal flap
由桡动脉发出的掌背动脉供养，取自手背桡侧半的皮瓣。多以局部转位的方式修复手部的邻近创面。

03.222 手背尺侧皮瓣 dorsoulnar metacarpal flap
由尺动脉的腕背支供养，取自手背尺侧半的皮瓣。多以局部转位的方式修复手部的邻近创面。

03.223 虎口背侧皮瓣 dorsal first web space flap
又称"第一掌背间隙皮瓣(the first dorsal intermetacarpal flap)"。由第一掌背动脉及其分支供养，在第一、二掌骨之间切取的皮瓣。用以修复拇指、示指掌面和大鱼际远侧部的皮肤软组织缺损。

03.224 掌背动脉皮瓣 dorsal metacarpal artery flap

以掌背动脉为供血血管所形成的手背皮瓣。英国斯莫尔(Small)于1988年首先报道。多以逆行岛状皮瓣的方式，修复远侧的手指创面。

03.225　掌背动脉穿支皮瓣　dorsal metacarpal artery perforator flap

以掌背动脉发出的穿支为营养血管蒂的手背皮瓣。多以远端蒂穿支皮瓣的方式，修复手指创面。

03.226　指蹼皮瓣　finger web flap

取自指蹼区的皮瓣。多以掌背动脉供血。用于修复手指掌侧创面。

03.227　指掌侧皮瓣　digital palmar flap

取自手指掌侧面的皮瓣。以指掌侧固有动脉为蒂，向远侧推进，修复手指末端缺损。

03.228　拇指尺背侧皮瓣　dorsoulnar thumb flap

取自拇指尺背侧的远端蒂皮神经营养血管的皮瓣。旋转点在拇指的掌指关节背侧，用于修复拇指指腹缺损。意大利医师 Brunelli 于1991年首先报道。

03.229　拇指桡背侧皮瓣　dorsoradial thumb flap

取自拇指桡背侧的远端蒂皮神经营养血管的皮瓣，用于修复拇指指腹缺损。

03.230　示指背皮瓣　dorsal index flap

又称"风筝皮瓣(kite flap)"。以第一掌背动脉、腕背动脉和桡神经浅支为血管神经蒂，位于示指背侧近节的皮瓣。因其形状类似风筝而得名。法国医师富歇(Foucher)于1979年首先应用。用于修复拇指指腹缺损或开大虎口。

03.231　指背侧旗帜皮瓣　dorsal digital flag flap

取自近节指背、形状类似旗帜的皮瓣。其血管蒂为手指一侧的指固有血管，皮瓣内还包含一条较粗的指背静脉；皮瓣可带指背神经，多用来修复掌面的缺损，与受区神经吻合利于恢复正常感觉。用于修复手指掌侧创面。

03.232　指背双蒂皮瓣　dorsal bi-pedicled flap

在指背切取的包含远、近双蒂的皮瓣。用于修复手指侧方创面。

03.233　指侧方皮瓣　lateral digital flap, Littler neurovascular island flap

取自手指侧方，以指固有动脉血管束为蒂的皮瓣。其中最常用的是美国医师利特勒(Littler)于1956年介绍的取自环指尺侧的指血管神经束岛状皮瓣，用于重建拇指或示指指腹的感觉功能。

03.234　指动脉逆行岛状皮瓣　digital reverse-flow island flap

以远侧指动脉为蒂在近侧供区切取皮肤所形成的岛状皮瓣。用于修复手指末节缺损。手指的桡侧和尺侧各有一条恒定的指掌侧固有动脉，并且在手指内发出分支相互吻合沟通，是切取指动脉逆行岛状皮瓣的血管基础。

03.235　示指桡背侧皮神经营养血管皮瓣　neurocutaneous flap of the dorsoradial index finger

以近节指间关节处的指固有动脉的背侧分支营养，包含指背皮神经血管丛的远端蒂皮瓣。用于修复指腹缺损。

03.236　交指皮瓣　digital cross flap

取自一个手指，用于修复其他手指皮肤缺损(主要为指腹)的交叉皮瓣。需两个手指交叉固定，二期断蒂。

03.237　邻指皮瓣　adjacent digital flap

取自一个手指，用于修复相邻手指皮肤缺损（指腹或掌侧创面）的皮瓣。是交指皮瓣的一种。

03.238　手指掌侧推进皮瓣　volar advancement flap

包含手指两侧指掌侧固有血管神经束的推进皮瓣。用于修复指端缺损。

03.239　掌侧 V-Y 推进皮瓣　volar V-Y advancement flap

手指掌侧的倒三角形皮瓣（成 V 形）。血供来自侧方的纤维组织蒂，向远端推进修复末端缺损（缝合后成 Y 形）。

03.240　双侧 V-Y 推进皮瓣　lateral V-Y advancement flap

在手指末端缺损的两侧各设计一个三角形皮瓣，尖端面向近侧，三角形底边宽度约为指腹皮肤缺损的 1/3 而形成的皮瓣。皮瓣不能太大，两边长各约 6mm，底边长 6 mm 或略小。由美国医师库特勒（Kutler）于 1947 年提出。

03.241　拇指掌侧推进皮瓣　thumb volar advancement flap

包含拇指两侧血管神经束的皮瓣。屈曲拇指掌指关节和指间关节，可获得 1cm 以上的推进距离而闭合拇指末端创面。由瑞典医师莫贝里（Moberg）于 1964 年介绍。

03.242　拇指单蒂旋转推进皮瓣　thumb uni-pedicle rotation advancement flap

仅包含一侧拇指掌侧血管神经束的皮瓣。一般将皮瓣的基底设计在尺侧，因为能保留重建拇端最大的神经支配。仅做桡侧的侧中线切口，将掌侧皮肤予以旋转推进修复拇指末端。美国医师休斯顿（Hueston）于 1966 年介绍。

03.243　拇指双蒂岛状推进皮瓣　thumb bi-pedicle island advancement flap

与拇指掌侧推进皮瓣类似，但在近节指骨的近侧 1/3 处做一切开皮肤全层的横切口，将两侧的血管神经束从近侧的皮瓣中解剖游离出来，以扩大远侧皮岛的推进距离，修复拇指远端缺损的皮瓣。澳大利亚医师奥布赖恩（O'Brien）于 1968 年介绍。

03.244　拇指桡背侧神经血管蒂岛状皮瓣　dorsoradial neurovascular thumb island flap

由拇指桡侧指动脉在近节指骨颈处发出的背侧支供养的皮瓣，用于修复拇指残端缺损。新加坡医师罗伯特·波（Robert Pho）于 1979 年介绍。

03.245　手指单蒂岛状推进皮瓣　uni-pedicle digital island advancement flap

在指腹损伤较小的一侧设计的，由该侧的指固有动脉血管神经束供养的大的三角形岛状皮瓣。用于修复指端的斜形缺损。文卡塔斯瓦米（Venkataswamy）于 1980 年介绍。

03.246　手指背外侧岛状推进皮瓣　latero-dorsal digital island advancement flap

由一侧指固有动脉血管神经束供养的，扩大切取手指侧面和背面皮肤而形成的推进皮瓣。向远侧推进后用于修复较大的指端缺损。

03.247　手指锯齿状阶梯推进岛状皮瓣　digital stepladder advancement flap

将指固有动脉神经血管束岛状皮瓣设计成锯齿形，进行阶梯状推进的岛状皮瓣。用于修复指端较大的创面。其掌侧切口呈锯齿状，共形成 3 个由远及近逐渐缩窄的三角形皮瓣，侧方切口略呈弧形弯向指背，两者在指侧方中线相交。整个皮瓣的推进张力阶梯状分散在 3 个锯齿之中，供区直接缝合，不留植皮区。

03.248　单蒂指背皮瓣　uni-pedicle dorsal digital flap

以一侧指中线为蒂，在甲根近侧 2~4mm 的指背形成的宽 10~15mm、长 25~35mm 的侧方蒂椭圆形皮瓣。其方向亦可向近侧倾斜（远端蒂），其顶点不超过对侧指中线。用于修复手指末端缺损。

03.249　指背斜形皮瓣　dorsal oblique digital flap

以指固有神经背侧支及其血管为供血基础而设计的指背侧皮瓣。用于局部转位修复掌侧缺损。

03.250　指动脉终末背侧支岛状皮瓣　dorsal digital flap based on the terminal branch of digital artery

以指固有动脉终末段发出的背侧支为营养血管，在中节指背设计切取的指背皮瓣。旋转点为远侧指间关节侧方，蒂部由指动脉终末背侧支及其周围宽约 5mm 的筋膜构成，长度 1.0~1.2cm。用于修复指端缺损。

03.07　下 肢 皮 瓣

03.251　臀大肌肌皮瓣　gluteal myocutaneous flap

包含臀大肌及其表面皮肤所形成的肌皮瓣。主要营养血管为臀上动脉和臀下动脉，属双血管蒂型，临床上可根据实际需要切取多种形式的臀大肌肌皮瓣。该皮瓣邻近骶尾部、坐骨结节和股骨大转子部，带蒂转移主要用于治疗这些部位压疮，游离移植用于乳房再造。

03.252　臀部筋膜皮瓣　gluteal fasciocutaneous flap

取自臀部的不带臀大肌的筋膜皮瓣。在整个臀区，共有 20~25 个肌肉筋膜皮肤穿支和肌间隙筋膜皮肤穿支血管，这些血管的口径在 1~1.5mm 之间，行程 3~8cm。以任何一个穿支血管为蒂，均可切取臀部筋膜皮瓣，局部主要用于修复邻近部位的压疮，游离移植用于乳房再造。

03.253　阔筋膜张肌肌皮瓣　tensor fascia lata myocutaneous flap

位于大腿外侧，包含阔筋膜张肌的肌皮瓣。其主要营养血管为旋股外侧动脉横支。阔筋膜张肌的肌腹短，腱性部分长，皮瓣切取的面积大，临床可根据需要切取不同类型的肌皮瓣。主要用于局部转移修复大转子压疮。

03.254　阔筋膜张肌皮瓣　tensor fascia lata flap

由旋股外侧动脉横支供养，不带表面皮肤，仅由阔筋膜张肌及其筋膜构成的组织瓣。主要用于局部转移修复大转子压疮。

03.255　股薄肌肌皮瓣　gracilis myocutaneous flap

位于大腿内侧包含股薄肌的肌皮瓣。主要营养血管为股深动脉的股薄肌支，神经支配为闭孔神经前支。位置隐蔽，局部转移可修复会阴及坐骨结节压疮，或进行功能性肌肉移植动力重建。

03.256　股后肌肌皮瓣　posterior thigh myocutaneous flap

位于大腿后侧，包含股二头肌、半腱肌和半膜肌的皮瓣，由股深动脉的肌支血管供养。主要用于局部转位，修复坐骨结节或大转子压疮。

03.257 股二头肌长头肌肌皮瓣 biceps femoris [long head] myocutaneous flap

位于股后外侧，连带股二头肌长头及其表面皮肤一起切取的肌皮瓣，由股深动脉的股二头肌支供养。主要用于局部转位，修复坐骨结节或大转子压疮。

03.258 半膜肌肌皮瓣 semimembranosus myocutaneous flap

位于股后内侧，连带半膜肌及其表面的皮肤一起切取的肌皮瓣，由股深动脉的分支供养。主要用于局部转位，修复坐骨结节压疮。

03.259 股后筋膜皮瓣 posterior thigh fasciocutaneous flap

取自股后区的筋膜皮瓣。近端蒂的股后筋膜皮瓣由臀下动脉的终末支(股后皮神经营养血管)营养，主要用于局部转位修复骶尾部、坐骨结节或大转子压疮。远端蒂的股后筋膜皮瓣由股深动脉的第三穿支动脉营养，主要用于修复膝部创面或腘窝瘢痕挛缩。

03.260 股后外侧筋膜皮瓣 posterolateral thigh fasiocutaneous flap

以股深动脉发出的第一穿支动脉供养的近端蒂筋膜皮瓣。位于大腿近段的后外侧。主要用于修复大转子压疮。

03.261 股内侧肌肌皮瓣 medial vastus myocutaneous flap

位于大腿前内侧，包含股内侧肌(股四头肌的内侧部分)的肌皮瓣。其血管呈节段性分布，主要来自股动脉和旋股内侧动脉的肌支。主要用于局部转位修复邻近创面。

03.262 股前内侧皮瓣 anteromedial thigh flap

取自大腿前内侧，以旋股内侧动脉在股内侧肌三角穿出的皮动脉供养的皮瓣。主要用于局部转位修复邻近创面。

03.263 股前外侧皮瓣 anterolateral thigh flap

位于大腿前外侧，以旋股外侧动脉降支为血管蒂的皮瓣。可局部带蒂转位或吻合血管游离移植。1984年，中国解剖学家徐达传首先报道皮瓣的血管解剖学研究，罗力生和宋业光医师分别介绍了其临床应用。该皮瓣有许多改进类型，在国内外广泛应用于四肢、头面颈部、躯干、会阴部等全身各部位畸形缺损的修复，是临床使用最广泛的游离皮瓣供区。

03.264 逆行股前外侧皮瓣 reversed anterolateral thigh flap

以旋股外侧动脉降支与膝关节周围动脉网的吻合为逆向血供，而在大腿外侧近段切取的皮瓣。用于修复膝部创面。该皮瓣的静脉回流较好，供血动脉为膝上外侧动脉，旋转点位于髌骨外上缘上5~6cm。中国医师张功林于1988年首先提出。

03.265 股外侧肌肌皮瓣 lateral vastus myocutaneous flap

以旋股外侧动脉降支为血管蒂的包含股外侧肌的肌皮瓣。是股前外侧皮瓣的一种衍变类型。主要用于复杂创面的填充和修复。

03.266 股直肌肌皮瓣 rectus femoris myocutaneous flap

位于大腿前侧，以旋股外侧动脉分支营养，股神经肌支支配，包含股直肌及其表面皮肤的皮瓣。用于创面修复和功能性肌肉移植。

03.267 缝匠肌肌皮瓣 sartorius myocutaneous flap

位于大腿内侧，包含缝匠肌及其表面皮肤的肌皮瓣。血供呈节段性分布。以近端优势血管为蒂的上半部缝匠肌肌皮瓣，向近侧转移可修复股骨大粗隆创面；以隐动脉为血管蒂的远侧缝匠肌肌皮瓣，局部转移可以修复膝部创面。

03.268　膝内侧皮瓣 medial genicular flap

又称"隐动脉皮瓣(sapheneous artery flap)""小腿内侧上部皮瓣(superomedial leg skin flap)"。位于膝内侧-小腿上部,以膝降动脉-隐动脉为蒂的皮瓣。可携带隐神经,制成感觉皮瓣。多用于局部转位修复邻近创面,亦可游离移植。

03.269　膝上内侧皮瓣 medial supragenicular flap

在股内侧部切取,以膝上内侧动脉的筋膜穿支供血的远端蒂筋膜皮瓣。旋转轴点位于股内侧肌(前边)、大收肌腱(后边)与股骨内侧髁(底边)所围成的膝内侧三角形凹陷内。多用于局部转位修复邻近膝关节创面。

03.270　膝上外侧皮瓣 lateral supragenicular flap

在股前外侧部切取的,以膝上外侧动脉筋膜穿支供血的远端蒂筋膜皮瓣。皮瓣近端可达股骨外侧髁与大转子连线的中点,远端位于在股骨外侧髁(底边)、股外侧肌(前边)和股二头肌(后边)所构成的膝外侧三角形内。多用于局部转位修复邻近膝关节创面。

03.271　腓肠肌肌皮瓣 gastrocnemius myocutaneous flap

位于小腿后方,以腓肠血管为蒂,胫神经腓肠肌支支配的肌皮瓣。包括内侧腓肠肌肌皮瓣和外侧腓肠肌肌皮瓣。内侧肌皮瓣较长,是修复小腿软组织缺损(如胫前骨外露创面)最常用的肌皮瓣。若将近侧的筋膜皮肤和腓肠肌起点切断,则形成血管神经蒂的岛状肌皮瓣,转移方便,增加旋转弧和推进距离。

03.272　比目鱼肌肌瓣 soleus muscle flap

位于小腿后侧腓肠肌深层,由胫后动脉节段性分支供养的包含部分比目鱼肌的组织瓣。多用于带蒂局部转位,修复小腿下 1/3 段的胫骨外露创面。

03.273　腓肠神经营养血管筋膜皮瓣 sural neuro-fasciocutaneous flap

以腓肠神经营养血管链及其与腓动脉穿支血管的吻合为供血基础的小腿后侧筋膜皮瓣。旋转轴点一般选择为外踝上 5cm 的腓动脉后外侧肌间隔穿支。是皮神经营养血管皮瓣的典型代表。多以远端蒂的方式,局部转位修复足踝创面。法国医师马斯凯莱特(Masquelet)于 1992 年首先报道,近来在其应用方式上有许多衍变。

03.274　腓肠神经-小隐静脉营养血管筋膜皮瓣 sural lesser saphenous neurovenofasciocutaneous flap

腓肠神经营养血管筋膜皮瓣的衍变类型之一。同时包含腓肠神经和小隐静脉,因为小隐静脉周围的营养血管丛对皮瓣亦有供血作用。多以远端蒂的方式,局部转位修复足踝创面。日本医师中岛(Nakajima)于 1999 年提出。

03.275　腓浅神经营养血管筋膜皮瓣 superficial peroneal neuro-veno-fasciocutaneous flap

以腓浅神经营养血管链为基础而设计切取的远端蒂小腿前侧筋膜皮瓣,由胫前动脉发出的皮肤分支供养。不带皮肤的筋膜瓣翻转修复足背创面,有较薄和不影响肌腱滑动的优点。多以远端蒂的方式,局部转位修复足踝创面。

03.276　隐神经营养血管皮瓣 saphenous neuro-fasciocutaneous flap

以隐神经营养血管链为基础而设计切取的远端蒂小腿内侧筋膜皮瓣。多以远端蒂的方式,局部转位修复足踝创面。西班牙医师卡瓦达斯(Cavadas)于 1998 年报道。

03.277　隐神经-大隐静脉营养血管筋膜皮瓣
saphenous neuro-veno-fasciocutaneous flap

同时包含隐神经和大隐静脉营养血管链的小腿内侧筋膜皮瓣。多以远端蒂的方式，局部转位修复足踝创面。

03.278　胫后动脉皮瓣　posterior tibial artery flap

又称"小腿内侧皮瓣（medial leg flap）"。以胫后动、静脉为血管蒂的小腿内侧皮瓣。该皮瓣的血供来自胫后动脉发出的肌间隙皮动脉，属于主干动脉带小分支的类型。可用做顺行或逆行岛状移位，或吻合血管的游离移植，或与对侧小腿的交叉转移。中国医师张善才于1983年首先报道。

03.279　胫后动脉逆行岛状皮瓣　posterior tibial artery reverse-flow island flap

顺行胫后动脉皮瓣的逆向应用，血管蒂在下方，皮瓣取自小腿中上段，是逆行岛状皮瓣的一种。用于修复足踝部的创伤缺损。中国医师张善才于1984年首先报道。

03.280　胫后动脉皮瓣桥式交叉转移　cross-leg flap carried by posterior tibial artery as bridge

胫后动脉供血形成的皮瓣，通过交叉转移修复对侧小腿创面的手术方法。需交叉固定肢体，3~6周后断蒂。

03.281　胫后动脉穿支皮瓣　posterior tibial artery perforator flap

以胫后动脉发出的肌间隔或肌间隙穿支血管为蒂的筋膜皮瓣。一般内踝上10cm处的穿支血管较粗大和恒定，临床使用较多，局部转位修复小腿创面。

03.282　内踝上皮瓣　medial supramalleolar flap

由胫后动脉在内踝上方4cm左右发出的肌间隙穿支血管供养的筋膜皮瓣。穿支口径0.5mm左右。多以远端蒂的方式修复小腿下1/3和踝部创面。葡萄牙阿马兰特（Amarante）于1986年首先报道。

03.283　胫前动脉皮瓣　anterior tibial artery flap

又称"小腿前侧皮瓣（anterior leg flap）"。位于小腿的前方，以胫前动静脉血管束为供血基础的皮瓣。属主干带小分支的血供类型。可游离移植或局部转位。香港医师魏（Wee）等于1986年首先介绍。

03.284　胫前动脉逆行岛状皮瓣　anterior tibial artery reverse-flow island flap

顺行胫前动脉皮瓣的反向应用，血管蒂在下方，皮瓣取自小腿中上段，属于逆行岛状皮瓣的一种，主要用于足踝创面的修复。

03.285　前踝上皮瓣　anterior supramalleolar flap

由胫前动脉在踝上发出的筋膜皮肤穿支为供血，在小腿前方切取的远端蒂筋膜皮瓣。多以远端蒂的方式修复足踝部创面。

03.286　腓动脉皮瓣　peroneal artery flap

又称"小腿外侧皮瓣（lateral leg flap）"。位于小腿的后外侧，以腓动静脉血管为蒂的皮瓣。该皮瓣有深浅两套静脉，即腓静脉和小隐静脉，既可做游离移植，也能做带蒂转移。中国医师顾玉东于1983年首先报道。

03.287　腓动脉逆行岛状皮瓣　peroneal artery reverse-flow island flap

腓动脉皮瓣的反向应用，由靠远端足踝部的血管吻合弓逆向提供血液循环而形成的皮瓣。主要用于足踝创面的修复。中国医师顾玉东于1983年首先报道。

03.288　外踝上皮瓣　lateral supramalleolar flap

以腓动脉的终末前穿支为供血的筋膜皮瓣。位于小腿下段的前外侧面。腓动脉前穿支约在外踝上方 4~5cm 处，穿过骨间膜进入小腿前间隔，随即分成升、降两支，旋转轴点可设计在外踝上 5cm 或下移至踝部。主要用于足踝创面的修复。法国医师马斯克莱特（Masquelet）于 1988 年首先描述。

03.289　外踝后皮瓣　lateral retromalleolar flap

以腓动脉的终末支在外踝后间隙内发出的穿支血供为蒂的筋膜皮瓣。多以远端蒂的方式用于修复足踝部缺损。旋转轴点较传统的腓肠神经营养血管皮瓣下移，该皮瓣中携带有腓肠神经和小隐静脉。

03.290　踝前皮瓣　antemalleolar flap

以足背动脉踝前皮支为蒂，在踝关节前方区域切取的皮瓣。感觉神经为腓浅神经。该皮瓣较薄，皮下组织疏松。多用于局部转移修复足部及小腿下段创面。

03.291　足背动脉皮瓣　dorsal pedis flap

由足背动脉供血和大隐静脉引流，在足背切取的皮瓣。属于主干带小分支血管皮瓣类型。该供区皮肤质量高，有感觉功能，血管口径粗，蒂长，皮瓣血供丰富，成活质量高。澳大利亚医师奥布赖恩（O'Brien）于 1973 年首先描述。

03.292　跖背动脉皮瓣　dorsal metatarsal flap

与手部的掌背动脉皮瓣相对应的，以足背 1~4 跖背动脉为供血的皮瓣。主要以远端蒂的逆行岛状形式修复前足缺损。

03.293　跗内侧动脉皮瓣　medial tarsal artery flap

以足背动脉的分支跗内侧动脉为供血来源，

取自足背内侧的皮瓣。多用于局部转位，或游离移植修复手部创面。

03.294　跗外侧动脉皮瓣　lateral tarsal artery flap

以足背动脉的分支跗外侧动脉为供血来源，取自足背外侧的皮瓣。多用于局部转位，或游离移植修复手部创面。

03.295　趾短伸肌皮瓣　extensor digiti minimi myocutaneous flap

包含足背趾短伸肌的皮瓣。足背动脉及其分支跗外侧动脉是其主要血管蒂。可局部转位修复创面，或游离移植同时重建手部肌肉动力功能并覆盖创面。

03.296　足底内侧皮瓣　medial planter flap

以足底内侧动脉为蒂，在不负重的足弓部切取的皮瓣。该部位皮肤质地较致密，皮下脂肪少，皮神经丰富，皮瓣移植后感觉恢复较好，是修复足跟等负重、摩擦、受压部位等创面较理想的供区。亦可连带深面的趾短屈肌一起切取，形成"趾短屈肌肌皮瓣（flexor digiti brevis myocutaneous flap）"。

03.297　踇展肌肌瓣　abductor hallucis flap

单独切取踇展肌肌瓣或连带其表面皮肤而形成的肌皮瓣。血供主要来自足底内侧动脉的分支。可作为带血管神经的功能性小肌肉移植，重建面部运动功能或拇指对掌功能。

03.298　足底外侧皮瓣　lateral planter flap

以足底外侧动脉为血管蒂，在足底外侧切取的皮瓣。因其位于足底负重区，使用需谨慎。可用于修复足跟负重区的创面。

03.299　足内侧皮瓣　medial pedis flap

以足底内侧动脉浅支为蒂，在足内侧面切取的皮瓣；亦可切取足内侧、足底内侧联合皮瓣。该皮瓣可选用的血管蒂较多，如足底内侧动脉、跗内侧动脉、足底内侧动脉浅支等。可局部转位修复邻近创面，或游离移植修复手部创面。法国医师马斯克莱特（Masquelet）于1990年首先报道。

03.300　足外侧皮瓣　lateral pedis flap

以足的跟外侧动脉为血管蒂，位于足跟外侧面的皮瓣。该皮瓣的切取范围近侧到外踝上方3~4cm，远侧达第五跖骨基底部，背部在外踝及足背外侧1/3部，下方到足底外侧缘。主要用于局部转位，修复足跟或跖底负重创面。美国医师格拉布（Grabb）于1981年报道。

04. 骨　　瓣

04.01　骨解剖组织结构

04.001　骨　bone
坚硬而有弹性，包含骨组织、血管、神经及淋巴管，且具有一定形态和构造的器官。能不断地进行新陈代谢和生长发育，并具有修复、再生和改建能力。

04.002　长骨　long bone
分布于四肢，呈长管状包含一体两端的骨。体又称骨干，两端膨大称为骺。

04.003　短骨　short bone
表层为骨密质，内为骨松质，多呈立方形的骨。常成群分布于承受重量且运动灵活的部位。如腕部和足后部。短骨能承受压力，连结牢固，起支持作用。

04.004　扁骨　flat bone
分布于头胸部，呈板状或弧形弯曲，常围成腔的骨。对腔内的器官有保护作用，如颅骨和肋骨。

04.005　不规则骨　irregular bone
形状不规则，功能多样的骨，如椎骨。

04.006　编织骨　woven bone
由不规则的、未机化的、纵横交错的胶原纤维和具有陷窝结构的骨组织所构成的骨。

04.007　骨密质　compact bone
位于骨的表面，排列规则且致密坚硬，能耐受较大压力和张力的骨组织。

04.008　骨松质　spongy bone, cancellous bone
分布于骺端及其他骨内部，位于骨密质的深面，内含红骨髓，由骨小梁交织形成的骨组织。

04.009　骨小梁　bone trabecula
皮质骨的内层和两端普遍顺应最大应力线和张力线排列的片状或线状骨质结构。

04.010　板层骨　lamellar bone
成年人骨密质和骨松质中具有的板层样骨质结构。

04.011　骨髓腔　bone medullary cavity
骨干内的空腔。

04.012　骨骺　osteoepiphysis
由骨松质构成，表面有薄层骨密质的长骨两端膨大的部分。

04.013　骨髓　bone marrow
充填于骨髓腔和骨松质间隙内的物质。

04.014　红骨髓　red bone marrow
胎儿和幼儿骨髓腔内呈红色且具有造血功能的骨髓。

04.015　黄骨髓　yellow bone marrow
呈黄色，失去造血功能的骨髓。

04.016　骨膜　periosteum
包被于除关节面以外骨的表面，由致密结缔组织组成的，含有丰富血管和神经的膜。由内外两层组成，外层致密，有许多胶原纤维束穿入骨质，使之固着于骨面；内层疏松，含有成骨细胞和破骨细胞，具有成骨和破骨能力。

04.017　骨内膜　endosteum
衬在髓腔内面和骨松质的骨小梁表面的薄层结缔组织膜。含有成骨细胞和破骨细胞，具有成骨和破骨能力。

04.018　软骨膜　perichondrium
覆盖于关节面的关节，软骨表面的致密结缔组织膜。

04.019　干骺端　metaphysis
骨干与骨骺的邻接部分。幼年时干骺端为一片骺软骨，成年后骨干和骺融为一体，干骺端留有薄层骺线。

04.020　透明软骨　hyaline cartilage
由软骨细胞、基质和胶原原纤维构成的新鲜时呈半透明状的软骨。包括肋软骨、关节软骨、鼻软骨、部分喉软骨，以及气管和支气管的软骨。

04.021　纤维软骨　fibrocartilage
内含大量平行或交错排列的胶原纤维束，软骨细胞小而少的软骨。呈乳白色，包括椎间盘的纤维环、关节唇、关节盘和耻骨间盘等。

04.022　弹性软骨　elastic cartilage
间质内含大量交织分布的弹性纤维，具有较大弹性的软骨。包括位于耳郭、外耳道、咽鼓管等处的软骨，如会厌软骨和杓状软骨等。

04.023　软骨储备区　zone of reserving cartilage
软骨中软骨细胞较小，散在分布，软骨基质呈弱嗜碱性的区域。

04.024　软骨增殖区　zone of proliferating cartilage
软骨中软骨细胞较大，分裂增殖的同源细胞群呈纵行排列的细胞柱的区域。

04.025　软骨钙化区　zone of calcifying cartilage
软骨中软骨细胞肥大，呈空泡状，软骨基质呈强嗜碱性的区域。

04.026　成骨区　zone of ossification
具有分化成骨能力的结构。

04.027　软骨囊　cartilage capsule
软骨陷窝周围，含硫酸软骨素较多的一层基质。

04.028　骺软骨　epiphyseal cartilage
在个体的成长发育时期，骨骺与骨干之间保留的一定厚度的软骨组织。

04.029　关节软骨　articular cartilage
被覆于关节面上，光滑，能减少相邻两骨的摩擦及缓冲运动时产生震动的软骨。多属于透明软骨。

04.030　骺板　epiphyseal plate
在骺与骨干之间形成的横行软骨层。

04.031　骨板　bone lamella
骨组织中有规律的分层排列的胶原纤维与基质共同构成的薄板状结构。

04.032　环骨板　circumferential lamella

呈环形排列的骨板。分外环骨板和内环骨板。

04.033　间骨板　interstitial lamella
填充在骨单位之间的一些半环形或不规则的平行骨板。为骨生长改建中原有骨单位或外环骨板的未吸收的残余部分。

04.034　骨基质　bone matrix
骨的细胞间质。由有机成分和无机成分构成，含水分很少。

04.035　外环骨板层　layer of outer circumferential lamella
环绕骨干排列的表面的数层骨板。

04.036　内环骨板层　layer of inner circumferential lamella
靠近骨髓腔内面环绕骨干排列的数层骨板。

04.037　骨单位　osteon
又称"哈弗斯系统(Haversian system)"。由骨干长轴呈平行排列的中央管与其周围呈同心圆排列的骨板层共同组成的圆筒状结构。

04.038　穿通管　perforating canal
又称"福尔克曼管(Volkmann's canal)"。在外环骨层板中可见与骨干相垂直并横向穿行于骨板层的孔道。

04.039　骨小管　bone canaliculus
骨细胞突起所在的腔隙。

04.040　骨陷窝　bone lacuna
骨细胞胞体所在骨基质内的腔隙。

04.041　初级骨化中心　primary ossification center
在骨干形成的同时，软骨雏形中段的软骨组织一时缺乏营养而发生退化，继而软骨细胞退化死亡，残留互相连通的软骨陷窝。是软骨内部最先成骨的部位。

04.042　次级骨化中心　secondary ossification center
在长骨的生长过程中，骨两端的软骨内又先后出现的新的骨化中心。

04.043　生长板　growth plate
骺与骨干交界部位。

04.044　基质小泡　matrix vesicle
成骨细胞胞质内含碱性磷酸酶、焦磷酸酶、ATP 酶、磷脂以及微小钙盐结晶的小泡。

04.045　骨细胞　osteocyte
存在于骨组织中，且被自身分泌的骨基质包围的细胞。

04.046　骨原细胞　osteoprogenitor cell
又称"前成骨细胞"。位于骨膜内和骨组织内的血管周围的细胞，是骨组织的干细胞。

04.047　成骨细胞　osteoblast
又称"骨母细胞"。位于骨小梁和骨陷窝内能生成骨质的细胞。

04.048　破骨细胞　osteoclast
散布于骨组织表面，具有溶骨作用的一种多核巨细胞。

04.02　骨　生　理

04.049　膜内成骨　intramembranous ossification

骨内外膜增生并新生血管长入，成骨细胞大量增生，合成并分泌骨基质，使骨折部位内外形成骨样组织，并逐渐骨化形成新骨的过程。

04.050　软骨内成骨　cartilaginous ossification
填充于骨折断端间和髓腔内的纤维组织逐渐转化为软骨组织，并随着成骨细胞侵入软骨基质，软骨细胞发生变性而凋亡，软骨基质经钙化而成骨的过程。

04.051　诱导成骨　induction bone formation
通过各种内外因子的作用，使通常无成骨性质的间充质细胞分化为骨形成细胞，进而成骨的过程。

04.052　爬行替代　creeping substitution
移植骨被它接触的宿主骨床逐渐吸收，并被宿主骨床的骨和骨膜的成骨细胞建造的新骨所替代的过程。

04.053　骨痂形成　porosis, bone callus formation
骨折时在组织损伤等多种因素刺激下发生多种细胞增殖而形成新生组织连接断端的过程。

04.054　骨重建　bone remodeling, bone reconstruction
破骨细胞将编织骨吸收，在吸收陷窝表面出现成骨细胞形成板层骨的过程。

04.055　骨塑形　bone moulding
对新生骨组织按力学原则重新塑造的过程。

04.056　骨痂　callus
骨折愈合过程中，断端周围形成的新生骨组织。

04.057　外骨痂　external callus
由骨外膜内层成骨形成的骨痂。

04.058　内骨痂　internal callus
由骨内膜成骨形成的骨痂。

04.059　桥梁骨痂　bridge callus
在血肿机化之前，来自外骨膜的成骨细胞绕过血肿，沿其外围与骨折线两端的外骨痂相连的骨痂。

04.060　连接骨痂　uniting callus
血肿机化，纤维组织经软骨骨化，使内、外骨痂相连的骨痂。

04.061　封闭骨痂　sealing callus
大约在骨折后两周内，髓腔损伤区大部分被成纤维细胞样的肉芽组织填充，逐渐转化为海绵质骨，由海绵质骨形成的新骨从骨折两端开始横过髓腔的骨痂。

04.062　一期骨愈合　primary healing of bone
骨折复位后，骨折断端可通过骨单位重建，并直接发生连接的过程。X线片上无明显外骨痂形成，骨折线也逐渐消失。

04.063　二期骨愈合　secondary healing of bone
骨折后通过骨折断端血肿机化，新生骨长入并达到骨折愈合的过程。

04.03　骨　病　理

04.064　骨不连　bone nonunion
骨折经治疗超过公认愈合时间（常为 6 个月），却达不到骨性愈合的现象。

04.065　骨缺损　bone defect
骨组织缺失的现象。

04.066　骨破坏　bone destruction, osteoclasia
局部骨质为病变组织所取代而造成的骨组织缺失的现象。

04.067　骨肿瘤　bone tumor
发生在骨内或起源于各种骨组织成分的肿瘤。

04.068　骨质疏松　osteoporosis
多种原因引起的以单位体积内骨组织量减少为特点的代谢性骨病变。表现为骨组织显微结构受损,骨矿成分和骨基质等比例不断减少,骨质变薄,骨小梁数量减少,骨脆性增加和骨折危险度升高等。

04.069　骨髓炎　osteomyelitis
由致病菌引起并累及骨各部分的炎症。

04.070　骨结核　bone tuberculosis
骨组织受到结核杆菌的感染而引起的病变。

04.071　骨坏死　osteonecrosis
人体骨骼中骨组织成分失去活性的现象。表现为骨结构破坏、骨组织营养中断、骨细胞死亡、骨小梁破坏等。

04.072　骨梗死　infarct of bone
又称"骨髓梗死""骨脂肪梗死"。由于骨的髓腔营养血管闭塞而发生的干骺端和骨干的坏死。多见于股骨下端、胫骨上端和肱骨上端,呈多发性和对称性改变。

04.073　骨关节炎　osteoarthritis
以软骨退化,轻度炎症或非炎症性关节积液,关节间隙狭窄,骨硬化以及血沉和类风湿因子试验正常为特征的一种慢性关节炎。

04.04　骨瓣基本概念

04.074　植骨　bone graft
对于骨质缺损部位给以自身或异体骨组织填补的过程。

04.075　骨移植[术]　bone transplantation
将骨组织转移到骨质缺损部位的手术方法。按移植物来源分为自体骨移植、同种异体骨移植、异种骨移植和人工骨材料移植等。

04.076　骨瓣　bone flap
有血液循环系统的骨组织块。包括肌蒂骨瓣、筋膜蒂骨瓣和带血管蒂骨瓣。主要应用于骨不连、骨缺损、骨坏死的修复。

04.077　带血管蒂骨瓣　vascularized bone flap
以骨的营养动静脉为蒂的骨组织块。可行局部转位修复邻近部位骨不连、骨缺损、骨坏死,也可切取游离血管蒂与受区血管吻合修复远处骨缺损、骨坏死。

04.078　筋膜蒂骨瓣　fascia pedicled bone flap
以附着于骨组织上的筋膜血供为血液循环系统的骨组织块。常用于局部转位修复邻近部位骨病变。

04.079　肌蒂骨瓣　muscle pedicled bone flap
以附着于骨组织上的肌肉血供为血液循环系统的骨组织块。如股方肌骨瓣,常用于局部转位修复邻近部位骨病变。

04.080　骨膜瓣　periosteal flap
有血液循环系统的骨膜组织块。包括肌蒂骨膜瓣、筋膜蒂骨膜瓣和带血管蒂骨膜瓣。主要用来修复陈旧性骨折、骨坏死、骨不连或小范围骨缺损。

04.081 筋膜蒂骨膜瓣 fascia pedicled periosteal flap

以附着于骨膜上的筋膜血供为血液循环系统的骨膜组织块。常用于局部转位修复邻近部位骨病变。

04.082 肌蒂骨膜瓣 muscle pedicled periosteal flap

以附着于骨膜组织上的肌肉血供为血液循环系统的骨膜组织块。常用于局部转位修复

邻近部位骨病变。

04.083 骨膜骨瓣 osteoperiosteal flap

有血液循环系统的骨膜及骨膜下骨组织块。可分为带蒂骨膜骨瓣和吻合血管骨膜骨瓣。

04.084 骨肌皮瓣 osteo-musculo-cutaneous flap

同一血液循环系统营养骨质、肌肉及附着的皮肤而构成的骨—肌—皮复合组织瓣。可同时修复骨质和软组织缺损。

04.05 头面部骨瓣、骨膜瓣

04.085 颅骨外板骨骨瓣 outer table calvarial bone flap

有血供，包含部分颅骨外板的骨组织块。以肌肉、筋膜、帽状腱膜或血管为其血液循环系统。颅骨外板有多条由颅周向颅顶成放射状分布并相互吻合成网状的血管供血，临床可以根据需要选择一组血管或以肌肉、筋膜为蒂，根据不同手术方式的需要进行转位。

04.086 颞肌蒂颅骨外板骨骨瓣 temporalis muscle pedicled outer table calvarial bone flap

以附着于颅骨外板的颞肌肌束获得血液供应的颅骨外板骨组织块。

04.087 颞筋膜蒂颅骨外板骨骨瓣 temporal fascia pedicled outer table calvarial bone flap

以附着于颅骨外板的颞筋膜获得血液供应的颅骨外板骨组织块。

04.088 额肌帽状腱膜蒂颅骨外板骨骨瓣 frontalis and galea aponeurotica pedicled compound outer table calvarial bone flap

以附着于颅骨外板的额肌帽状腱膜获得血

液供应的颅骨外板骨组织块。常用于修复颅前窝缺损。

04.089 颞浅血管蒂颅骨外板骨骨瓣 outer table calvarial bone flap based on the superficial temporal vessel

以颞浅动静脉为营养血管蒂的颅骨外板骨组织块。

04.090 颞深血管蒂颅骨外板骨骨瓣 outer table calvarial bone flap based on the deep temporal vessel

以颞深动静脉为营养血管蒂的颅骨外板骨组织块。

04.091 枕血管蒂颅骨外板骨骨瓣 outer table calvarial bone flap based on the occipital vessel

以枕动静脉为营养血管蒂的颅骨外板骨组织块。

04.092 滑车上血管蒂颅骨外板骨骨瓣 outer table calvarial bone flap based on the supratrochlear vessel

以滑车上动静脉为营养血管蒂的颅骨外板骨组织块。

04.093 颏下血管蒂下颌骨骨瓣 mandible bone flap based on the submental vessel
以颏下动静脉为营养血管蒂的下颌骨骨组织块。也可以面血管-颏下血管为蒂形成骨膜瓣或骨皮瓣，适用于需骨量不大的上颈椎植骨融合术及面部缺损的修复。

04.06 躯干部骨瓣、骨膜瓣

04.094 肋骨骨瓣 rib bone flap
有血液循环系统的肋骨骨组织块。以肌肉或血管为其血供。可用于局部移位或游离移植。

04.095 胸大肌蒂肋骨骨瓣 pectoralis major pedicled rib flap
以附着于肋骨的胸大肌肌束获得血液供应的肋骨骨组织块。可局部移位修复下颌骨骨缺损。

04.096 前锯肌蒂肋骨骨瓣 serratus anterior pedicled rib bone flap
以附着于肋骨的前锯肌肌束获得血液供应的肋骨骨组织块。可局部移位修复肱骨中上段骨缺损，也可切取前锯肌血管蒂的肋骨骨瓣游离移植修复下颌骨缺损。

04.097 肋间前血管蒂肋骨骨瓣 rib bone flap based on the anterior intercostal vessel
以肋间前动静脉为营养血管的肋骨骨组织块。可切取带血管蒂的游离肋骨骨瓣移植。

04.098 肋间后血管蒂肋骨骨瓣 rib bone flap based on the posterior intercostal vessel
以肋间后动静脉为营养血管蒂的肋骨骨组织块。可局部移位或切取带血管蒂的游离肋骨骨瓣移植。

04.099 胸廓内血管蒂肋软骨瓣 costal cartilage flap based on the internal thoracic vessel
以胸廓内动静脉肋间前支为营养血管蒂的肋软骨组织块。可切取带血管蒂的游离肋软骨瓣修复软骨缺损。

04.100 腹直肌蒂胸骨瓣 abdominal rectus pedicled sternum flap
以附着在胸骨上的腹直肌肌束为血供的胸骨骨组织块。可局部移位治疗漏斗胸。

04.101 腹直肌蒂胸骨-肋软骨瓣 abdominal rectus pedicled sternum-costicartilage flap
以附着于胸骨上的腹直肌肌束血供为血供的胸骨-肋软骨骨组织块。可局部转位治疗漏斗胸。

04.07 上肢骨瓣、骨膜瓣

04.102 锁骨骨瓣 clavicular bone flap
有血液循环系统的锁骨骨组织块。以肌肉或血管为其血液循环系统。可局部移位或游离移植。

04.103 筋膜蒂锁骨骨瓣 fascia pedicled clavicular flap
以附着于锁骨的筋膜获得血液供应的锁骨骨组织块。可局部移位修复肱骨上段或中段的骨缺损。

04.104 胸锁乳突肌蒂锁骨骨瓣 sternocleidomastoid pedicled clavicular flap

以附着于锁骨的胸锁乳突肌锁骨头肌束获
得血液供应的锁骨骨组织块。可局部移位修
复下颌骨缺损或用于枕颈融合。

04.105 胸大肌蒂锁骨骨瓣 pectoralis major
pedicled clavicular flap

以附着于锁骨的胸大肌肌束获得血液供应
的锁骨骨组织块。

04.106 三角肌蒂锁骨骨瓣 deltoid pedicled
clavicular flap

以附着于锁骨的三角肌肌束获得血液供应
的锁骨骨组织块。可局部移位修复肱骨上段
骨不连和骨缺损。

04.107 胸肩峰动脉肩峰支锁骨骨瓣 clavi-
cular bone flap based on the acromal
branch of thoracoacromal vessel

以胸肩峰动脉肩峰支或锁骨支为营养血管
蒂的锁骨骨组织块。可局部移位修复肱骨上
段骨不连和骨缺损。

04.108 肩胛骨骨瓣 scapula bone flap

有血液循环系统的肩胛骨骨组织块。以肌肉
或血管为其血液循环系统。可局部移位或游
离移植。

04.109 斜方肌蒂肩胛冈骨瓣 trapezius pe-
dicled scapula spine bone flap

从附着于肩胛冈骨的斜方肌肌束获得血液
供应的肩胛冈骨组织块。可切取带蒂骨瓣移
位，也可切取骨皮复合组织瓣移位修复颌面
部缺损。

04.110 三角肌蒂肩胛冈骨瓣 deltoid pe-
dicled scapula spine bone flap

以附着于肩胛冈骨的三角肌肌束获得血液
供应的肩胛冈骨组织块。可局部移位用于肩
关节融合或修复肱骨上段骨缺损。

04.111 颈横血管肩胛冈支蒂肩胛冈骨瓣
scapula spine bone flap based on the
scapular spine branch of transverse
cervical vessel

以颈横动静脉肩胛冈支血供为营养血管蒂
的肩胛冈骨组织块。可切取含骨、肌、皮的
复合组织瓣移位修复下颌骨并软组织缺损，
也可切取带血管蒂游离骨瓣修复骨缺损。

04.112 肩胛上血管冈下支蒂肩胛冈骨瓣
scapula spine bone flap based on the
inferior branch of suprascapular vessel

以肩胛上动静脉冈下支血供为营养血管蒂
的肩胛冈骨组织块。可局部移位行肩关节融
合或修复肱骨上段骨缺损，也可切取带血管
蒂的游离骨瓣移植。

04.113 颈横血管深支蒂肩胛骨骨瓣 scapu-
la bone flap based on the deep branch
of transverse cervical vessel

以颈横动静脉深支为营养血管蒂的肩胛骨内
侧缘骨组织块。可局部移位用于椎板成形。

04.114 旋肩胛血管深支蒂肩胛骨骨瓣
scapula bone flap based on the deep
branch of circumflex scapular vessel

以旋肩胛动静脉深支为营养血管蒂的肩胛
骨内侧缘骨组织块。可局部移位用于后路椎
管扩大成形术。

04.115 胸背血管肩胛骨支蒂肩胛骨骨瓣
scapula bone flap based on the scapula
branch of thoracodorsal vessel

以胸背动静脉肩胛骨支为营养血管蒂的肩
胛冈外侧缘骨组织块。由中国的徐达传、陈
振光于 1987 年分别报道了其解剖学研究及
临床应用。

04.116 肱骨骨膜瓣 humeral periosteal flap
取自肱骨带有血液循环的肱骨骨膜组织块。

血供可以来自筋膜或血管。可局部移位或游离移植。

04.117　肱骨骨膜骨瓣　humeral osteoperiosteal flap
有血液循环系统的肱骨骨膜及骨膜下骨组织块。以筋膜或血管为其血液循环系统。可局部移位或游离移植。

04.118　筋膜蒂肱骨骨膜瓣　fascia pedicled humeral periosteal flap
以附着于肱骨的筋膜为血液供应的肱骨骨膜组织块。可局部移位修复肱骨骨不连。

04.119　旋肱前血管蒂肱骨骨膜瓣　humeral periosteal flap based on the anterior humeral circumflex vessel
以旋肱前动静脉外侧降支为营养血管蒂的肱骨上段骨膜组织块。可局部移位修复肱骨头缺血坏死或肱骨近端骨不连及小范围骨缺损。

04.120　旋肱后血管蒂肱骨骨膜瓣　humeral periosteal flap based on the posterior humeral circumflex vessel
以旋肱后动静脉为营养血管蒂的肱骨上段骨膜组织块。可局部移位修复肱骨头缺血坏死。

04.121　肱深血管蒂肱骨骨膜瓣　humeral periosteal flap based on the deep brachial vessel
以肱深动静脉为营养血管蒂的肱骨骨膜组织块。常用于局部移位修复肱骨骨不连。

04.122　肱深血管蒂肱骨骨膜骨瓣　humeral osteoperiosteal flap based on the deep brachial vessel
以肱深动静脉为营养血管蒂的肱骨骨膜及骨膜下骨组织块。常用于局部移位修复肱骨骨不连。

04.123　桡侧副血管蒂肱骨骨膜瓣　humeral periosteal flap based on the radial collateral vessel
以桡侧副动静脉为营养血管蒂的肱骨下段骨膜组织块。适用于移位修复邻近肱骨骨不连或小范围骨缺损。

04.124　桡侧副血管蒂肱骨骨膜骨瓣　humeral osteoperiosteal flap based on the radial collateral vessel
以桡侧副动静脉为营养血管蒂的肱骨下段骨膜及骨膜下骨组织块。适用于移位修复邻近肱骨骨不连或小范围骨缺损。

04.125　桡侧返血管蒂肱骨骨膜瓣　humeral periosteal flap based on the radial recurrent vessel
以桡侧返动静脉为营养血管蒂的肱骨下段骨骨膜组织块。可局部移位修复肱骨中、下段骨不连或小范围骨缺损。

04.126　尺侧下副血管蒂肱骨骨膜瓣　humeral periosteal flap based on the inferior ulnar collateral vessel
以尺侧下副动静脉为营养血管蒂的肱骨下段内侧骨骨膜组织块。可局部移位修复肱骨骨不连或小范围骨缺损。

04.127　尺侧返血管蒂肱骨骨膜瓣　humeral periosteal flap based on the ulnar recurrent vessel
以尺侧返动静脉为营养血管蒂的肱骨下段内侧骨骨膜组织块。可局部移位修复肱骨骨不连或小范围骨缺损。

04.128　尺侧上副血管蒂肱骨骨膜瓣　humeral periosteal flap based on the superior collateral ulnar vessel

以尺侧上副动静脉为营养血管蒂的肱骨下段内侧骨骨膜组织块。可局部移位修复肱骨骨不连或小范围骨缺损。

04.129　桡骨骨膜瓣　radial periosteal flap
取自桡骨带有血液循环的桡骨骨膜组织块。血供可来自肌肉或血管。可局部移位或游离移植。

04.130　桡骨骨瓣　radial bone flap
取自桡骨带有血液循环的桡骨骨组织块。血供可来自肌肉或血管。可局部移位或游离移植。

04.131　旋前方肌蒂桡骨骨膜瓣　pronator quadratus pedicled radial periosteal flap
从附着于桡骨的旋前方肌肌束获得血液供应的桡骨骨膜组织块。可局部移位治疗手舟骨骨不连或月骨缺血坏死。

04.132　桡血管蒂桡骨骨膜瓣　radial periosteal flap based on the radial vessel
以桡动静脉为营养血管蒂的桡骨骨膜组织块。可局部移位修复邻近区域骨不连或骨缺损。

04.133　骨间前血管蒂桡骨骨膜瓣　radial periosteal flap based on the anterior interosseous vessel
以骨间前动静脉为营养血管蒂的桡骨骨膜组织块。可局部移位修复手舟骨或掌骨病损。

04.134　桡血管茎突返支蒂桡骨茎突骨瓣　styloid process of radial bone flap based on the recurrent branch of radial vessel
以桡动静脉茎突返支为营养血管蒂的桡骨茎突骨组织块。可局部移位修复手舟骨骨折、骨不连或掌骨病损。

04.135　尺骨骨膜瓣　ulnar periosteal flap
取自尺骨带有血液循环的尺骨骨膜组织块。血供来自尺动静脉。可局部移位或游离移植。

04.136　尺骨骨瓣　ulnar bone flap
取自尺骨带有血液循环的尺骨骨组织块。血供来自尺动静脉。可局部移位或游离移植。

04.137　骨间前血管蒂尺骨骨膜瓣　ulnar periosteal flap based on the anterior interosseous vessel
以骨间前动静脉为营养血管蒂的尺骨骨膜组织块。可局部移位修复邻近区域骨不连或骨缺损。

04.138　骨间后血管蒂尺骨骨膜瓣　ulnar periosteal flap based on the dorsal posterior interosseous vessel
以骨间后动静脉为营养血管蒂的尺骨骨膜组织块。可局部移位修复桡骨骨不连和骨缺损。

04.139　骨间后血管蒂尺骨骨瓣　ulnar bone flap based on the dorsal posterior interosseous vessel
以骨间后动静脉为营养血管蒂的尺骨骨组织块。可局部移位修复桡骨骨不连和骨缺损。

04.140　骨间返血管蒂尺骨骨膜瓣　ulnar periosteal flap based on the recurrent interosseous vessel
以骨间返动静脉为营养血管蒂的尺骨骨膜组织块。可局部移位修复尺、桡骨骨不连或小范围骨缺损。

04.141　掌背血管蒂尺骨骨瓣　ulnar bone flap based on the metacarpal vessel
以掌背动静脉为营养血管蒂的尺骨远端背侧骨组织块。常以第三、四掌背动静脉为蒂，局部移位修复第三、四、五掌骨头缺损。

04.142　骨间前血管腕背支蒂头状骨骨瓣
capitate bone flap based on the dorsal
branch of anterior interosseous vessel

以骨间前血管腕背支为营养血管蒂的头状
骨骨块。可局部移位替代月骨。

04.143　尺侧腕屈肌蒂豌豆骨骨瓣　flexor
carpi ulnaris pedicled pisiform bone
flap

从附着于豌豆骨的尺侧腕屈肌肌束获得血供
的豌豆骨骨组织块。可局部移位替代月骨。

04.144　尺血管腕背支血管蒂豌豆骨骨瓣
pisiform bone flap based on the dorsal

carpal branch of ulnar vessel

以尺动静脉腕背支为营养血管蒂的豌豆骨
骨组织块。可局部移位替代月骨。

04.145　掌骨骨瓣　metacarpal bone flap

取自掌骨的带有血液循环的骨组织块。血供
来自血管蒂。

04.146　掌背血管蒂掌骨骨瓣　metacarpal
bone flap based on the dorsal metacar-
pal vessel

以掌背动静脉为营养血管蒂的掌骨骨组织块。
以第一、二、三、四掌背动静脉为蒂局部移位
修复邻近掌骨缺损或手舟骨和月骨病变。

04.08　下肢骨瓣、骨膜瓣

04.147　髂骨骨瓣　iliac bone flap

取自髂骨带有血液循环的骨组织块。血供可
以来自血管蒂、肌蒂和筋膜蒂。

04.148　髂骨骨膜瓣　iliac periosteal flap

取自髂骨骨膜带有血液循环的骨膜组织块。
血供可来自血管蒂、肌蒂和筋膜蒂。

04.149　腰髂肋肌蒂髂骨骨瓣　iliocostalis
lumborum muscle pedicled iliac bone
flap

从附着于髂骨的腰髂肋肌肌束获得血液供
应的髂骨骨组织块。可局部移位用于下腰椎
后路植骨融合。

04.150　缝匠肌肌蒂髂骨骨瓣　sartorius pe-
dicled iliac flap

从附着于髂骨的缝匠肌肌束获得血液供应
的髂骨骨组织块。可局部移位用于股骨头颈
疾病的治疗。

04.151　阔筋膜张肌蒂髂骨骨瓣　tensor fas-

ciae latae pedicled iliac bone flap

从附着于髂骨的阔筋膜张肌肌束获得血液
供应的髂骨骨组织块。可局部移位用于股骨
头颈疾病的治疗。

04.152　旋髂深血管蒂髂骨骨瓣　iliac bone
flap based on the deep iliac circumflex
vessel

以旋髂深动静脉为营养血管蒂的髂骨骨组
织块。可局部移位用于股骨头颈疾病的治
疗，还可以切取带血管蒂游离髂骨移植瓣修
复其他部位骨缺损。1979年泰勒(Taylor)首
先报道了旋髂深血管蒂的髂骨皮瓣，1980年
由中国的黄恭康报道了旋髂深血管蒂髂骨
瓣的临床应用。

04.153　旋髂深血管蒂髂骨骨膜瓣　iliac pe-
riosteal flap based on the deep iliac
circumflex vessel

以旋髂深动静脉为营养血管蒂的髂骨骨膜
组织块。可局部移位用于股骨头颈疾病的治
疗，还可切取带血管蒂游离髂骨移植瓣修复
其他部位骨缺损。

04.154　旋髂浅血管蒂髂骨骨瓣　iliac bone flap based on the superficial iliac circumflex vessel

以旋髂浅动静脉为营养血管蒂的髂骨骨组织块。旋髂浅动脉主要是皮动脉，营养骨、骨膜的范围较小，一般设计为骨肌皮复合组织瓣，用于骨皮复合组织缺损的修复。

04.155　旋股外侧血管升支蒂髂骨骨瓣　iliac bone flap pedicled on the ascending branch of lateral circumflex femoral vessel

以旋股外侧动静脉升支为营养血管蒂的髂骨骨组织块。可局部移位修复股骨颈、股骨头病变或股骨中段骨不连和骨缺损，也可切取游离带蒂骨瓣移植修复其他部位骨缺损。1985年由中国的徐达传、陈振光分别报道了其应用解剖学及临床应用。

04.156　第三腰血管蒂髂骨骨瓣　iliac bone based on the third lumbar vessel

以第三腰动静脉为营养血管蒂的髂骨骨组织块。可局部移位用于下腰椎植骨融合。

04.157　第四腰血管蒂髂骨骨瓣　iliac bone flap based on the fourth lumbar vessel

以第四腰动静脉为营养血管蒂的髂骨骨组织块。可局部移位行腰椎缺损的修复，也可设计为带血管蒂髂骨皮瓣。

04.158　髂腰血管蒂髂骨骨瓣　iliac bone flap based on the iliac lumbar vessel

以髂腰动静脉为营养血管蒂的髂骨骨组织块。可局部移位行下腰椎植骨融合，也可设计游离带血管蒂髂骨瓣或骨膜瓣。

04.159　臀上血管深上支蒂髂骨骨瓣　iliac bone flap based on the deep superior branch of superior gluteal vessel

以臀上动静脉深上支为营养血管蒂的髂骨

骨组织块。可局部转位治疗股骨头或股骨颈病变。

04.160　臀上血管浅支蒂髂骨骨瓣　iliac bone flap based on the superficial branch of superior gluteal vessel

以臀上动静脉浅支为营养血管蒂的髂骨骨组织块。可局部移位治疗股骨头和股骨颈病变。

04.161　骶外侧血管蒂髂骨骨瓣　iliac bone flap pedicled on the lateral sacral vessel

以骶外侧动静脉上支营养血管蒂的髂骨骨组织块。可局部移位行下腰椎植骨融合。

04.162　股骨大转子骨瓣　greater trochanter bone flap

取自股骨大转子带有血液循环的骨组织块。血供可以来自血管蒂和肌蒂。

04.163　股骨大转子骨膜瓣　greater trochanter periosteal flap

取自股骨大转子骨膜带有血液循环的骨膜组织块。血供可以来自血管蒂和肌蒂。

04.164　股方肌蒂股骨大转子骨瓣　quadratus femoris pedicled greater trochanter bone flap

从附着于股骨大转子的股方肌肌束获得血液供应的股骨大转子骨组织块。可局部移位治疗股骨颈骨折骨不连和股骨头坏死。

04.165　旋股内侧血管深支蒂股骨大转子骨瓣　greater trochanter bone flap based on the deep branch of medial circumflex femoral vessel

以旋股内侧动静脉深支为营养血管蒂的股骨大转子骨组织块。可局部移位治疗股骨颈骨折骨不连或股骨头坏死。

04.166 旋股内侧血管深支蒂股骨大转子骨膜瓣 greater trochanter periosteal flap based on the deep branch of medial circumflex femoral vessel

以旋股内侧动静脉深支为营养血管蒂的股骨大转子骨膜组织块。可局部移位治疗股骨颈骨折骨不连或股骨头坏死。

04.167 旋股外侧血管横支蒂股骨大转子骨瓣 greater trochanter bone flap based on the transverse branch of lateral femoral circumflex vessel

以旋股外侧动静脉横支为营养血管的股骨大转子骨组织块。可移位治疗股骨颈骨折骨不连及股骨中上段骨不连。赵德伟于1994年、郑和平于1995年先后报道了其应用解剖。

04.168 臀下血管吻合支蒂股骨大转子骨瓣 greater trochanter bone flap based on the anastomosis branch of inferior gluteal vessel

以臀下动静脉吻合支为营养血管蒂的股骨大转子骨组织块。可移位治疗股骨颈骨折骨不连或股骨头坏死。

04.169 第一穿血管升支蒂股骨大转子骨瓣 greater trochanter bone flap based on the ascending branch of the first perforating vessel

以第一穿动静脉升支为营养血管蒂的股骨大转子骨组织块。可移位治疗股骨中上段骨不连。

04.170 膝降血管蒂股骨内侧髁骨瓣 medial femoral bone flap based on the descending genicular vessel

以膝降动静脉骨膜支或关节支为营养血管蒂的股骨下段内侧髁骨组织块。可移位修复股骨中下段骨不连。

04.171 膝降血管蒂股骨内侧髁骨膜瓣 medial femoral periosteal flap based on the descending genicular vessel

以膝降动静脉骨膜支或关节支为营养血管蒂的股骨下段内侧髁骨膜组织块。可移位修复股骨中下段骨不连。

04.172 膝降血管蒂大收肌肌腱骨皮复合瓣 great adductor muscle tendon bone and/or skin composite flap based on the descending genicular vessel

以膝降动静脉为营养血管蒂的大收肌肌腱骨皮复合组织块。可局部移位修复股骨中下段骨不连，也可切取大收肌肌腱骨皮复合组织瓣做游离移植修复其他部位骨肌腱皮复合缺损。1985年马斯克莱特（Masquelet）首先报道了其临床应用。

04.173 股骨骨膜瓣 femoral periosteal flap

取自股骨骨膜带有血液循环的骨膜组织块。血供可以来自血管蒂和肌蒂。

04.174 股深血管蒂股骨骨膜瓣 femoral periosteal flap based on the deep femoral vessel

以股深动静脉发出直接骨膜支为营养血管蒂的股骨骨膜组织块。可局部移位修复股骨骨不连。

04.175 股深血管穿血管蒂股骨骨膜瓣 femoral periosteal flap based on the perforating vessel of deep femoral vessel

以股深动静脉发出的穿血管为营养血管蒂的股骨骨膜组织块。可局部移位修复股骨骨不连。

04.176 股血管直接骨膜支蒂股骨骨膜瓣 femoral periosteal flap based on the direct periosteal branches of femoral artery

以股血管直接骨膜支为蒂的股骨前、内侧面骨膜瓣。移位用于修复股骨中段骨不连和骨缺损，还可局部移位修复股骨骨不连。

04.177　腓骨骨瓣 fibular bone flap
取自腓骨带有血液循环的骨组织块。血供主要来自血管蒂。

04.178　腓骨骨膜瓣 fibular periosteal flap
取自腓骨骨膜带有血液循环的骨膜组织块。血供主要来自血管蒂。

04.179　腓血管蒂腓骨骨瓣 fibular bone flap based on the fibular vessel
以腓动静脉为营养血管蒂的腓骨骨组织块。常切取带血管蒂游离腓骨瓣修复四肢长段骨缺损或股骨头坏死的治疗，也可切取带腓骨头的游离骨瓣移植，重建桡腕关节、肩关节，还可切取骨、肌、皮复合组织瓣修复复合组织缺损。1975年泰勒(Taylor)首先报道应用其修复胫骨大段骨缺损。

04.180　膝下外血管蒂腓骨骨瓣 fibular bone flap based on the lateral inferior genicular vessel
以膝下外侧动静脉为营养血管蒂的腓骨骨组织块。可切取带血管蒂腓骨头移植重建桡腕关节或肩关节。1992年陈振光等通过解剖学研究设计。

04.181　腓浅血管蒂腓骨骨瓣 fibular bone flap based on the superficial fibular vessel
以腓浅动静脉为营养血管的腓骨骨组织块。可行移位或移植。

04.182　胫前血管蒂腓骨骨瓣 fibular bone flap based on the anterior tibial vessel
以胫前动静脉为营养血管蒂的腓骨骨组织块。

04.183　胫前返血管蒂腓骨骨瓣 fibular bone flap based on the anterior tibial recurrent vessel
以胫前返动静脉为营养血管蒂的腓骨骨组织块。

04.184　胫骨骨瓣 tibial bone flap
取自胫骨带有血液循环的骨组织块。血供可以来自血管蒂和肌蒂。

04.185　胫骨骨膜骨瓣 tibial osteoperiosteal flap
取自胫骨带有血液循环的骨膜及骨膜下骨组织块。血供可以来自血管蒂和肌蒂。

04.186　胫骨骨膜瓣 tibial periosteal flap
取自胫骨骨膜带有血液循环的骨膜组织块。血供可以来自血管蒂和肌蒂。

04.187　胫腓骨骨膜瓣 tibiofibular periosteal flap
取自胫腓骨骨膜带有血液循环的骨膜组织块。血供可以来自血管蒂和肌蒂。

04.188　腓血管穿支降支蒂胫腓骨骨膜瓣 tibiofibular periosteal flap based on the descending perforating branch of fibular vessel
以腓动静脉的穿支降支为营养血管蒂的胫、腓骨下段骨膜组织块。可局部移位修复胫骨中下段骨缺损及骨不连。

04.189　腓血管蒂胫腓骨骨膜瓣 tibiofibular periosteal flap based on the fibular vessel
以腓动静脉为营养血管蒂的胫腓骨远端骨膜组织块。可局部移位修复胫骨中上段骨缺损、骨不连或用于踝关节融合。

04.190　腓浅血管蒂胫腓骨下段骨膜瓣 distal tibiofibular periosteal flap based on the superficial fibular vessel

以腓浅动静脉为营养血管蒂的胫、腓骨远端骨膜组织块。可局部移位修复胫骨骨不连。

04.191　比目鱼肌蒂胫骨骨膜瓣 tibial periosteal flap based on soleus

以比目鱼肌附着于胫骨肌束血供为血液循环系统的胫骨骨膜组织块。可局部移位修复胫骨中下段骨折、骨不连或骨缺损。

04.192　隐血管蒂胫骨骨膜瓣 tibial periosteal flap based on the saphenous vessel

以隐动静脉为营养血管蒂的胫骨内侧骨膜组织块。可移位修复胫骨骨不连。

04.193　膝下内侧血管蒂胫骨骨膜瓣 tibial periosteal flap based on the medial inferior genicular vessel

以膝下内侧动静脉为营养血管蒂的胫骨内侧骨膜组织块。可移位修复胫骨骨不连。

04.194　胫后血管肌间隙支胫骨骨膜瓣 tibial periosteal flap based on the intermuscular septum branch of posterior tibial vessel

以胫后动静脉肌间隙支为营养血管蒂的胫骨内侧骨膜组织块。可移位修复胫骨骨不连。

04.195　胫前返血管骨膜支蒂胫骨骨膜瓣 tibial periosteal flap based on the periosteal branch of anterior tibial recurrent vessel

以胫前返动静脉骨膜支为营养血管蒂的胫骨外侧骨膜组织块。可移位修复胫骨骨不连。

04.196　胫前血管蒂胫骨骨膜瓣 tibial periosteal flap based on the anterior tibial vessel

以胫前动静脉肌骨膜支为营养血管蒂的胫骨外侧骨骨膜组织块。可移位修复胫骨骨不连。

04.197　腓浅血管蒂胫骨骨膜瓣 tibial periosteal flap based on the superficial fibular vessel

以腓浅动静脉为营养血管蒂的胫骨下段骨膜组织块。可移位修复胫骨骨不连。

04.198　跟骨骨瓣 calcaneus bone flap

取自跟骨带有血液循环的骨组织块。血供可来自血管蒂和肌蒂。

04.199　趾短伸肌蒂跟骨骨瓣 extensor digitorum brevis pedicled calcaneus bone flap

从附着于跟骨的趾短伸肌肌束获得血液供应的跟骨骨组织块。可移位治疗距骨缺血坏死。

04.200　外踝前血管蒂跟骨骨瓣 calcaneus bone flap based on the anterior lateral malleolus vessel

以外踝前动静脉为营养血管蒂的跟骨前外侧骨组织块。可移位修复距骨骨不连或距骨缺血坏死。

04.201　跟外侧血管蒂跟骨骨瓣 calcaneus bone flap based on the lateral calcaneal vessel

以跟外侧动静脉为营养血管蒂的跟骨后外侧骨组织块。可移位修复距骨骨不连或距骨缺血坏死。

04.202　跗外侧血管蒂跟骨前外侧骨瓣 anterolateral calcaneus bone flap based on the lateral tarsal vessel

以跗外侧动静脉为营养血管蒂的跟骨后外侧骨组织块。可移位修复距骨骨不连、距骨缺血坏死或距跟关节融合。

04.203　腓血管穿支降支蒂跟骨骨瓣 calcaneus bone flap based on the descending perforating branch of fibular vessel 以腓动静脉穿支的降支为营养血管蒂的跟骨后外侧骨组织块。可移位修复距骨骨折、距骨缺血坏死或距下关节植骨融合。

04.204　骰骨骨瓣　cuboid bone flap
取自骰骨带有血液循环的骨组织块。血供来自血管蒂。

04.205　跗外侧血管蒂骰骨骨瓣　cuboid bone flap based on the lateral tarsal vessel
以跗外侧动静脉为营养血管蒂的骰骨骨组织块。可移位修复距骨颈骨折或距骨缺血坏死。1991年张发惠等通过解剖学研究设计，1992年陈振光报道了该手术的临床应用。

04.206　带血管蒂跟-骰联合骨瓣　vascularized combined calcaneus with cuboid bone flap
以血管蒂营养的跟骨前外侧和骰骨背侧骨组织块。形成一蒂双瓣，可增加取骨量，常以跗外侧血管、外踝前血管、腓血管穿支的降支为营养血管。

04.207　足舟骨骨瓣　navicular bone flap
取自足舟骨带有血液循环的骨组织块。血供来自血管蒂。

04.208　内踝前血管蒂足舟骨骨瓣　navicular bone flap based on the anterior medial malleolar vessel
以内踝前动静脉为营养血管蒂的足舟骨骨组织块。可移位修复距骨颈骨折或距骨缺血坏死。

04.209　跗内侧血管蒂足舟骨骨瓣　navicular bone flap based on the medial tarsal vessel
以跗内侧动静脉为营养血管蒂的足舟骨骨

组织块。可移位修复距骨颈骨折或距骨缺血坏死。

04.210　足底内侧血管浅支蒂足舟骨骨瓣　navicular bone flap based on the superficial branch of medial plantar vessel
以足底内侧动静脉浅支为营养血管蒂的足舟骨骨组织块。可移位修复距骨颈骨折或距骨缺血坏死。

04.211　楔骨骨瓣　cuneiform bone flap
取自足楔骨带有血液循环的骨组织块。血供来自血管蒂。

04.212　内踝前血管蒂楔骨骨瓣　cuneiform bone flap based on the medial anterior malleolar vessel
以内踝前动静脉为营养血管蒂的内侧楔骨骨组织块。可移位修复距骨颈骨折或距骨缺血坏死。

04.213　跗内侧血管蒂楔骨骨瓣　cuneiform bone flap based on the medial tarsal vessel
以跗内侧动静脉为营养血管蒂的内侧楔骨骨组织块。可移位修复距颈骨折或距骨缺血坏死。

04.214　跖骨骨瓣　metatarsal bone flap
取自跖骨带有血液循环的骨组织块。血供来自血管蒂。

04.215　跖背血管蒂跖骨骨瓣　metatarsal bone flap based on the dorsal metatarsal vessel
以跖背动静脉为营养血管蒂的跖骨骨组织块。有第一跖背血管蒂的第一跖骨瓣、第一跖背血管蒂的第二跖骨瓣、第二跖背血管蒂的第二跖骨瓣，可移位修复距骨骨折、骨不连或距骨缺血坏死。

05. 周 围 神 经

05.01 周围神经外科基础

05.01.01 周围神经组织与胚胎学

05.001 神经组织 nerve tissue
构成脑、脊髓、周围神经和神经节的成分。包括神经元和神经胶质细胞。

05.002 神经元 neuron
又称"神经细胞"。为高度分化的细胞，具有感受刺激、传导冲动和整合信息的功能，是神经系统形态结构与功能的基本单位。神经元包括胞体、树突和轴突三部分。

05.003 胞体 cell body
神经元的中心部分。包括细胞膜、细胞质和细胞核。

05.004 突起 ecphyma
神经元的基本结构之一。由胞体发出，根据突起外形和数量的不同分为树突和轴突。

05.005 树突 dendrite
由胞体发出的一至多个突起。呈放射状，胞体起始部分较粗，经反复分支而变细，形如树枝状，具有接受刺激并将冲动传入胞体的功能。

05.006 轴突 axon
由胞体发出的，细长而均匀的细索状突起，一般只有一条。轴突中途分支较少，末端则形成许多分支，每个分支末梢部分膨大呈球状，称为"突触小体(synaptosome)"，轴突可将冲动从胞体传向终末。

05.007 神经胶质细胞 glial cell
对神经元起着支持、绝缘、营养和保护等作用，并参与构成血脑屏障的胶质细胞。

05.008 施万细胞 Schwann cell
曾称"雪旺细胞""许旺细胞"。周围神经组织内的胶质细胞。具有形成髓鞘，对轴突起到支持、营养和保护等作用。

05.009 神经节 ganglion, nerve ganglion
功能相同的神经元胞体在中枢以外的周围部位集合而成的结节状结构。

05.010 脑脊神经节 cerebrospinal ganglion
位于脊髓后根和某些脑神经干的通路中的神经节。如脊神经节和三叉神经半月节等。

05.011 自主神经节 autonomic ganglion
外表有结缔组织被膜，并与节内结缔组织相连，起支持和保护作用的神经节。包括交感神经节和副交感神经节。

05.012 交感神经节 sympathetic ganglion
支配心肌、平滑肌的运动和腺体分泌的神经节。细胞多为肾上腺素能神经元。

05.013 副交感神经节 parasympathetic ganglion
与交感神经相互拮抗的神经节。在头部有睫状神经节、蝶腭神经节、下颌下神经节、耳神经节，在胸腹部的各器官中或其附近有许多小型神经节。

05.014 神经纤维 nerve fiber
以神经细胞的突起为中轴的纤维。外包施万细胞，其主要功能是对冲动发生传导。

05.015 有髓神经纤维 myelinated nerve fiber

由轴突（或树突）、髓鞘、神经膜和施万细胞构成的神经纤维。髓鞘及神经膜呈鞘状包裹在轴突的周围，髓鞘每隔一定的距离被郎飞结所隔断。

05.016　无髓神经纤维　unmyelinated nerve fiber
由较细的轴突和施万细胞构成的神经纤维。无髓鞘、无郎飞结，每一个施万细胞可包裹5~20条，不形成髓鞘板层结构。

05.017　感觉神经纤维　sensory nerve fiber
可接受内外界各种刺激，经胞体和中枢突将冲动传至中枢产生相应感觉的神经纤维。

05.018　运动神经纤维　motor nerve fiber
将冲动从中枢传至肌肉或腺体等效应器，引起相应活动的神经纤维。

05.019　髓鞘　myelin sheath
包裹在神经细胞轴突外面的一层膜。在中枢是由少突胶质细胞的细胞膜组成，在外周是由施万细胞的细胞膜组成，主要为类脂质和蛋白质。

05.020　郎飞结　Ranvier node
髓鞘呈藕节状节段包绕轴突，节段间轴膜裸露的，可发生膜电位变化的部位。

05.021　结间体　internode
神经纤维上相邻两个郎飞结之间的部分。长约 0.5~l mm，由一个施万细胞所形成的髓鞘及其周围的神经膜构成。

05.022　神经末梢　nerve ending
周围神经的纤维终末部分终止于其他组织中所形成的特有结构。

05.023　感觉神经末梢　sensory nerve ending
感觉神经元周围突的终末部分。该终末与其

他结构共同组成感受器，以接受外界各种刺激。按其结构可分为游离神经末梢和有被囊神经末梢两种类型。

05.024　游离神经末梢　free nerve ending
有髓或无髓神经纤维的终末部。失去施万细胞的裸露轴突末段。可以穿过表皮膜层，进入表皮细胞之间，主要感受痛觉、轻触和冷、热的刺激。

05.025　有被囊神经末梢　capsular nerve ending
外面均包裹有结缔组织被囊的神经末梢。常见的有触觉小体和环层小体。

05.026　触觉小体　tactile corpuscle
又称"迈斯纳小体（Meissner corpuscle）"。分布在皮肤的真皮乳头内的椭圆形小体。以手指掌面和足趾底面最多，直径约 30~100μm，周围有结缔组织形成的被囊，主要功能为感受触觉。

05.027　环层小体　lamellar corpuscle
又称"帕奇尼小体（Pacinian corpuscle）"。感受压觉和振动觉的感受器。体积较大（直径 1~4mm），卵圆形或球形，广泛分布在皮下组织、肠系膜、韧带和关节囊等处。其被囊由数十层呈同心圆排列的扁平细胞组成，有髓神经纤维进入小体后去髓鞘，并穿行于小体中央的圆柱均质内。

05.028　肌梭　muscle spindle
广泛分布于全身骨骼肌中的细长的梭形小体。长约 2~5mm，表面有结缔组织被囊，其内含有 3~10 条较细的梭内肌纤维。

05.029　运动神经末梢　motor nerve ending
运动神经元传出神经纤维的终末。终止于骨骼肌、心肌、平滑肌及腺体等形成效应器，支配肌肉收缩或腺体分泌。

05.030 运动终板 motor end plate
脊髓前角或脑干的运动神经元的轴突末梢。到达骨骼肌纤维的肌膜处失去髓鞘，再分成爪状细支，其终末膨大，在骨骼肌纤维的表面形成椭圆形的板状隆起，直径 10~80μm，是一种神经肌连接。

05.031 内脏运动神经末梢 visceral motor nerve ending
位于自主神经节或神经丛内的节后神经元发出的神经节后纤维分布在内脏及血管的平滑肌、心肌和腺细胞上形成的神经末梢。

05.01.02 周围神经解剖学

05.032 周围神经系统 peripheral nervous system
由周围神经、神经节、神经丛等组成的神经系统。包括脑神经、脊神经和自主神经。

05.033 脑神经 cranial nerve
与脑相连的神经。共 12 对，主要支配头面部器官的感觉和运动。

05.034 脊神经 spinal nerve
与脊髓相连的神经。共 31 对，其中包括颈神经 8 对，胸神经 12 对，腰神经 5 对，骶神经 5 对和尾神经 1 对，主要支配身体和四肢的感觉、运动和反射。

05.035 自主神经 autonomic nerve
又称"植物神经""内脏神经"。支配内脏、心血管、平滑肌和腺体的神经。又分为交感神经和副交感神经，两者相互拮抗又相互协调，使内脏活动能适应内外环境的需要。

05.036 颈丛 cervical plexus
由第一到第四颈神经根的前支构成的神经丛。位于胸锁乳突肌上部的深面，中斜角肌和肩胛提肌起端的前方。包括皮支和肌支，皮支分布到颈前部皮肤，肌支分布于颈部部分肌肉(颈部深肌)、舌骨下肌群、肩胛提肌和膈肌等。

05.037 枕小神经 lesser occipital nerve
颈丛皮支之一，起自第二颈神经根(C2)的前支，沿胸锁乳突肌后缘上升，分布于枕部及耳郭背面上部皮肤的神经。

05.038 耳大神经 great auricular nerve
颈丛皮支之一，起自第二、三颈神经根(C2、C3)的前支，沿胸锁乳突肌表面行向前上，至耳郭及其附近皮肤的神经。

05.039 颈横神经 transverse nerve of neck
颈丛皮支之一，起自第二、三颈神经根(C2、C3)的前支，横过胸锁乳突肌浅面向前，分布于颈部皮肤的神经。

05.040 锁骨上神经 supraclavicular nerve
颈丛皮支之一，起自第三、四颈神经根(C3、C4)的前支，有 2~4 支行向外下方，分布于颈侧部、胸壁上部和肩部皮肤的神经。

05.041 膈神经 phrenic nerve
起自第三、四、五颈神经根(C3~C5)的前支。其运动纤维支配膈肌，感觉纤维分布于胸膜心包，另外还发出分支至膈下面的部分腹膜。

05.042 副神经 accessory nerve
由颅神经根及脊髓神经根组成的神经。来自颅神经根的支配咽喉骨骼肌，来自脊髓神经根的支配斜方肌和胸锁乳突肌。

05.043 臂丛 brachial plexus
由第五到第八颈神经根前支和第一胸神

根前支的大部分纤维组成的神经丛。从斜角肌间隙走出，向下行于锁骨下动脉后上方，继而经锁骨后方进入腋窝，在穿行过程中交织组成根、干、股、束、支等结构，最终支配胸、背及上肢感觉运动功能。

05.044　胸长神经　long thoracic nerve
起自第五到第七颈神经根(C5~C7)，经臂丛后方进入腋窝，沿前锯肌表面伴随胸外侧动脉下降，支配前锯肌的神经。

05.045　肩胛背神经　dorsal scapular nerve
起自第四到第五颈神经根(C4、C5)，穿中斜角肌向后，在肩胛骨与脊柱间伴肩胛背动脉下行，支配菱形肌和肩胛提肌的神经。

05.046　肩胛上神经　suprascapular nerve
臂丛上干的分支，神经纤维主要来自第五、第六颈神经根(C5、C6)，发出分支支配冈上肌和冈下肌的神经。

05.047　肩胛下神经　subscapular nerve
起自臂丛后束，沿肩胛下肌前面下降支配肩胛下肌和大圆肌的神经。

05.048　胸内侧神经　medial pectoral nerve
起自臂丛内侧束，穿喙锁胸筋膜，支配胸大肌、胸小肌的神经。

05.049　胸外侧神经　lateral pectoral nerve
起自臂丛外侧束，穿喙锁胸筋膜，支配胸大肌、胸小肌的神经。

05.050　胸背神经　thoracodorsal nerve
起自臂丛后束，沿肩胛骨外侧缘，伴肩胛下和胸背血管下降，支配背阔肌的神经。

05.051　腋神经　axillary nerve
起自臂丛后束，穿四边孔，绕肱骨外科颈至三角肌深方，肌支支配三角肌和小圆肌的神经。皮支(臂外侧上皮神经)由三角肌后缘穿出，分布于肩部和臂外侧上部的皮肤。

05.052　肌皮神经　musculocutaneous nerve
自臂丛外侧束发出后斜穿喙肱肌，经肱二头肌和肱肌间下降，发出肌支支配这三块肌；其终支在肘关节稍下方穿出深筋膜延续为前臂外侧皮神经，并分布于前臂外侧皮肤神经。

05.053　正中神经　median nerve
由臂丛内、外侧束的内、外侧两根合成的，在前臂支配除肱桡肌、尺侧腕屈肌和指深屈肌尺侧半以外的所有前臂的屈肌；在手部支配拇收肌以外的鱼际肌及第一、二蚓状肌，以及掌心、鱼际、桡侧三个半指掌面及其中、远节手指背面皮肤的神经。

05.054　尺神经　ulnar nerve
起自臂丛内侧束的，肌支支配尺侧腕屈肌和指深屈肌的尺侧半、小鱼际肌、拇收肌、骨间肌及第三、四蚓状肌；皮支分布于手背尺侧半、中、环、小指尺侧半背侧皮肤，以及小鱼际、环小指尺侧半掌侧皮肤的神经。

05.055　桡神经　radial nerve
起自臂丛后束的，桡神经臂部皮支分布于臂背面、臂下外侧及前臂背面皮肤，肌支支配肱三头肌、肘肌、肱桡肌和桡侧腕长伸肌；在前臂分为深、浅支，浅支分布于手背桡侧半和桡侧两个半手指近节背面的皮肤，深支支配前臂伸肌的神经。

05.056　臂内侧皮神经　medial brachial cutaneous nerve
起自臂丛内侧束，居于尺神经内侧，下行至臂中部穿筋膜浅出，分布于臂下部内侧面皮肤的神经。

05.057　前臂内侧皮神经　medial antebrachial

cutaneous nerve

起自臂丛内侧束，在腋动、静脉之间下行，继而沿肱二头肌内侧沟下行，居于肱动脉的内侧，在臂中部贵要静脉穿深筋膜处浅出，随即分为前、后两支，分布于前臂内侧面的神经。

05.058　腰丛　lumbar plexus

由第十二胸神经根前支的一部分，第一到第三腰神经根前支和第四腰神经根前支的一部分组成的神经丛。位于腰大肌深面腰椎横突前面，发出肌支支配髂腰肌和腰方肌，皮支分布于腹股沟区及大腿的前部和内侧部。

05.059　髂腹下神经　iliohypogastric nerve

起自第十二胸神经和第一腰神经根（T12，L1），皮支分布于臀外侧部、腹股沟区及下腹部皮肤，肌支支配腹壁肌的神经。

05.060　髂腹股沟神经　ilioinguinal nerve

起自第一腰神经根（L1），皮支分布于腹股沟部和阴囊或大阴唇皮肤，肌支支配腹壁肌的神经。

05.061　股外侧皮神经　lateral femoral cutaneous nerve

起自第二到第三腰神经根（L2~L3），自腰大肌外缘走出，斜越髂肌表面，达髂前上棘内侧，经腹股沟韧带深面至大腿外侧部皮肤的神经。

05.062　股神经　femoral nerve

起自第三到第四腰神经根（L2~L4）的神经，是腰丛中最大的神经。肌支支配耻骨肌、股四头肌和缝匠肌，皮支分布于大腿和膝关节前面及髌下、小腿内侧面和足内侧缘皮肤。

05.063　隐神经　saphenous nerve

股神经终支，伴随股动脉入收肌管下行，至膝内侧浅出至皮下后，伴随大隐静脉沿小腿内侧面下降至足内侧缘，分布于髌下、小腿内侧面和足内侧缘皮肤的神经。

05.064　闭孔神经　obturator nerve

起自第二到第四腰神经根（L2~L4），肌支支配闭孔外肌、大腿内收肌群，皮支分布于大腿内侧面皮肤的神经。

05.065　生殖股神经　genitofemoral nerve

起自第一到第二腰神经根（L1~L2），肌支支配提睾肌的神经，皮支分布于阴囊（大阴唇）、股部及其附近的皮肤。

05.066　骶丛　sacral plexus

由腰骶干（第四、第五腰神经根）以及全部骶神经和尾神经前支组成的神经丛。位于盆腔内，在骶骨及梨状肌前面，髂血管后方，其分支分布于盆壁、臀部、会阴、股后部、小腿以及足部的肌肉和皮肤。

05.067　臀上神经　superior gluteal nerve

起自第四、第五腰神经根和第一骶神经根（L4~L5，S1），伴臀上动、静脉经梨状肌上孔出盆腔，行于臀中、小肌间，支配臀中肌、臀小肌和阔筋膜张肌的神经。

05.068　臀下神经　inferior gluteal nerve

起自第五腰神经根和第一、第二骶神经根（L5，S1~S2），伴臀下动、静脉经梨状肌下孔出盆腔，达臀大肌深面，支配臀大肌的神经。

05.069　阴部神经　pudendal nerve

起自第二到第四骶神经根（S2~S4），伴阴部内动、静脉出梨状肌下孔，绕坐骨棘，再经坐骨小孔入坐骨肛门窝，向前分支分布于会阴部和外生殖器的肌和皮肤的神经。

05.070　肛神经　anal nerve

又称"直肠下神经"。分布于肛门外括约肌及肛门部皮肤的神经。

05.071　会阴神经　perineal nerve
分布于会阴诸肌和阴囊或大阴唇皮肤的神经。

05.072　阴茎神经　perineal nerve of penis
走在阴茎的背侧，分布于阴茎海绵体及皮肤的神经。

05.073　阴蒂神经　perineal nerve of clitoris
走在阴蒂的背侧，分布于阴蒂海绵体及皮肤的神经。

05.074　股后皮神经　posterior femoral cutaneous nerve
起自第一到第三骶神经根(S1~S3)，出梨状肌下孔，至臀大肌下缘浅出，主要分布于股后部和腘窝皮肤的神经。

05.075　坐骨神经　sciatic nerve
起自第四、第五腰神经根和第一到第三骶神经根(L4~L5，S1~S3)，经梨状肌下孔出盆腔，在臀大肌深面，经坐骨结节与股骨大转子之间至股后，在股二头肌深面下降，在腘窝上方分为胫神经和腓总神经；在股后部发出肌支支配大腿后群肌的神经。

05.076　胫神经　tibial nerve
起自第四、第五腰神经根和第一到第三骶神经根(L4~L5, S1~S3)的神经，为坐骨神经本干的直接延续。胫神经肌支支配小腿肌后群及足底肌，皮支分布于足底皮肤。

05.077　腓总神经　common peroneal nerve
起自第四、第五腰神经根和第一、第二骶神经根(L4~L5，S1~S2)，自坐骨神经发出后沿股二头肌内侧走向外下，绕腓骨颈外侧向前，穿腓骨长肌的神经。分为腓浅和腓深神经，分别分布于小腿前、外侧群肌足背肌和小腿外侧、足背和趾背皮肤。

05.078　腓浅神经　superficial peroneal nerve

在腓骨长、短肌与趾伸肌之间下行，肌支支配腓骨长、短肌，在小腿下 1/3 处浅出为皮支，分布于小腿外侧、足背和第 2~5 趾背侧皮肤的神经。

05.079　腓深神经　deep peroneal nerve
与胫前动脉相伴而行，先在胫骨前肌和趾长伸肌间，后在胫骨前肌与拇长伸肌之间下行至足背；分布于小腿肌前群、足背肌及第 1、2 趾背面相对缘皮肤的神经。

05.080　腓肠神经　sural nerve
由胫神经发出的腓肠内侧皮神经与由腓总神经发出的腓肠外侧皮神经在小腿中下部汇合而成，经外踝后方弓形向前，分布于足背外侧和小趾外侧缘皮肤的神经。

05.081　神经束　nerve fasicle
神经内的神经纤维被结缔组织分隔成的大小不等的神经纤维束。

05.082　神经内膜　endoneurium
在神经纤维束内包裹每条神经纤维的薄层疏松结缔组织。

05.083　神经束膜　perineurium
包裹每束神经纤维的结缔组织。具有保护和支持神经的作用。

05.084　神经外膜　epineurium
包裹在周围神经外面的致密结缔组织。

05.085　神经系膜　mesentery of nerve
与神经外膜相连，对周围神经有悬挂固定作用的系膜结构。有节段性的血管经系膜进入神经外膜来营养神经。

05.086　血-神经屏障　blood-nerve barrier
由神经束膜的内层和神经内膜微血管的内皮细胞构成的结构。具有屏障作用，既可阻挡血液中大分子物质内渗，又能阻挡神经内物质外逸。此屏障对许多物质均起滤过作用，属非通透性，来维持神经内环境的稳定。

05.01.03　周围神经生理学、病理学与病理生理学

05.087　轴质运输　axoplasmic transport
轴质在胞体和轴突末梢之间发生的流动。起物质运输的作用，具有双向性，即顺向转运和逆向转运。

05.088　逆向转运　retrograde transport
从轴突末梢到胞体的轴质运输。

05.089　顺向转运　anterograde transport
从胞体到轴突末梢的轴质运输。

05.090　快速转运　fast transportation
含有递质的囊泡从胞体到末梢的轴质运输。

05.091　慢速转运　slow transportation
一些骨架结构和酶类的轴质运输。

05.092　神经营养　neurotrophy
神经纤维对其所支配组织的形态结构、代谢类型和生理功能等施加的缓慢而持久的影响或作用。

05.093　突触　synapse
神经元与神经元之间或神经元与非神经细胞之间的一种特化的细胞连接，是神经元之间联系和进行生理活动的关键性结构。

05.094　电突触　electrical synapse
神经元之间的缝隙连接。以电流传递信息，可以双向传导冲动。

05.095　化学突触　chemical synapse
突触前细胞借助化学信号，将信息转送到突触后细胞的突触结构。

05.096　兴奋性突触　excitatory synapse
传递突触前细胞的信号，并使突触后细胞兴奋性上升或产生兴奋的突触结构。

05.097　抑制性突触　inhibitory synapse
传递突触前细胞的信号，并使突触后细胞的兴奋性下降或不易产生兴奋的突触结构。

05.098　突触囊泡　synaptic vesicle
突触前膜内的小泡。

05.099　神经递质　neurotransmitter
突触囊泡内所含的可作为化学信号进行信息传递的物质。

05.100　突触化学传递　synaptic chemical transmission
神经系统内信息传递的主要方式，即以释放化学递质为中介的突触性传递。基本过程为：突触前膜释放递质→突触间隙→与突触后膜受体结合→兴奋性或抑制性突触后电位→突触后神经元兴奋或抑制。

05.101　非突触性化学传递　non-synaptic chemical transmission
通过神经元轴突末梢内膨体释放递质进入细胞间隙，弥散作用于效应细胞膜上受体的传递方式。这种传递方式不通过突触结构，无一对一的支配关系，具有作用距离大、时间长等特点。

05.102　缝隙连接　gap junction
细胞间直接电联系。结构基础是细胞上桥状结构，其特点是电扩布、双向性、传导速度快，使许多神经元可产生同步化活动。

05.103　牵张反射　stretch reflex

骨骼肌受到外力牵拉使其伸长时，能引起受牵拉肌肉收缩的现象。这一反射的感受器为肌梭，效应器为梭外肌，包括腱反射和肌紧张两种类型。

05.104　腱反射　tendon reflex

快速牵拉肌腱时发生的牵张反射。主要是快肌纤维收缩，此反射为单突触反射。

05.105　肌紧张　muscular tension

缓慢持续牵拉肌腱时发生的牵张反射。表现为受牵拉肌肉能发生紧张性收缩，阻止被拉长，是维持躯体姿势的最基本的反射活动，是姿势反射的基础。

05.106　沃勒变性　Wallerian degeneration

曾称"华勒变性"。神经元的轴突和胞体发生离断后，其远端和近端部分轴突及其所属的髓鞘逐渐发生断裂、崩解和细胞吞噬的过程。

05.107　轴索变性　axonal degeneration

轴索由于原发的直接损伤或由于神经元代谢障碍等疾病导致的退行性改变。

05.108　逆向变性　retrograde degeneration

在损伤的神经纤维近端，神经轴突与髓鞘发生与沃勒变性相同的碎片、崩解与吸收改变的过程。

**05.109　施万细胞变性　Schwann cell dege-
neration**

又称"巨噬细胞样变"。各种损伤导致施万细胞出现的变化。包括内细胞器增多、空泡化，出现包含体、大量溶酶体、髓鞘残片等。

05.110　脱髓鞘　demyelination

髓鞘变性、崩解与消失的过程。

**05.111　原发性节段性脱髓鞘　primarily
segmental demyelination**

由于施万细胞变性或髓鞘本身损伤导致的所属节段的髓鞘脱失，而轴索无明显损害的病理现象。炎症性脱髓鞘性周围神经病是该病的典型疾病，如吉兰-巴雷（Guillain-Barré）综合征。

**05.112　继发性节段性脱髓鞘　secondary
segmental demyelination**

由于轴突萎缩而引起的髓鞘破坏和重塑的过程。常发生在轴索变性的基础上，如尿毒症性神经病、近端神经切断等。

05.113　神经再生　nerve regeneration

神经断裂后，髓鞘细胞大量增生，形成细胞索连接远近断端，近断端长出的轴突支芽进入远断端，恢复原有神经功能的过程。

05.114　髓鞘再形成　myelin sheath reformation

施万细胞再生条索，重新包绕轴索，产生新髓鞘的过程。

05.115　生长锥　cone of growth

断裂神经近端断面因再生而产生的圆锥形突起。呈波状运动的扇形膜状物或丝状的假足突起，不断地反复进行伸长与收缩，并具有与其他不同种组织接触而附着的作用，有识别方向与目标的功能。

05.116　宾格尔带　Büngner zone

当损伤神经的近、远侧断端连接时，增殖的施万细胞在损伤处形成的细胞桥和在基膜管内形成纵行连续的细胞索状结构。细胞桥与细胞索均有引导再生轴突沿一定方向生长的作用。

05.02 周围神经损伤分类

05.02.01 损伤程度分类

05.117 赛登分类法 Seddon classification
对创伤性神经损伤的一种分类法。根据周围神经功能恢复的预后与周围神经内在结构破坏程度密切相关的原理，按神经损伤的程度将周围神经损伤分为三类。英国医师赛登(Seddon)于1943年提出。

05.118 神经失用 neuropraxia
又称"神经震荡"。根据赛登分类法，属于周围神经的轻度损伤。其特点是周围神经受到轻微的挫伤或压迫后部分区域发生传导障碍，神经外观连续性正常；在组织学上仅有节段性脱髓鞘，而轴突完整，不发生沃勒变性。临床表现为暂时失去传导功能，常以运动麻痹为主，感觉功能仅部分丧失；在数日内常可恢复，而且是在整个神经支配区域均匀一致地恢复。

05.119 轴突断伤 axonotmesis
　　根据赛登分类法，属于周围神经的中度损伤。其特点是周围神经受损后轴突中断或严重破坏，损伤的远侧段可发生沃勒变性；但其周围的支持结构，尤其是神经内膜仍保持完整，可以引导近端再生轴突沿原来的远端神经内膜管长至终末器官，神经功能可自行恢复。

05.120 神经断伤 neurotmesis
根据赛登分类法，属于周围神经的重度损伤。其特点是周围神经受损严重，神经断裂或严重结构破坏失去连续性，远端发生沃勒变性，神经断端出血、水肿，形成瘢痕，近端长出轴突，难以跨越瘢痕，神经功能不能自行恢复。

05.121 森德兰分类法 Sunderland classifi-
cation
澳大利亚学者森德兰(Sunderland)于1951年在赛登分类法基础上扩展提出的另一种周围神经损伤分类法。该分类法强调了神经束结构的重要性，将周围神经损伤分为5度。

05.122 Ⅰ度损伤 first degree injury
森德兰神经损伤分类中的第一度损伤，相当于赛登分类的神经失用，轴突连续性存在，可有节段性脱髓鞘，轴突传导丧失。

05.123 Ⅱ度损伤 second degree injury
森德兰神经损伤分类中的第二度损伤，相当于赛登分类的轴突断裂，轴突与髓鞘受损、神经内膜组织未受损。

05.124 Ⅲ度损伤 third degree injury
森德兰神经损伤分类中的第三度损伤，其特点为神经束内神经纤维损伤(轴突、髓鞘、神经内膜损伤)，但神经束膜完整、正常。

05.125 Ⅳ度损伤 fourth degree injury
森德兰神经损伤分类中的第四度损伤，其特点为神经束损伤断裂(轴突、神经内膜、神经束膜破坏)，神经束损伤，仅神经外膜完整，神经干连续性仅靠神经外膜维持。

05.126 Ⅴ度损伤 fifth degree injury
森德兰神经损伤分类中的第五度损伤，其特点为神经干损伤断裂(神经束与神经外膜均断裂)，神经干完全破坏，失去其连续性。

05.127 Ⅵ度损伤 sixth degree injury
麦金农(Mackinnon)和德隆(Dellon)于1988年在森德兰神经损伤五度分类的基础上补

充完善提出的六度损伤概念。其特点为一条神经干存在混合性损伤，不完全性断裂的单条神经内同时有各种不同程度的损伤(森德兰分类法Ⅰ~Ⅴ度损伤)和神经外膜的破坏，也可有正常的神经纤维，蒂内尔(Tinel)征阳性。

05.02.02　损伤原因分类

05.128　机械性神经损伤 mechanical nerve injury

由机械性因素(如锐器切割伤、压砸伤、火器伤及牵拉性损伤等)造成的神经损伤。

05.129　物理性神经损伤 physical nerve injury

由物理性因素(如冷冻、热烧、电击、放射线、超声波、紫外线等)造成的神经损伤。

05.130　化学药物性神经损伤 chemical pharmacal nerve injury

由系统或局部应用化学性药物治疗所导致的神经损伤。

05.131　缺血性神经损伤 ischemic nerve injury

由非创伤性或创伤性因素所导致的神经缺血性损伤。

05.132　医源性神经损伤 iatrogenic nerve injury

在医疗实践中，由不恰当的检查诊断、用药注射、手术治疗等过程所造成的周围神经损伤。

05.133　体位性神经损伤 body position nerve injury

由于长时期处于强迫性体位，或在麻醉/昏迷状态下肢体位于不适当位置而引起的神经损伤。

05.134　神经根性撕脱伤 nerve root avulsion injury

四肢周围神经在其根部(如臂丛和腰骶丛脊髓)发出的丝状撕裂拔出性损伤。

05.135　脊髓拴系综合征 tethered cord syndrome

由于脊髓圆锥受到各种病理因素的牵拉导致低位脊髓神经功能进行性损害的综合征。

05.136　神经卡压综合征 nerve entrapment syndrome

周围神经在解剖学通路上，有一段或有某一点甚至几点具有坚韧的壁性结构限制神经的活动，这些壁性结构发生异常改变时，即对神经产生机械性压迫，从而引发的一种特殊类型的周围神经损伤性疾病。

05.137　胸廓出口综合征 thoracic outlet syndrome

又称"颈肩综合征"。颈部臂丛、血管因局部解剖结构异常而受压，并以颈肩痛、手部麻木、肌肉萎缩为主要表现的综合征。压迫通常由肌纤维结构变化或先天性结构变化所致。

05.138　肩胛上神经卡压综合征 suprascapular nerve entrapment syndrome

肩胛上神经在肩胛骨外上角的肩胛切迹处被卡压引起的神经卡压综合征。表现为持续钝性肩痛，向颈及肩胛间区放射，肩外展外旋力弱，冈上肌和冈下肌可有萎缩。

05.139　肱骨肌管综合征 humeromuscular tunnel syndrome

又称"上臂桡神经综合征"。桡神经在由肱

三头肌和肱骨桡神经沟组成的肱骨肌管内受卡压而出现伸腕、伸拇、伸指等功能障碍的神经卡压综合征。

05.140　肘管综合征　cubital tunnel syndrome
尺神经在肘部通过由肱骨内上髁、尺神经沟、鹰嘴及覆盖的腱膜构成的肘管内受卡压所致的神经卡压综合征。可有尺神经支配区感觉障碍、手内在肌萎缩、爪形手畸形及夹纸试验阳性等症状。

05.141　旋前圆肌综合征　pronator syndrome
正中神经于前臂近端，被旋前圆肌两头之间的腱弓卡压所致的综合征。表现为起病时可向桡侧三指放射的肘前区疼痛、屈指无力和正中神经支配区的感觉功能障碍。

05.142　骨间前神经卡压综合征　anterior interosseous nerve entrapment syndrome
正中神经的骨间前神经支被指浅屈肌上缘的腱弓或纤维带卡压所致的综合征。表现为肘前区疼痛，拇、示指远侧指间关节屈曲力减弱，手部感觉正常，无手内肌瘫痪。

05.143　旋后肌综合征　supinator syndrome
又称"桡管综合征(radial tunnel syndrome)"。桡神经深支在桡管内被旋后肌浅层腱弓或桡侧腕短伸肌起始腱弓卡压所致的综合征。起病缓慢，可逐渐发生伸掌指关节、伸拇和外展拇指无力，伸腕偏向桡侧，无感觉异常和疼痛。

05.144　腕管综合征　carpal tunnel syndrome
腕骨和屈肌支持带在腕部构成腕管，任何原因引起腕管内压力增高而导致通过腕管的正中神经受压所产生的神经功能障碍综合征。

05.145　腕尺管综合征　ulnar tunnel syndrome

又称"盖恩综合征(Guyon syndrome)"。神经在通过由深、浅屈肌支持带、豌豆骨和豆钩韧带构成的尺管内受压而引起尺神经功能障碍的综合征。

05.146　正中神经返支卡压综合征　median nerve recurrent branch entrapment syndrome
正中神经返支受卡压，以拇指对掌功能受限、伴鱼际肌萎缩却无感觉障碍为特征的综合征。

05.147　梨状肌综合征　pyriformis syndrome
坐骨神经越过坐骨切迹，在梨状肌下缘和上孖肌之间的梨状肌下孔中穿出处受卡压所致的综合征。主要由梨状肌急性或慢性损伤引起，表现为梨状肌部位深压痛，被动屈髋、内收、内旋时疼痛加重。

05.148　股神经卡压综合征　femoral nerve entrapment syndrome
由于股神经途径的鞘管发生狭窄，使股神经受卡压所引起的综合征。处理不及时，往往引起不易恢复的股四头肌麻痹。

05.149　腓总神经卡压综合征　common peroneal nerve entrapment syndrome
腓总神经在腓骨颈的骨-筋膜管内被卡压所致的综合征。表现为足与小腿外侧疼痛、麻木、感觉障碍、踝背伸、伸趾无力、外翻力弱或消失。

05.150　股外侧皮神经卡压综合征　lateral femoral cutaneous nerve entrapment syndrome
股外侧皮神经受卡压所致的综合征。表现为股前外侧麻木、有针刺或灼样疼痛，行走时加重，休息可缓解。

05.151　腓浅神经卡压综合征　superficial

peroneal nerve entrapment syndrome
由于各种原因导致腓浅神经受卡压，而引起的以小腿外侧感觉障碍为主的综合征。

05.152　跗管综合征　tarsal tunnel syndrome
又称"踝管卡压症"。胫后神经在内踝后下被屈肌支持带及跟骨形成的骨-纤维管内受卡压所致的综合征。表现为足底或足跟有间歇性棘痛、灼痛或麻木，常有夜间痛，内踝后下有压痛和蒂内尔(Tinel)征，跖趾关节屈曲力弱。

05.153　前跗管综合征　anterior tarsal tunnel syndrome
腓深神经在足背伸肌下支持带下方的骨纤维管道内受卡压而出现的综合征。

05.154　莫顿跖骨痛　Morton metatarsalgia
一根或数根趾总神经在相邻两个跖骨头横韧带和跖筋膜之间通过时受到卡压，产生足趾疼痛和足趾相邻侧感觉减退或麻木的病症。

05.03　周围神经损伤诊断

05.03.01　周围神经损伤物理检查

05.155　感觉　sensation
刺激作用于感觉器官，经过神经系统的信息整合所产生的对该刺激个别属性的反映。

05.156　浅感觉　superficial sensation
皮肤与黏膜的感受器位置较浅的感觉。通常包括痛、温、触、压觉等。

05.157　深感觉　deep sensation
感受肌肉、肌腱、关节和韧带等深部结构的本体感觉和精细触觉。

05.158　痛觉　pain sensation
机体对伤害性刺激的感觉。包括皮肤痛、深部痛和内脏痛等。

05.159　温度觉　temperature sensation
辨别冷热刺激的感觉。

05.160　触觉　touch sensation
辨别外界刺激皮肤情况的感觉。按刺激强度分为接触觉和压觉。

05.161　本体感觉　proprioceptive sensation
来自肌、腱、关节等处感受器的冲动传向大脑和小脑所产生的感觉。包括位置觉、运动觉和振动觉。

05.162　位置觉　sensation of position
不借助于视觉和触觉等而感受、判断身体的空间位置和身体各部分的相对位置，以及诱发姿势反射的本体感觉。

05.163　运动觉　motor sensation
反映四肢的位置、运动以及肌肉收缩程度的感觉。其感受器位于肌肉、筋腱和关节表面上的感觉神经末梢。

05.164　振动觉　vibration sensation
身体接触振动物体时产生的感觉。是反复激活触压觉的结果。

05.165　实体觉　stereognostic sensation
通过触摸来分辨物体的大小、方圆、硬度等的感觉能力。

05.166　感觉缺失　anesthesia
在意识清晰情况下机体对刺激不能感知的

状态。包括痛觉缺失、触觉缺失、温度觉缺失和深感觉缺失。

05.167 完全性感觉缺失 complete anesthesia
在同一部位内各种感觉均缺失的状态。

05.168 分离性感觉障碍 dissociated sensory disorder
在同一部位内有某种感觉障碍(如皮肤温、痛觉缺失),而其他感觉(如皮肤触觉)仍保存的状态。

05.169 分裂性感觉障碍 divided sensory disorder
只有深感觉缺失,而浅感觉(痛、温、触、压觉)仍保存的状态。

05.170 感觉减退 hypesthesia
由于神经兴奋阈增高而感觉反应减弱,感觉敏感度下降,对刺激感受力降低的状态。

05.171 感觉异常 paraesthesia
在无外界刺激的情况下,自觉身体某部位有不舒适或者难以忍受的异样感觉的状态。如麻木感、冷热感、潮湿感、震动感、蚁走感。

05.172 自发痛 spontaneous pain
在没有任何外界刺激的情况下,躯体内部自发产生的疼痛感。按分布表现分为局部痛、放射痛、扩散痛和牵涉痛。

05.173 局部痛 localized pain
病变部位的局限性疼痛。

05.174 放射痛 radiating pain
不仅发生于受刺激部位,而且沿受累神经扩展到其支配区的疼痛。

05.175 扩散痛 diffused pain
由受刺激神经分布区延展至邻近神经分布区的疼痛。

05.176 牵涉痛 referred pain
与病变内脏相当的脊髓节段支配区体表发生的疼痛。

05.177 幻肢痛 phantom limb pain
患者感到被切断的肢体仍存在,且在该处发生疼痛的幻觉。疼痛性质有多种,如电击样、切割样、撕裂样或烧伤样等。

05.178 麻痹 paralysis
身体某部分的感觉或运动功能部分或完全丧失的状态。

05.179 运动麻痹 motor paralysis
运动神经系统的功能衰退。按程度分为完全麻痹和不完全麻痹,按性质分为中枢性(痉挛性)麻痹和外周性(弛缓性)麻痹。

05.180 跟腱反射 achilles tendon reflex
叩击跟腱引起的腓肠肌收缩。间接反映运动系统控制的肌梭灵敏度。

05.181 垂腕畸形 wrist-drop deformity
由于桡神经损伤导致伸腕肌麻痹,伸腕不能,腕关节下垂的畸形。

05.182 爪形手畸形 claw hand deformity
由于尺神经损伤导致手指处于掌指关节过伸和近侧指间关节屈曲的畸形,以环、小指明显。

05.183 猿手畸形 monkey paw deformity, ape's hand deformity
由于正中神经损伤导致大鱼际肌萎缩、扁平,拇指内收,形似猿手的畸形。

05.184 钩状足畸形 hook foot deformity

胫神经损伤导致足不能跖屈，内翻力弱，不能以足尖站立，又由于小腿前外侧群肌过度牵拉，致使足呈背屈及外翻位而出现的钩状足畸形。感觉障碍区主要在足底面。

05.185 马蹄足畸形 talipes equinus deformity
腓总神经损伤引起小腿伸肌群的胫前肌、长伸肌、短伸肌、趾长短伸肌和腓骨长短肌瘫痪，而出现患足下垂内翻的畸形。

05.186 仰趾外翻畸形 out-toeing deformity
胫神经损伤导致所支配小腿后群及足底肌肉麻痹，引起足不能跖屈和内翻，而出现仰趾外翻的畸形。

05.187 爪状趾畸形 claw-like toe deformity
胫神经损伤导致足内外肌力失去平衡，引起跖趾关节背屈，近侧及远侧趾间关节跖屈所形成的固定性畸形。

05.188 翼状肩胛畸形 wing scapula deformity, alar scapula deformity
胸长神经损伤导致前锯肌麻痹，肩胛骨丧失贴胸能力，上肢前推时其脊柱缘失去牵拉而翘起所形成的畸形。

05.189 蒂内尔征 Tinel sign
又称"神经干叩击征(nerve percussion test)""蚁走征(sign of formication)"。神经损伤后或损伤神经修复后，近侧断端出现再生，再生的神经纤维开始呈枝芽状，无髓鞘，在相应平面轻叩神经干可诱发其分布区出现放射麻痛、过电感等过敏的现象。本质是叩击部位存在不成熟的触觉神经纤维。法国军医蒂内尔(J. Tinel)与德国医生霍夫曼(P. Hoffmann)于1915年同时描述了此现象。

05.190 霍纳综合征 Horner syndrome
由颈交感神经损害引起颈交感神经麻痹而产生的综合征。下臂丛神经根性撕脱伤时常伴有霍纳征阳性，表现为瞳孔缩小、眼球内陷、眼睑下垂、半侧面孔无汗。瑞士人霍纳于1869年首先描述。

05.03.02 周围神经损伤电生理检查

05.191 肌电图 electromyogram
用特制的皮肤电极或针电极，将肌肉的动作电位引出并转化成图像形式予以记录。观察指标包括波形、波幅、潜伏期和传导速度等。

05.192 插入电位 insertion potential
针电极插入、移动和叩击时，由电极针尖对肌纤维的机械刺激所诱发的动作电位。

05.193 终板噪声 end plate noise
当针电极插入运动终板及附近时出现的低电压、短时程的负相电位。

05.194 神经电位 neuropotential
针电极插入瞬间发生的一连串负电位。第一相为较高振幅的负相电位，第二相为正相、振幅偏低的双相波，患者有痛感，移动电极消失。

05.195 肌痉挛电位 muscle spasm potential
插入电极后，患者常感疼痛，肌纤维痉挛，此时出现短时程的低电压电位。

05.196 电静息 electrical silence
当电极插入完全松弛状态下的肌肉内，电极下的肌纤维无动作电位出现，荧光屏上表现为一条直线的现象。

05.197 运动单位电位 motor unit potential
正常肌肉在轻微主动收缩时出现的动作电

位。表示一个脊髓前角细胞及其轴突所支配的肌纤维的综合电位或亚运动单位的综合电位。

05.198　运动单位时限　motor unit potential time

运动单位电位变化的总时间，从基线起到返回基线经历的时间。

05.199　运动单位波幅　motor unit potential amplitude

运动单位电位变化的最高正向值到最高负向值之间的差。一般为 100~2000μV。

05.200　运动单位波形　motor unit potential wave

运动单位电位离开基线的次数呈现出的记录曲线的形状。分为单相(离开基线 1 次)、双相(离开基线 2 次)、三相(离开基线 3 次)及多相(离开基线 5 次以上)。

05.201　募集反应　recruiting response

肌肉不同程度用力收缩时的波形。取决于运动单位电位的数量及其发放频率。

05.202　单纯相　monophase

肌肉轻度用力收缩时，只出现几个运动单位电位相互分离的波形。

05.203　混合相　mixed phase

肌肉中度用力收缩时，有些区域电位密集不能分离，部分区域内可见单个运动单位电位的波形。

05.204　干扰相　interference phase

肌肉重度用力收缩时，运动单位电位相互重叠，不能分离出单个运动单位电位的波形。

05.205　插入电位减少　insertion potential decrease

提示肌纤维数量减少或功能性肌肉不能兴奋时的电位波形。如严重肌肉萎缩、家族性周期性麻痹等。

05.206　插入电位延长　insertion potential prolong

针极插入和移动时激发的一系列电位，针极移动停止后，该电位不立即消失，但数量、频率逐渐减少，持续数十秒后消失的波形。

05.207　自发电位　spontaneous potential

在肌肉处于静息状态下，将针极置于放松的肌肉中而记录的电位。

05.208　终板电位　end-plate potential

正常肌肉中存在于终板区域的自发电位。

05.209　纤颤电位　fibrillation potential

失神经单个肌纤维"自发性"活动所产生的动作电位。波形为单相或双相，少数三相，双相多见。

05.210　束颤电位　fasciculation potential

自发的运动单位电位。时限宽、电压高，此为单个或多个运动单位所属肌纤维兴奋后自发性收缩，临床上肉眼可见肌束颤动。

05.211　正相电位　positive phasic potential

又称"正尖波(positive sharp wave)"。肌纤维失去神经支配后产生的自发电位。在神经损伤后 5 天出现，为一起始较快，紧随一较慢的逐渐衰减的负后波的呈"V"字形的波形。

05.212　肌强直电活动　myotonic discharge

针极插入或挪动的瞬间所猝发的高频放电现象。其波幅和频率先大后小逐渐衰减，扬声器上可闻及轰炸机俯冲或摩托车发动机样特征性的声音。

05.213　假肌强直电活动　pseudomyotonic discharge
针极插入后猝发的一系列高频电位波形。表现为频率未见递增递减，而是电位突然出现，又突然消失或呈节律出现的现象；移动针电极时可诱发，呈节律出现时，可见该组电位波幅递增或递减，扬声器上出现蛙鸣的"咕咕"声的现象。

05.214　群放电位　grouping potential
呈节律性、阵发性放电的自发电位。常见于不同的病理过程如震颤、阵挛抽搐等。

05.215　多相电位　polyphasic potential
当神经部分损伤而肌肉收缩时，由于各肌纤维不能同时活动所出现的4~5相以上的运动电位。波形复杂，位相多，波幅也高，为神经部分损伤而肌肉收缩不同步所致。

05.216　单纯相电位　monophasic potential
当神经严重损伤而肌肉强力收缩时，由于参与的运动单位有限，而不能呈现干扰相，只出现多相的孤立电位。

05.217　肌病电位　myopathia potential
又称"肌营养不良电位"。进行性肌营养不良症和没有神经损伤的萎缩肌肉在收缩时，常出现的多相小电位。

05.218　复合肌肉动作电位　compound muscle action potential
又称"M波"。刺激运动神经干，在该神经支配肌肉记录所得的电位。是受刺激的运动轴突所支配的肌纤维的电活动。

05.219　神经传导速度　nerve conduction velocity
利用脉冲电刺激神经，在记录该神经支配肌肉的电位及神经电位的基础上，计算出的冲动沿神经传导的速度。用于研究神经在传递冲动过程中的生物电活动。

05.220　运动神经传导速度　motor nerve conduction velocity
利用一定强度和形态的脉冲电刺激神经干，在该神经支配的肌肉上，记录所诱发的动作电位，根据刺激点与记录电极之间的距离，发生肌收缩反应与脉冲刺激后间隔的潜伏时间所计算的比值。

05.221　感觉神经传导速度　sensory nerve conduction velocity
利用脉冲电刺激神经干，并记录该神经的神经电位，根据刺激点与记录点的距离及该点神经电位的潜伏时间所计算的比值。

05.222　H反射　Hoffmann reflex
又称"霍夫曼反射"。用电生理方法刺激胫神经，引起的脊髓单突触反射，导致它所支配的腓肠肌收缩。

05.223　F波　F-wave
一种多突触的脊髓反射。电刺激运动神经纤维产生的逆行冲动到达脊髓所引起的一种反射。

05.224　诱发电位　evoked potential
对感觉器官、感觉神经、感觉通路与感觉系统的任何有关结构进行电刺激时，在中枢神经系统所测出的电位。

05.225　躯体感觉诱发电位　somatosensory evoked potential
用电流刺激腕部正中神经、踝部胫神经等处，在头部相当于大脑皮质中央区域或下肢皮层投射区所记录的电位。

05.226　运动诱发电位　motion evoked potential
用电、磁等刺激脑运动区或其传出通路，在刺激点远端的传出径路及效应器——肌肉所记录到的电位。根据刺激方式可分为经颅电刺激(TES)和经颅磁刺激(TMS)两种。

05.227 磁刺激运动诱发电位 motor evoked potential by magnetic stimulation, MEPS
用磁刺激脑运动区或其传出通路，在刺激点远端的传出径路及效应器——肌肉所记录到的电位。

05.228 新生电位 neogenesis potential

又称"初发再生电位"。在神经再生早期，当肌肉随意收缩，或当针电极插入时，出现或诱发的时程短、振幅低的多相电位。这种电位的出现说明神经开始有再生现象。

05.229 再生电位 reinneration potential
神经断裂后，其连续性中断，再恢复后两年内，可能出现的一巨大电位。其波形可以是单相、双相、三相或多相；其出现常提示失神经性损害是陈旧性的。

05.03.03　周围神经损伤其他检查

05.230 碘淀粉试验 iodoamylum test
又称"曼纳法(Minor method)"。利用淀粉遇碘变蓝的原理检查皮肤出汗情况的方法。

05.231 茚三酮试验 ninhydrin test
检查指端出汗情况的方法。因汗液中含多种氨基酸，遇茚三酮后变为紫色，应用此法可观察自主神经功能状态。

05.232 肽醛试验 peptide-aldehyde test
将 5%肽醛二甲苯溶液涂于被检皮肤上检查出汗情况的方法。如有汗，则与汗中的胺结合使皮肤变为黑色，无汗则不变色。

05.233 寒冷反射试验 cold jerk test
检测血管舒缩功能的方法。根据手在冷水中及离水后的温度变化情况来判断交感神经有无损伤的方法。

05.234 组胺潮红试验 histamine flush test
检测血管舒缩功能的方法。应用 1：1000 磷酸组胺做皮内注射，正常者出现初级红斑、次级红斑和风团三联症，有交感神经功能障碍者，只出现皮肤潮红而无三联症。

05.235 拇示指捏夹试验 Froment test
提示骨间前神经损伤的一种检查方法。拇、

示指用力相捏时，不能做成圆圈，而呈方形；拇指指间关节过伸、掌关节屈曲、手指远指间关节过伸畸形。

05.236 夹纸试验阳性 clip paper test positive
尺神经损伤后导致骨间肌麻痹，伸直手指时，无法夹紧指间纸片的测试结果。

05.237 斜角肌压迫试验 Adson test
又称"深呼吸试验"。检查胸廓出口综合征的一种试验。具体做法为：患者端坐凳上，两手置于膝部，先比较两侧桡动脉搏动力量，然后让患者尽力抬头作深吸气，并将头转向患侧，同时下压肩，再比较两侧脉搏或血压。若患侧桡动脉搏动减弱或血压降低，即为阳性，说明锁骨下动脉受到挤压，同时往往疼痛加重；反之，抬高肩部，头面转向前方，则脉搏恢复、疼痛缓解。

05.238 肋锁挤压试验 Eden test
又称"伊登试验"。检查胸廓出口综合征的一种试验。具体做法为：取坐直位，令患者将肩关节向后向下，类似立正位，桡动脉脉搏减弱或消失即为阳性，提示第一肋与锁骨间压迫。

05.239 过度外展试验 Wright test

又称"赖特试验"。检查胸廓出口综合征的一种试验。具体做法为：取坐正位，上肢外展大于 90°，外旋 90°，颈过伸，头转向对侧，桡动脉脉搏减弱或消失即为阳性，提示胸小肌间隙压迫。

05.240 上臂缺血试验 Roos test
又称"鲁斯试验"。检查胸廓出口综合征的一种试验。具体做法为：上肢抬高外展 90°，手指迅速握紧与放松，正常人可持续 1 分钟以上。当胸廓出口压迫综合征时则极易疲劳。

05.241 锁骨上叩击试验 Morley test
检查胸廓出口综合征的一种试验。具体做法为：叩击或压迫锁骨上时，如出现手指或肩胸部麻木及临床症状，提示胸廓出口综合征。

05.242 脊髓造影 myelography
经过腰椎穿刺将造影剂注入脊髓蛛网膜下腔中，通过观察造影剂的形态和流动情况，以诊断椎管内病变的方法。臂丛根性撕脱伤时伤侧相应椎间孔处常可见造影剂外溢。

05.243 磁共振成像 magnetic resonance imaging
一种无损伤、无辐射，且可三维成像，可直接显示神经根及其周围组织结构的方法。对术前判断神经损伤的部分、大小及范围具有重要意义。

05.244 CT 脊髓造影 CT myelography
经过腰椎穿刺将造影剂注入脊髓蛛网膜下腔后，再进行 CT 扫描的诊断方法。臂丛根性撕脱伤时可显示伤侧神经根鞘膜囊被充满造影剂的片状高密度灶取代。

05.04 周围神经损伤治疗

05.04.01 周围神经损伤常用治疗方法

05.245 药物治疗 drug treatment
通过药物治疗疾病的方法。对于周围神经损伤，可应用神经营养药物来促进周围神经再生及其功能的恢复。

05.246 维生素 B vitamin B
人体组织内必不可少的营养素，包括维生素 B1、维生素 B2、维生素 B6、维生素 B12、烟酸、泛酸、叶酸等。其中维生素 B12 是神经系统不可缺少的维生素，参与神经组织中脂蛋白的形成及防止神经脱髓鞘的作用。

05.247 腺苷三磷酸 adenosine triphosphate, ATP
由腺苷和三个磷酸基团连接而成的化合物，是体内组织细胞生命活动所需能量的直接来源。蛋白质、脂肪、糖和核苷酸的合成都需它参与，可促使机体各种细胞的修复和再生，增强细胞代谢活性，具有促进和维持神经细胞生长及存活的作用。

05.248 胞二磷胆碱 citicoline
核苷衍生物，具有促进卵磷脂生物合成和抗磷脂酶 A 作用。对促进大脑功能恢复、促进苏醒有一定作用。

05.249 激素类 hormones
具有抑制免疫反应和促进神经再生作用的一类调节性物质。

05.250 他克莫司 tacrolimus, FK506
从链霉菌属中分离出的发酵产物，一种新型

强效免疫抑制性大环内酯类抗生素。对 T 细胞有选择性抑制作用，主要通过与细胞内免疫嗜素 FK 结合蛋白结合而抑制 Th 细胞释放 IL-2、IL-3、IFN-γ 并抑制 IL-2R 表达。对神经再生具有促进作用。

05.251　神经节苷脂　ganglioside
从神经节细胞分离的一种鞘糖脂。其脂质部分是神经酰胺，除通过糖苷键相连的糖基（多为单糖）外，还携有一个或多个唾液酸残基，属酸性鞘糖脂的一种。主要存在于神经组织、脾脏与胸腺中，对神经再生具有促进作用。

05.252　一期神经修复　primary nerve repair
神经损伤后 12 小时内进行的神经修复手术。

05.253　延迟一期神经修复　delay primary nerve repair
神经损伤后 12 小时至 21 天内进行的神经修复手术。

05.254　二期神经修复　secondary nerve repair
神经损伤 21 天之后至 6 个月内进行的神经修复手术。

05.255　晚期神经修复　late nerve repair
神经损伤 6 个月后进行的神经修复手术。

05.256　运动疗法　exercise therapy
利用器械、徒手或患者自身力量，通过某些运动方式（主动或被动），使患者获得全身或局部运动功能和感觉功能恢复的训练方法。

05.257　肌力练习　strength training
通过主动、辅助主动和抗阻运动等训练法来防止肌萎缩、增强肌力的治疗方法。

05.258　作业疗法　occupational therapy
让病人参与不同的作业，或参加一定的生产劳动来治疗疾病的方法。

05.259　物理疗法　physiotherapy
应用天然或人工物理因子作用于人体，并通过人体神经、体液、内分泌和免疫等生理调节机制达到治疗和康复目的的方法。

05.260　直流电疗法　galvanism
应用直流电原理作用于人体达到治疗目的的方法。

05.261　低频脉冲电疗法　low frequency impulse current therapy
应用频率为 1~1000Hz 的电流脉冲治疗疾病的方法。

05.262　中频电疗法　medium frequency electrotherapy
应用频率为 1~100kHz 的电流脉冲治疗疾病的方法。

05.263　高频电疗法　high frequency electrotherapy
利用频率为 100kHz 以上的高频电流脉冲治疗疾病的方法。

05.264　光疗法　phototherapy
利用光线的辐射治疗疾病的方法。包括可见光、红外线、紫外线和激光疗法。

05.265　超声疗法　ultrasound therapy
利用超声波的物理特性治疗疾病的方法。

05.266　热疗法　thermotherapy
利用热介质作用于人体治疗疾病的方法。

05.267　水疗法　hydrotherapy
利用水的物理性质和作用于人体的不同方式，治疗疾病、促进机体功能康复的方法。

05.268 磁疗法 magnetotherapy
应用磁场作用于人体的局部或穴位，达到治疗疾病或促进人体健康的方法。

05.269 生物反馈疗法 biofeedback therapy
利用现代生理科学仪器，通过人体内生理或病理信息的自身反馈，当患者经过特殊训练后，进行有意识的"意念"控制和心理训练，从而消除病理过程、恢复身心健康的新型心理治疗方法。

05.270 高压氧疗法 hyperbaric oxygen treatment
患者在特定的高压氧舱内，在高于1个大气压的环境下吸入纯氧或高浓度氧治疗疾病的方法。

05.04.02 周围神经损伤治疗手术方法

05.271 神经松解术 neurolysis
将神经束从周围的瘢痕组织及神经干内的瘢痕组织中松解出来，解除对神经纤维的直接压迫或使受压局部的血循环改善，以利于神经功能恢复的方法。包括神经外松解术和神经内松解术。

05.272 神经外松解术 external neurolysis, extraneural neurolysis
切除神经外膜以外的瘢痕组织或同时切除神经外膜（神经束外的外层神经外膜），以解除瘢痕对神经干压迫的手术方法。

05.273 神经内松解术 internal neurolysis, interfascicular neurolysis
切除神经束间的瘢痕组织（神经束间的内层神经外膜纤维化部分），以解除瘢痕对神经束压迫的手术方法。

05.274 神经束膜松解术 perineurial neurolysis, endoneurolysis, intraneural neurolysis
切除增厚的神经束膜，以解除其对神经束压迫的手术方法。

05.275 神经缝合术 neurorrhaphy
周围神经断离后，进行端对端的缝合，以恢复神经干解剖学连续性的手术方法。

05.276 神经外膜缝合术 epineural suture, epineural neurorrhaphy
通过缝合神经外膜来达到恢复神经连续性的手术方法。

05.277 神经束膜缝合术 perineural suture, perineurial neurorrhaphy, fascicular neurorrhaphy
应用显微外科技术，进行神经干内解剖，通过分别缝合各神经束的束膜达到束与束间精细对接的手术方法。

05.278 神经外膜束膜缝合术 epiperineurial neurorrhaphy
结合神经外膜逢合及神经束膜缝合两者特点，同时缝合神经外膜和束膜以恢复神经连续性的手术方法。

05.279 神经部分缝合术 partial neurorrhaphy
较粗大的神经发生部分损伤时，仅针对损伤部分神经所采取的外膜、束膜或外束膜缝合的手术方法。

05.280 神经端侧缝合术 end-lateral neurorrhaphy, end-to-side neurorrhaphy, termino-lateral neurorrhaphy
适用于神经近端严重损毁，可在邻近性质相同的神经干神经外膜上开一个窗，将受伤神经的远断端与神经干近端侧缝合的手术方法。

05.281　神经移植术　nerve grafting
神经损伤后，由于神经缺损，使神经端端缝合不能保证缝合无张力时，宜取神经段移植于缺损处以消除张力，恢复神经干的解剖连续性的手术方法。

05.282　带蒂神经移植术　pedicled nerve grafting
将神经干连同其供血的神经系膜一同移植到邻近的另一神经干的断端之间修复缺损的手术方法。

05.283　游离神经移植术　free nerve grafting
将移植的神经干或神经束桥接在神经缺损的两断端之间，不吻合移植段的营养血管，移植段神经需从神经床和神经断端长入毛细血管重新获得血液供应的手术方法。

05.284　神经全干移植术　single-stranded nerve grafting
将移植神经与需修复神经进行外膜缝合的手术方法。适用于移植神经与修复神经粗细相仿的情况。

05.285　电缆式神经移植术　cable nerve grafting
将移植神经切成多段，缝合神经外膜，形成一较大神经，再与待修复较粗的神经缝合的手术方法。

05.286　神经束间移植术　interfascicular nerve grafting
先解剖神经干远、近侧断端的神经束或束组，做好鉴别定位，再利用移植的神经束桥接远、近侧断端的相应的神经束，缝合束膜，力争较精确对合的手术方法。

05.287　吻合血管神经移植术　vascularized nerve grafting
将移植段神经连同其营养血管一起移植桥接神经缺损，并吻合其营养血管直接重建移植段神经血供，以利于神经再生、修复神经缺损的手术方法。

05.288　神经植入术　nerve implantation
神经损伤后，若神经远断端毁损，只保留神经近断端，此时可直接将该神经的近断端用游离神经移植缝接延长，植入于终末器官，以期恢复其功能的手术方法。

05.289　运动神经植入术　motor nerve implantation
将运动神经末端植入失神经支配的瘫痪肌肉中形成新的运动终板，使该肌肉重新恢复运动功能的手术方法。

05.290　神经激光缝合法　laser suture of nerve
使用激光技术将清创好的神经断端焊接在一起的方法。

05.291　神经黏合法　fibrin suture of nerve
利用纤维蛋白原类的生物黏合剂将清创好的神经断端对位后黏合在一起的方法。

05.292　静脉管神经桥接术　vein bridge neural prosthesis
利用自身静脉桥接一段神经缺损，将神经两断端的外膜与静脉进行缝合的手术方法。

05.293　骨骼肌神经桥接术　skeletal muscle neural prosthesis
利用骨骼肌的基膜管桥接神经缺损的手术方法。

05.294　神经延长术　nerve lengthening
将受损神经的远、近端充分游离，屈曲邻近关节，使之靠拢，将其缝合，保持关节屈曲固定至伤口愈合，以后逐渐伸直关节，使神经延长的手术方法。

05.295 神经再生室 nerve regeneration chamber
利用假性滑膜鞘管、硅胶管等桥接大鼠坐骨神经 10mm 的缺损，观察神经再生过程，以研究周围神经再生微环境的实验模型。瑞典学者伦德堡（Lundborg）于 1980 年首先介绍。

05.296 肌腱转位术 tendon transfer
在神经损伤不能修复时，可将邻近健全肌肉的肌腱止点转移到合适部位，使平衡失调的肌力恢复平衡，以改善功能，预防畸形发生的手术方法。

05.297 关节融合术 arthrodesis
关节在因创伤或疾病丧失功能时，为消除关节的异常活动，使松弛的关节或连枷关节获得稳定，以改善功能的手术方法。

05.04.03 臂丛损伤的治疗

05.298 臂丛损伤 brachial plexus injury
各种原因致臂丛根、干、股、束、支的全部或部分损伤，产生相应神经功能障碍的统称。

05.299 臂丛根性损伤 brachial plexus root injury
累及部分或全部臂丛 5 条神经根的损伤，导致上肢部分或全部功能丧失。可分为上臂丛损伤、下臂丛损伤和全臂丛损伤。

05.300 上臂丛损伤 upper brachial plexus injury
累及臂丛第五、第六颈神经或第五到第七颈神经根（C5~C6/C5~C7）的损伤。表现为肩不能上举，肘不能屈曲而能伸，屈腕力减弱，上肢伸面感觉大部分缺失，三角肌和肱二头肌萎缩明显，前臂旋前亦有障碍，手指活动尚正常。

05.301 下臂丛损伤 lower brachial plexus injury
累及臂丛第八颈神经和第一胸神经根（C8，T1）的损伤。表现为手功能丧失或严重障碍，肩、肘、腕关节活动尚好。常出现患侧霍纳综合征。检查时，可见手内在肌全部萎缩，尤以骨间肌为甚，有爪形手和扁平手畸形。

前臂及手尺侧感觉缺失。

05.302 臂丛干损伤 trunk of brachial plexus injury
累及臂丛 3 个干（上干、中干、下干）中部分或全部神经干的损伤。根据受累的神经干分为臂丛上干损伤、臂丛中干损伤和臂丛下干损伤。

05.303 臂丛上干损伤 upper trunk injury of brachial plexus
累及臂丛上干的损伤。臂丛上干由第五、第六颈神经（C5~C6）构成，其损伤的临床症状和体征与上臂丛损伤相似。

05.304 臂丛中干损伤 middle trunk injury of brachial plexus
累及臂丛中干的损伤。臂丛中干单独由第七颈神经（C7）构成，其独立损伤临床上极少见，除了短期内伸肌群肌力有影响外，无明显的临床症状和体征。

05.305 臂丛下干损伤 lower trunk injury of brachial plexus
累及臂丛下干的损伤。臂丛下干由第八颈神经和第一胸神经（C8、T1）联合构成，其损伤的临床症状和体征与下臂丛损伤相似。

05.306　臂丛束损伤　cord injury brachial plexus

累及臂丛 3 条束(外侧束、内侧束、后束)中部分或全部神经束的损伤。分为臂丛外侧束、臂丛内侧束和臂丛后束损伤。

05.307　臂丛外侧束损伤　lateral cord injury of brachial plexus

累及臂丛外侧束的损伤。导致由外侧束发出的肌皮神经、正中神经外侧根和胸前外侧神经麻痹，出现相应的感觉和运动障碍。

05.308　臂丛内侧束损伤　medial cord injury of brachial plexus

累及臂丛内侧束的损伤。导致由内侧束发出的尺神经、正中神经内侧根和胸前内侧神经麻痹，出现相应的感觉和运动障碍。

05.309　臂丛后束损伤　posterior cord injury of brachial plexus

累及臂丛后束的损伤。导致由后束发出的肩胛下神经、胸背神经、腋神经和桡神经麻痹，出现相应的感觉和运动障碍。

05.310　全臂丛损伤　complete brachial plexus injury

累及全臂丛的损伤。整个上肢呈缓慢性麻痹，上肢各关节不能主动运动；上肢除臂内侧尚有部分区域存在感觉外，其余全部丧失。

05.311　臂丛探查术　brachial plexus exploration

对受损臂丛进行查明损伤情况、了解损伤程度及确定进一步治疗方案的手术方法。

05.312　丛外神经移位术　exo-plexus nerve transfer

利用受损臂丛以外健康神经作为神经来源，移位修复受损神经的手术方法。

05.313　肋间神经移位术　intercostal nerve transfer

利用功能正常的肋间神经移位修复受损神经(如肌皮神经)的手术方法。

05.314　副神经移位术　accessory nerve transfer

利用功能正常的副神经移位修复受损神经(如肩胛上神经)的手术方法。

05.315　颈丛运动支移位术　motor branch transfer of cervical plexus

利用功能正常的颈丛运动支经移位修复受损神经(如肌皮神经)的手术方法。

05.316　膈神经移位术　phrenic nerve transfer

利用功能正常的膈神经作为动力神经，移位修复受损神经(如肩胛上神经)的手术方式。顾玉东于 1970 年首创应用。

05.317　健侧 C7 神经根移位术　contralateral C7 nerve root transfer

利用健侧第七颈神经根(C7)作为动力神经，移位修复受损臂丛神经的手术方法。主要适合治疗全臂丛根性撕脱伤。由顾玉东于 1986 年首创应用。

05.318　同侧 C7 神经根移位术　ipsilateral C7 nerve root transfer

利用同侧第七颈神经根作为动力神经，移位修复同侧受损臂丛的手术方法。

05.319　丛内神经移位术　intra-plexus nerve transfer

利用臂丛内未受损的神经作为动力神经来源，移位修复受损神经的手术方法。

05.320　部分尺神经移位术　Oberlin procedure

利用臂部尺神经部分束支移位于肌皮神经肱二头肌肌支治疗第五、六颈神经根撕脱伤的手术方法。法国奥贝兰(Oberlin)于 1994年首先报道。

05.321　部分正中神经移位术　partial median nerve transfer
利用正中神经部分神经束移位修复受损肌皮神经的手术方法。其原理与部分尺神经移位术相同。

05.322　肌皮神经肱肌肌支移位术　brachialis branch of musculocutaneous nerve transfer
利用肌皮神经肱肌肌支移位修复正中神经屈指肌束或骨间前神经的手术方法。该术式利用了健全的上干修复第八颈神经和第一胸神经根(C8，T1)撕脱伤。由顾玉东于 2003年报道。

05.323　撕脱神经根回植术　reimplantation of avulsed spinal nerve
臂丛根性撕脱伤后，将撕脱神经根原位回植到脊髓的手术方法。

05.04.04　大脑性瘫痪显微外科治疗

05.324　大脑性瘫痪　cerebral palsy
简称"脑瘫"。人出生前后大脑尚未发育成熟阶段所发生的脑损害而导致的脑功能异常。以运动皮质的损伤最为多见，主要表现为中枢性运动障碍及姿势异常。

05.325　脑瘫分型　classification of cerebral palsy
大脑性瘫痪的分类较复杂，基于病因学、病理学和临床症状，常用迈尼尔(Minear)分型法，将脑瘫分为痉挛型、运动障碍型、共济失调型和混合型四型。其中痉挛型分为双下肢型、四瘫型、偏瘫型和双侧型四个亚型；运动障碍型分为运动过度型或手足徐动型、肌张力障碍型(强直型和弛缓型)两个亚型。

05.326　痉挛型脑瘫　spastic type of cerebral palsy
表现为肌张力明显增高，被动屈曲关节时有伸展样抵抗，缺乏全身主动运动的脑瘫类型。

05.327　二瘫型脑瘫　diplegic type of cerebral palsy
又称"双下肢型脑瘫"病损以双下肢受累为主的大脑性瘫痪。表现为下肢肌张力增高，引起功能障碍。

05.328　四瘫型脑瘫　quadriplegic type of cerebral palsy
病损范围广，四肢均受累的大脑性瘫痪。表现为四肢运动功能受限。

05.329　偏瘫型脑瘫　hemiplegic type of cerebral palsy
病损造成一侧上、下肢受累，该侧躯体功能障碍的大脑性瘫痪。

05.330　双侧偏瘫型脑瘫　double hemiplegic type of cerebral palsy
四肢受累、双上肢重于双下肢、一侧重于另一侧的大脑性瘫痪。

05.331　运动障碍型脑瘫　dyskinetic type of cerebral palsy
肌张力障碍、躯干四肢位置异常的大脑性瘫痪。表现为动摇，有异常运动，似蠕动样躯干扭曲和不随意运动等。

05.332　运动过度型脑瘫　hyperkinetic type of cerebral palsy
以不随意的运动过多为主要表现的大脑性

瘫痪。

05.333　手足徐动型脑瘫　choreoathetoid type of cerebral palsy
锥体外系或脑基底神经节受损的大脑性瘫痪。表现为不随意运动、肌张力降低。

05.334　肌张力障碍型脑瘫　dystonic type of cerebral palsy
锥体束或锥体外系受损导致肌张力异常的大脑性瘫痪。分为强直型和弛缓型。强直型以锥体外系损伤为主，肌肉僵直，活动受限，被动运动阻力增大等。弛缓型以锥体束损伤为主，肌张力减低，肢体颈项瘫软无力，关节活动幅度过大。

05.335　共济失调型脑瘫　ataxia type of cerebral palsy
大脑合并小脑病变所致，表现为平衡功能差，肌张力低下，并伴不随意运动的大脑性瘫痪。

05.336　混合型脑瘫　mixed type of cerebral palsy
痉挛伴手足徐动或手足徐动伴共济失调等两种以上表现类型同时存在的大脑性瘫痪。

05.337　选择性周围神经切断术　selective peripheral neurotomy
对支配痉挛肌肉的神经分支行选择性切断，消除支配肌收缩功能，来矫正动力畸形的手术方法。

05.338　选择性脊神经后根切断术　selective posterior rhizotomy, SPR
通过选择性切断脊神经后根来消除或减少引起肌张力增高的γ环路，以达到解除下肢肌肉痉挛和平衡肌力的手术方法。美国医师皮科克(Peacock)于1992年首次对术中电刺激的高选择性脊髓后根切断术治疗脑瘫患者的下肢痉挛进行了报道。

05.04.05　其他神经损伤显微外科治疗

05.339　选择性骶神经根切断术　selective sacral nerve neurotomy
通过选择性骶神经根切断达到治疗圆锥以上脊髓损伤所致痉挛性膀胱、改善排尿功能的手术方式。

05.340　电刺激排尿术　electric stimulus urination
利用体内植入电极的电刺激重建膀胱排尿

功能的技术。

05.341　磁刺激排尿术　magnetic stimulus urination
应用功能性磁刺激技术刺激骶神经根重建膀胱排尿功能的技术。

05.342　逼尿肌肌成形术　detrusor myoplasty
应用游离移植的功能性肌瓣包裹膀胱来重建逼尿肌功能的手术方式。

05.04.06　脊髓损伤后膀胱功能重建

05.343　神经源性膀胱　neurogenic bladder
因支配膀胱的自主神经系统受损，丧失对膀胱逼尿肌和尿道括约肌的支配和调控，造成膀胱贮尿和排尿功能的障碍。常见病因包括脊髓损伤、多发性硬化、脑血管病变、帕金

森病、糖尿病、脊膜膨出、骨盆骶骨骨折以及手术引起的膀胱神经损伤等。

05.344　痉挛性膀胱　spastic bladder
发生在骶段以上的神经损伤，膀胱的脊髓反

射弧完整，但丧失了大脑高级排尿中枢对膀胱的调控，而呈现高张力、高反射的膀胱。多伴有膀胱逼尿肌与尿道括约肌不协调，患者贮尿与排尿功能双重障碍，表现为尿失禁。

05.345 弛缓性膀胱 flaccid bladder
脊髓圆锥及以下的神经损伤，由于支配膀胱的脊髓低级排尿中枢受损，膀胱反射弧被破坏，多发展成低张力、无反射的膀胱。膀胱逼尿肌丧失收缩功能，患者贮尿功能良好而排尿功能障碍，多表现为尿潴留。

05.346 反射弧 reflex arc
由感受器、传入神经、中枢、传出神经和效应器 5 个部分组成的神经反射通路。一定的刺激使感受器发生兴奋，兴奋以神经冲动的方式经过传入神经传向中枢，经中枢的分析与综合，兴奋通过传出神经到达效应器官，使效应器发生相应的活动。可分为简单反射弧和复杂反射弧。

05.347 人工反射弧 artificial reflex arc
通过人工方法(训练、手术等)新形成的神经反射弧。

05.348 人工膀胱反射弧重建术 artificial bladder reflex arc reconstruction
通过神经移位或移植，建立新的膀胱反射通路，实现截瘫患者可控制性排尿的手术。包括脊髓损伤平面以上或以下的体神经与膀胱自主神经吻合。

05.349 膀胱功能重建术 functional bladder reconstruction
恢复膀胱贮尿和(或)排尿功能的手术。可通过支配膀胱的神经或膀胱肌肉本身的手术来实现。

05.350 神经途径膀胱功能重建术 function-

al bladder reconstruction via neural approach
通过调整、重建膀胱神经的传入或传出通路，改善脊髓损伤后膀胱贮尿和排尿功能的手术。包括膀胱去传入手术、骶神经前根电刺激手术和人工膀胱反射弧重建术。

05.351 膀胱神经再支配术 bladder nerve reinnervation
通过神经吻合、移植来重建膀胱的传入和传出通路，达到改善和恢复膀胱贮尿与排尿功能的手术。有两种方法：一是利用脊髓损伤平面以下骶神经前根，通过神经移位，与支配膀胱的骶神经前根吻合，建立腱-脊髓-膀胱人工反射弧，用于重建脊髓圆锥以上完全损伤所致的痉挛性膀胱排尿功能。二是利用脊髓损伤平面以上正常的脊神经前根，通过神经移植，与支配膀胱的骶神经前根吻合，建立腹壁-脊髓-膀胱人工反射弧，用于重建脊髓圆锥损伤所致弛缓性膀胱功能。

05.352 骶神经前根电刺激排尿术 sacral anterior root stimulated micturitier, SARS
对圆锥以上脊髓损伤所致的痉挛性膀胱，通过膀胱完全性去传入手术，改善贮尿功能；通过体内骶神经前根植入电极，采用体外控制器进行排尿的手术方法。1976 年英国 Brindley 首先创用。

05.353 膀胱去传入术 bladder deafferenta-tion
通过减少或阻断膀胱传入神经通路而改善痉挛性膀胱贮尿功能的手术。包括手术切断、药物阻断等。

05.354 膀胱部分去传入术 bladder partial deafferentation
又称"选择性骶神经后根切断术(selective posterior sacral nerve neurotomy)"。通过选择性切断第 2~4 骶神经后根，达到部分阻断膀胱传入神经通路而改善痉挛性膀胱贮尿功能的手术。

痉挛性转变为弛缓性。目前多用于骶神经前根电刺激排尿术。

05.355　膀胱完全去传入术　bladder complete deafferentation

通过全部切断支配膀胱的第二到第四骶神经后根，达到完全阻断膀胱传入神经通路而改善痉挛性膀胱贮尿功能的手术。使膀胱从

05.356　选择性骶神经根切断术　selective sacral neurotomy

通过选择性切断支配膀胱的部分骶神经根，达到部分阻断传入神经通路，以便缓解膀胱痉挛、改善膀胱贮尿和排尿功能的手术。

05.05　周围神经损伤研究进展

05.05.01　周围神经损伤与再生医学

05.357　再生　regeneration

通过原始胚胎发育过程的部分重现来恢复原有组织结构的过程。

05.358　再生医学　regeneration medicine

通过使用创新的医疗手段重建患病或受损组织，或支持患病或受损组织再生的学科。

05.359　细胞移植术　cellular transplant

将供区(或供体)的细胞移植到受损区，以促进再生的手术方式。

05.360　细胞因子治疗　cytokine therapy

利用细胞因子的生物活性治疗疾病的方法。

05.361　基因治疗　gene therapy

将人的正常基因或有治疗作用的基因通过一定方式导入人体靶细胞以纠正基因的缺陷或者发挥治疗作用，从而达到治疗疾病目的的生物医学技术。

05.362　转基因　transgene

运用科学手段从某种生物中提取所需要的基因，并将其转入另一种生物中，使其与该种生物的基因进行重组，从而产生特定的具有变异遗传性状物质的生物技术。

05.363　克隆　cloning

将含有遗传物质的供体细胞的核移植到去除了细胞核的受体细胞中，利用微电流刺激等使两者融合为一体，并发育成胚胎，再被植入动物子宫内，最终形成相同细胞基因动物的生物技术。

05.364　治疗性克隆　therapeutic cloning

将早期胚胎细胞进行体外培养，获得与供体基因型一致的胚胎干细胞，并使胚胎干细胞定向发育，培育出健康的，可以修复或替代坏死受损的细胞、组织和器官，以达到治疗疾病目的的生物医学技术。

05.365　器官移植术　organ transplantation

将供体健康器官移植到另一个人体内使之迅速恢复功能，来代偿受体相应器官功能的方法。

05.366　干细胞　stem cell

一类具有自我更新能力和分化潜能的细胞。

05.367　全能干细胞　totipotential stem cell

可分化成各种类型的组织细胞的干细胞。哺乳动物中只有受精卵才是全能干细胞。

05.368　万能干细胞　omnipotent stem cell
无法发育成一个个体，但具有可以发育成多种组织能力的细胞。是全能干细胞的后裔。

05.369　多能干细胞　multipotential stem cell
具有分化成多种分化细胞潜能的干细胞系细胞。如胚胎干细胞和成体干细胞。

05.370　单能干细胞　special stem cell
只能产生一种细胞类型，但具有自更新属性的细胞。

05.371　胚胎干细胞　embryonic stem cell
从囊胚期内细胞团分离得到的干细胞。可以分化为体内任何一种类型的细胞。

05.372　成体干细胞　adult stem cell
存在于一种组织或器官中的未分化细胞。具有自我更新的能力，并能分化成所来源组织的主要类型特化细胞。

05.373　造血干细胞　hemopoietic stem cell
存在于造血组织中的一群原始多能干细胞。可分化成各种血细胞，也可转分化成神经元、少突胶质细胞、星形细胞、骨骼肌细胞、心肌细胞和肝细胞等。

05.374　骨髓基质干细胞　marrow stroma stem cell
骨髓内造血干细胞以外的非造血干细胞。这类细胞具有高分化潜能，有向神经细胞分化的能力。

05.375　神经干细胞　neural stem cell
存在于成体脑组织中的一种干细胞。可分化成神经元、星形胶质细胞、少突胶质细胞，也可转分化成血细胞和骨骼肌细胞。

05.376　脂肪干细胞　fat stem cell
从脂肪组织中分离出的多功能干细胞。具有多向分化潜能，但灵活性不如胚胎干细胞。

05.377　生物组织工程　bioartificial tissue engineering
利用工程学和生命科学原理，以人工合成材料为载体复合种子细胞，形成新的有功能组织的技术。

05.378　支架材料　scaffold material
组织工程研究中，具有特定空间结构，能复合并承载种子细胞形成具有替代原组织器官功能的再生医学材料或器官的基质成分。可来源于有机材料，也可来源于无机材料。

05.379　细胞外基质　extracellular matrix
由大分子物质构成的错综复杂的网络。为细胞的生存及活动提供适宜的场所，并通过信号转导系统影响细胞的形状、代谢、功能、迁移、增殖和分化。

05.380　自然源基质　natural matrix
天然存在的基质材料。如胶原和藻酸盐等，为可吸收天然材料。

05.381　无细胞基质　acellular matrix
通过机械或化学方法将一段组织中的细胞成分移去而得到的富含胶原的基质。

05.382　合成聚酯　composite polyester
人工合成的，包括聚乳酸、聚羟基乙酸、聚α-羟基丁酯等的聚酯。

05.383　组织构建　tissue construction
在体外通过模拟体内环境构建多种不同类型的组织工程化组织的过程。如皮肤、软骨等。

05.384　组织工程化人工神经　bioartificial tissue engineering nerve
将经体外培养扩增的神经胶质类种子细胞种植在具有三维支架结构、可生物吸收的自

然源或人工合成的相关材料上构建的神经

缺损的修复材料。

05.05.02　周围神经损伤与细胞因子

05.385　细胞因子　cytokine
由生物有机体的免疫细胞和非免疫细胞合成和分泌的一组异质性多肽调节因子。

05.386　白介素　interleukin
一组由多种类型细胞所分泌的，结构和功能各异的可溶性蛋白。参与细胞间信息交换。

05.387　集落刺激因子　colony stimulating factor
在进行造血细胞体外研究中，可刺激不同的造血干细胞在半固体培养基中形成细胞集落的一些细胞因子。根据其作用范围分为粒细胞集落刺激因子、巨噬细胞集落刺激因子、粒细胞-巨噬细胞集落刺激因子和白介素-3等。

05.388　干扰素　interferon
细胞因子的一种。因其具有干扰病毒的感染和复制作用而得名。

05.389　肿瘤坏死因子　tumornecrosis factor
细胞因子的一种。因其具有杀肿瘤细胞的作用而得名。

05.390　生长因子　growth factor
一类通过与特异的、高亲和的细胞膜受体结合，调节细胞生长与其他细胞功能等多种效应的多肽类物质。

05.391　趋化因子　chemotactic factor
具有吸引白细胞移行到感染部位的一些低分子量的蛋白质。在炎症反应中具有重要作用。

05.392　神经营养因子　neurotrophic factor
一类由神经元、神经支配的靶组织或胶质细胞产生的能支持神经元存活和诱导神经突起生长的多肽因子。

05.393　神经营养素　neurotropin
由机体产生的，对体内多种细胞，尤其是神经细胞的存活、生长、发育、分化和新陈代谢等方面有重要调控作用的生物活性多肽或蛋白质。主要包括神经生长因子(NGF)、脑源性神经生长因子(BDNF)、神经营养素(NT-3、NT-4/5)和源自非哺乳动物的神经营养素(NT-6)。

05.394　神经生长因子　nerve growth factor, NGF
由效应神经元支配的靶组织细胞所合成和分泌的，具有神经元营养和促突起生长双重生物学功能的一种神经细胞生长调节因子。对中枢及周围神经元的发育、分化、生长、再生和功能特性的表达均具有重要的调控作用。

05.395　脑源性神经生长因子　brain-derived growth factor, BDNF
从猪脑中分离出的具有能促进脊髓感觉神经元生长作用的一种蛋白质。

05.396　神经营养素-3　neurotropin-3，NT-3
由119个氨基酸残基构成的一种小分子碱性蛋白质。有6个保守的半胱氨酸并形成3对二硫键。具有促进神经元的生长、发育、分化和成熟，促进再生轴突的髓鞘化等作用。

05.397　神经营养素-4/5　neurotropin-4/5，NT-4/5
由130个氨基酸构成，分子质量为13.9kDa

的小分子蛋白质。具有广泛的生物学作用，可以促进神经元生长、发育、分化与成熟，维持神经元存活及促进神经元损伤修复与再生。

05.398　成纤维细胞生长因子　fibroblast growth factor, FGF
可促进各类细胞，特别是内皮细胞增殖的多肽，有酸性(pI 5.6)和碱性(pI 9.6)两种。在细胞生长、分化过程中起关键作用，与血管生成、伤口愈合和胚胎发育有关。对某些祖细胞的分化具有抑制作用。

05.399　碱性成纤维细胞生长因子　basic fibroblast growth factor, bFGF
一个传递发育信号，促进中胚层和神经外胚层细胞分裂的多肽。具有强烈的血管生成作用。在体外，能刺激细胞增殖和迁移，诱导纤溶酶原激活物及胶原酶活性，是与肝素有高亲和力的细胞促分裂原。

05.400　酸性成纤维细胞生长因子　acid fibroblast growth factor, aFGF
成纤维细胞生长因子家族的原型。结构上缺少分泌所需的信号肽序列，热刺激可诱导其释放。是新血管形成的强诱导剂，在组织修复中起促进作用。

05.401　转化生长因子-β　transforming growth factor-β, TGF
由多种组织分泌的一大类生长因子超家族。具有多种功能，作用于细胞增殖、分化和细胞外基质分泌，参与调控生物体免疫调节、血管形成、胚胎发育、创伤愈合骨的重建等生理过程。包括各种转化生长因子-β、激活蛋白和骨形态发生蛋白等。

05.402　胶质细胞源性神经营养因子　glial cell linederived neurotrophic factor, GDNF
由二硫键连接的同源二聚体糖蛋白。可促进多巴胺神经元存活和分化，增强其摄入高亲和力多巴胺。人胶质细胞源性神经营养因子的成熟肽均有 134 个氨基酸残基，活性形式为糖基化二聚体，能促进神经元尤其是多巴胺能神经元的生长分化，是治疗神经退化性疾病，如帕金森病的潜在有效药物。

05.403　胰岛素样神经生长因子　insulin like nerve growth factor, INGF
一类多功能的细胞增殖、分化调控因子。其化学结构与胰岛素原相近而得名。

05.404　肝细胞生长因子　hepatocyte growth factor, HGF
目前已知生物活性最广泛的生长因子之一。最初作为一种肝细胞有丝分裂原是从肝部分切除大鼠的血清中分离得到的，随后相继从大鼠血小板、人血浆、兔血清中分离纯化得到，其分子质量为 82~85kDa，属不耐热多糖蛋白。在肝中的主要来源是非实质细胞，在肝外的许多细胞甚至包括血小板中都能发现，是多种细胞类型的促分裂原，也能改变细胞的运动性。

05.405　白血病抑制因子　leukemia inhibitory factor, LIF
一种由 179 个氨基酸残基组成的多肽生长因子。由成纤维细胞、T 细胞和巨噬细胞释放的细胞因子，调节原初生殖细胞和胚胎干细胞的生长和分化，其在体外的许多效应能被白介素-6、抑癌蛋白 M 和睫状神经营养因子等模仿，间接地与其受体上所共有的具有信号转导功能的亚基相互作用。

05.406　表皮生长因子　epidermal growth factor, EGF
由下颌下腺等细胞分泌的可刺激上皮细胞和多种细胞增殖的生长因子。

05.407 血管内皮生长因子 vascular endothelial growth factor, VEGF

属血小板源性生长因子家族的生长因子。刺激血管内皮细胞的有丝分裂和血管的发生，提高单层内皮的通透性。

05.408 肌源神经营养因子 muscle-derived neurotrophic factor, MDNF

是一种肌肉组织来源的具有多种神经营养作用的组织因子。对包括脊髓运动神经元在内的多种神经元具有促进生长、减少死亡等功能。

06. 内分泌腺与生殖系统

06.01 内 分 泌 腺

06.01.01 甲 状 腺

06.001 甲状腺 thyroid gland

人体最大的内分泌腺体。位于甲状软骨下紧贴气管第 3、4 软骨环前面，形如"H"，分左、右两个侧叶，中间以峡部相连，约有 50% 自峡部向上伸出一个锥状叶。主要功能是合成甲状腺激素，调节机体代谢。

06.002 甲状腺上动脉 superior thyroid artery

颈外动脉的第一分支分布于甲状腺上部和喉的动脉。从颈外动脉的起始处出发，行向前下方，发出喉上动脉，主干在甲状腺上极分为前、后腺支和外侧腺支。

06.003 甲状腺下动脉 inferior thyroid artery

甲状颈干的主要分支。起始后经颈动脉鞘后方，上行进入腺体侧叶下端，分布于甲状腺后下部和甲状旁腺。

06.004 甲状腺最下动脉 lowest thyroid artery

分布至甲状腺峡部的血管。出现率为 13.8%，可发自头臂干、颈总动脉、主动脉弓、甲状颈干或胸廓内动脉等，经气管前方上升，分

部到甲状峡部。出现率为 10.3%。

06.005 甲状腺上静脉 superior thyroid vein

甲状腺上部静脉血回流血管。在甲状腺侧叶上端汇合，沿同名动脉外侧伴行向上，接受喉上静脉的汇入，越过颈总动脉前方汇入颈内静脉或面总静脉的末端。

06.006 甲状腺中静脉 middle thyroid vein

甲状腺中部静脉血回流血管。从甲状腺侧叶中、下 1/3 相交处外侧起始，越过颈总动脉，注入颈内静脉前外侧壁。只有 58% 的个体具有一侧或双侧的甲状腺中静脉。

06.007 甲状腺下静脉 inferior thyroid vein

甲状腺下部静脉血回流血管。从甲状腺侧叶下端或峡部下缘起始，向下经气管前面入胸腔，汇入左、右头臂静脉根部。

06.008 甲状腺移植术 thyroid transplantation

吻合血管移植胎儿甲状腺至受体以治疗严重甲状腺激素缺乏、药物替代疗法无效的手术。

06.01.02 甲 状 旁 腺

06.009 甲状旁腺 parathyroid gland

分泌甲状旁腺素的腺体。为上、下两对呈淡

棕黄色，扁圆形小体。多位于甲状腺侧叶后缘与甲状腺鞘之间。上甲状旁腺位于甲状腺

侧叶上、中 1/3 交界处；下甲状旁腺多位于甲状腺侧叶后缘近下端的甲状腺下动脉附近。

06.010 同种甲状旁腺移植术 parathyroid allotransplantation

将同种异体的甲状旁腺移植到受体，以治疗某些原因导致的受体甲状旁腺功能低下、长期药物治疗无效而发生各类并发症的手术。

06.011 自体甲状旁腺移植术 parathyroid

autotransplantation

在甲状旁腺功能亢进而需手术切除时，将切除的小部分甲状旁腺薄片重新植入体内，以预防术后甲状旁腺功能低下症的手术。

06.012 胎儿甲状腺-甲状旁腺移植术 foetus thyroid-parathyroid transplantation

以 5 个月以上引产胎儿为供体，以头臂干和右头臂静脉为血管蒂移植右侧甲状腺-甲状旁腺至受体腹股沟区的手术。

06.01.03 肾 上 腺

06.013 肾上腺 suprarenal gland

分泌多种激素的内分泌腺体，是人体重要的内分泌器官。位于腹膜之后，两肾脏的内上方，与肾共同包在肾筋膜内，左、右各一，左侧近似半月形，右侧呈三角形。腺体分周围的肾上腺皮质和内部的肾上腺髓质两部分。

06.014 肾上腺上动脉 superior suprarenal artery

膈下动脉供应肾上腺的小分支。为数条短而细的动脉，供应肾上腺的上部。

06.015 肾上腺中动脉 middle suprarenal artery

腹主动脉供应肾上腺的成对分支。多从腹腔干起点与肾动脉起点之间的一段腹主动脉前外侧壁发出，供应肾上腺的中部。

06.016 肾上腺下动脉 inferior suprarenal artery

肾动脉供应肾上腺的分支。多数从肾动脉或其分支的上缘发出，上行供应肾上腺的下部。

06.017 肾上腺动脉吻合 suprarenal arterial anastomosis

肾上腺上动脉、中动脉和下动脉在肾上腺被膜内形成的丰富血管吻合网。特别是在腺体后面形成的较粗大的血管网。此外，与肾周围的脂肪囊动脉也有肉眼可见的吻合。

06.018 左肾上腺静脉 left suprarenal vein

左肾上腺静脉血回流血管。从肾上腺门穿出，向内下方斜行，接受左膈下静脉的汇入后，经肾上腺前方由外斜向内侧注入左肾静脉。此静脉与左膈下静脉和肾囊静脉相连。

06.019 右肾上腺静脉 right suprarenal vein

右肾上腺静脉血回流血管。较左侧肾上腺静脉短，约在第 1 腰椎水平处，向内行汇入下腔静脉的后壁。

06.020 自体肾上腺移植术 adrenal autotransplantation

将切除的肾上腺一部分进行吻合血管移植至腹股沟区的手术。用于肾上腺皮质功能亢进症患者行肾上腺切除。中国的苗延宗医师等于 1985 年首先实施。

06.01.04　胰

06.021　胰　pancreas
人体第二大消化腺。位于腹后壁的一狭长腺体，可分为胰头、颈、体、尾4部分。由内分泌部和外分泌部组成。内分泌部分泌胰岛素，外分泌部分泌胰液。

06.022　胰十二指肠上动脉　superior pancreati-coduodenal artery
胰十二指肠动脉供应十二指肠和胰的分支。由胃十二指肠动脉在幽门下缘发出，分两支在胰头与十二指肠降部之间前、后面下行，分布于十二指肠降部和胰头。

06.023　胰十二指肠下动脉　inferior pancreati-coduodenal artery
肠系膜上动脉供应胰和十二指肠的分支。自肠系膜上动脉根部发出，分前、后支与胰十二指肠上动脉的前、后支吻合，分布于十二指肠降部和胰头。

06.024　胰背动脉　dorsal pancreatic artery
脾动脉供应胰的最大分支。由脾动脉起始处发出，经胰的上后方分为左、右支沿胰体后面下行，分支供应胰体部。

06.025　胰大动脉　great pancreatic artery
脾动脉供应胰体的分支。从脾动脉的中 1/3 段发出，分左、右支与胰腺的管道系统平行，右支与胰背动脉左支吻合，左支与胰尾动脉和脾动脉胰支吻合。分支分布于胰体后面。

06.026　胰尾动脉　caudal pancreatic artery
脾动脉供应胰尾部的分支。脾动脉入脾门以前的分支，沿胰尾后方行向胰体，分布至胰实质。

06.027　胰下动脉　inferior pancreatic artery
由胰背动脉左支、胰大动脉和脾动脉胰支在胰下缘吻合形成的较细小动脉。分支分布于胰的下缘。

06.028　胰节段移植术　segmental pancreatic transplantation
切取供体的胰体和胰尾吻合血管移植到受体的手术。

06.029　胰-肾联合移植术　simultaneous pancreas-kidney transplantation
将胰腺、肾脏联合切取移植到受体的手术。是治疗胰岛素依赖型糖尿病伴终末期肾衰竭的首选方法。

06.01.05　下颌下腺

06.030　下颌下腺　submandibular gland
人体的唾液腺之一。位于下颌体下缘及二腹肌前、后腹所围成的下颌下三角内，呈扁椭圆形，以下颌舌骨肌后缘为界分为较大的浅部和较小的深部。自体下颌下腺移植主要移植浅部。其导管由浅部的深面发出，开口于舌下阜。

06.031　自体下颌下腺移植术　autologous submandibular gland transfer
自体部分下颌下腺以面动脉为供血动脉与受区的颞浅动脉吻合的游离移植手术。用于治疗干眼症。

06.01.06　胸　腺

06.032　胸腺　thymus
分泌胸腺素和促胸腺生成素的中枢淋巴器

官和中枢免疫器官。位于上纵隔的最前部，在胸骨柄与大血管之间，呈锥体形，由不对称的左、右叶组成，两叶间借结缔组织相连。青春期前发育良好，青春期后逐渐退化，为脂肪组织所代替。

06.033 胸腺动脉 thymus artery
分布到胸腺的血管。可源于胸廓内动脉、甲状腺下动脉、心包膈动脉和锁骨下动脉。其中以胸廓内动脉发出的胸腺动脉最为恒定，多在第二肋平面以上发出，从胸腺的后外侧和前外侧上部进入胸腺。

06.034 胸腺静脉 thymus vein
胸腺静脉血回流的血管。胸腺内的静脉伴动

脉而行，出胸腺后汇入头臂静脉、胸廓内静脉或甲状腺下静脉。

06.035 胸腺移植术 transplantation of thymus
将供体带血管蒂胸腺以游离移植到受体的手术。用以治疗受体胸腺素缺乏或先天性免疫缺陷等疾患。

06.036 胎儿胸腺移植术 foetus thymus transplantation
6 个月以上引产胎儿带血管蒂胸腺以游离移植方式移植到受体的手术。主要用于胸腺素缺乏或先天性免疫缺陷的治疗。中国医师王胜发等于 2001 年报道。

06.02 生 殖 腺

06.02.01 睾丸和输精管

06.037 睾丸 testis
为男性生殖腺。位于阴囊内，左、右各一。呈椭圆形，表面光滑，分前、后缘，上、下端和内、外侧面。其功能是产生精子和分泌男性激素。

06.038 睾丸动脉 testicular artery
腹主动脉供应睾丸和附睾的成对分支。在肾动脉的稍下方起自腹主动脉前外侧，向下外侧斜行，循腰大肌外侧缘下降，在盆部行于髂外动脉的外前方，进入腹股沟管腹环与输精管伴行，经腹股沟管到达皮下环，伴精索至睾丸和附睾。

06.039 睾丸静脉 testicular vein
睾丸和附睾静脉血回流的血管。由睾丸和附睾的小静脉形成的蔓状丛起始，向上逐渐汇合成 3~4 条，经腹股沟管段的腹环处汇合成两条，与同名动脉伴行，循腰大肌腹面斜向上行汇成 1 条，右侧以锐角汇入下腔静脉，

左侧呈直角汇入左肾静脉。

06.040 腹壁下动脉 inferior epigastric artery
髂外动脉供应腹前壁的分支。在腹股沟韧带深面发自髂外动脉末端的前壁，起始后在腹股沟管腹环内侧，斜向脐部经半环线进入腹直肌鞘，分支分布于腹直肌及腹前壁皮肤。

06.041 腹壁下静脉 inferior epigastric vein
腹壁下动脉的伴行静脉。向上与腹壁上静脉相连。在腹股沟韧带上方约 1 cm 处汇入髂外静脉。

06.042 自体睾丸移植术 autotransplantation of testis
将位于腹腔的隐睾吻合血管移植到阴囊的手术。近睾丸动脉的起点和静脉的汇入处切断，将睾丸动脉与腹壁下动脉分支，睾丸静脉与大隐静脉属支吻合。用于高位隐睾、不

能进行睾丸固定手术，外伤或手术损伤精索血管而无法进行血管修补者。美国医师西尔伯(Silber)于1976年报道。

06.043　同种睾丸移植术　homogeneity transplantation of testis
将异体的睾丸吻合血管移植至受体的手术。适用于先天性或外伤性无睾症，双侧睾丸萎缩和先天性双侧睾丸发育不良伴有雄激素分泌缺乏者。在供体的腹股沟管深环附近，将睾丸动、静脉切断与受体的腹壁下动脉分支、睾丸静脉与大隐静脉属支吻合睾丸移植。

06.044　输精管吻合术　vasovasostomy
在输精管结扎术后，需要再生育或有严重并发症经各种治疗无效者，切除结扎部位吻合输精管复通的手术。

06.045　附睾-输精管吻合术　epididymisvasovasostomy
切除曲细精管至射精管开口之间的阻塞，行附睾输精管吻合的手术。

06.046　雅各布森全层吻合术　Jacobson full-thickness anastomosis
直接全层输精管吻合的手术。

06.047　西贝尔吻合术　Siber anastomosis
分别吻合输精管黏膜层和肌外膜层的手术。

06.048　欧文吻合术　Owen anastomosis
分别吻合输精管的黏膜层、肌层和外膜三层的手术。

06.02.02　卵巢和输卵管

06.049　卵巢　ovary
女性生殖腺，是产生卵子和分泌女性激素的器官。位于盆腔侧壁、髂内外动脉之间的卵巢窝内，左右各一，呈扁卵圆形，分为上下端、前后缘和内外侧面。

06.050　输卵管　uterine tube
输送卵子的肌性管道。长约10~14cm，左、右各一，位于子宫底两侧，连于卵巢上端、子宫阔韧带上缘内。

06.051　卵巢动脉　ovarian artery
腹主动脉供应卵巢的成对分支。起始部位和腹部的走行经过与睾丸动脉相似。越过髂外血管前方入盆，进入卵巢悬韧带，沿卵巢下方行进在系膜中经卵巢门入卵巢，分布至卵巢和输卵管。

06.052　卵巢静脉　ovarian vein
卵巢静脉血回流血管。起自于卵巢静脉丛，经卵巢悬韧带两层间，再经髂外动脉表面，先合为两条，继而合为一条与动脉伴行上行，左侧汇入左肾静脉，右侧汇入下腔静脉。

06.053　输卵管动脉　fallopian artery
卵巢动脉供应输卵管的细小分支。起自于卵巢动脉，以1~2伞支为主，沿输卵管系膜向外至伞，然后分成3~5支，布于伞部，且与子宫动脉的输卵管支吻合。

06.054　输卵管静脉　vena oviductus
输卵管静脉血回流血管。一部分汇成输卵管支与子宫动脉输卵管支伴行，再次汇合后，注入子宫静脉；另一部分由输卵管静脉支汇入卵巢静脉。

06.055　输卵管复通术　salpingostomy
针对绝育手术或疾病引起的输卵管阻塞，用显微外科技术进行输卵管的再通手术。

06.056　输卵管粘连分离术　salpingolysis
将粘连的输卵管、卵巢伞端及卵巢分离恢复
到正常解剖形态及活动度的手术。

06.057　输卵管伞端整形术　plasty of fim-briated extremity of fallopian
修复已发生病理改变但部分通畅的卵巢伞端手术。

06.058　输卵管造口术　fallostomy
对卵巢伞部完全闭锁，输卵管呈积水样改变者进行的输卵管重新造口的手术。

06.059　输卵管端-端吻合术　end-to-end anastomosis of ovarian tube
在切除炎性或阻塞部分的输卵管后，通过正常的断端吻合，恢复输卵管通畅的手术。

06.060　输卵管种植术　plantation of ovarian tube
将输卵管远侧端植入宫腔内的手术。

06.061　卵巢移植术　transplantation of ovary
切取带血管蒂的卵巢供体，将卵巢移植于受体腹股沟部或胸外侧部的手术。适用于中青年女性因卵巢肿瘤或其他原因进行双侧卵巢切除，导致严重的内分泌障碍者。

06.062　自体卵巢移植术　autoallergic trans-plantation of ovary
盆腔肿瘤切除时，将有可能保存的卵巢吻合血管移植到腹股沟区或胸外侧部的手术。中国的宋伯来于 1982 年首先开展此手术。

06.063　同种卵巢移植术　homogeneity transplantation of ovary
切取供体带血管的卵巢，移植到患者腹股沟区或胸外侧部的手术。适用于中青年女性因卵巢肿瘤或其他原因做两侧卵巢切除，导致严重内分泌功能失调者。中国的朱家恺等于 1980 年报道。

07.　大网膜与淋巴系统

07.01　大　网　膜

07.001　大网膜　greater omentum
连于胃大弯与横结肠之间双层腹膜形成的结构。由胃大弯和十二指肠起始部下延形成大网膜的前两层，下垂至脐平面或稍下方，再向后返折向上形成后两层连于横结肠。呈围裙状下垂并覆盖横结肠和大部分空肠、回肠的前面。血供丰富，具有保护、防御、分泌、吸收和修复等功能。

07.002　胃网膜左动脉　left gastroepiploic artery
脾动脉供应胃大弯和大网膜的分支。从脾动脉末端发出向右下经胃脾韧带两层之间，在大网膜的前两层间向右行，与胃网膜右动脉吻合，分布于胃大弯附近的胃、后壁和大网膜。

07.003　胃网膜右动脉　right gastroepiploic artery
胃十二指肠动脉供应胃大弯及大网膜的分支。在十二指肠上部或幽门的后方发自胃十二指肠动脉，沿胃大弯经大网膜前两层左行，分布至胃大弯附近的胃前后壁和大网膜。

07.004　胃网膜动脉弓　gastroepiploic arterial arcade
位于胃大弯，由胃网膜左动脉与胃膜右动脉吻合形成的动脉弓。沿途向上发出许多胃支，向下发出许多网膜支。

07.005　网膜左后动脉　left posterior epiploon artery
位于大网膜左侧的后两层内的动脉。由大网膜左动脉起始部发出的较大分支，延续成为大网膜动脉弓。

07.006　网膜右动脉　right epiploon artery
胃网膜右动脉起始部发出的分支，沿大网膜右缘的前层下行，直至大网膜下缘时，再转向上，行于大网膜后层内，参加大网膜动脉弓的形成。

07.007　网膜前动脉　anterior epiploon artery
位于大网膜前的动脉，分长支和短支。长支较粗大，向下可达大网膜下缘，参加大网膜动脉弓的形成；短支只达大网膜前层中下部，又称网膜短动脉(short epiploon artery)。

07.008　网膜后动脉　posterior epiploon artery
大网膜动脉弓向上发出的分支。在大网膜后层内上行，分布于横结肠系膜。

07.009　大网膜边缘动脉弓　marginal arterial arc of omentum
位于大网膜后层中、下交界处附近的大网膜动脉弓。主要由网膜左后动脉延续组成，与各网膜动脉均有吻合，是大网膜下部血供沟通的主要渠道。

07.010　大网膜移植术　great omentum grafting
应用显微外科技术将大网膜移植修复组织缺损或改善局部血液循环的手术。移植的方式可采用游离方式移植或带胃网膜右动静脉为蒂的方式移植。

07.02　淋巴管系统

07.011　浅淋巴结　superficial lymph node
位于浅筋膜内的淋巴结，在活体上常易触及。

07.012　深淋巴结　deep lymph node
位于深筋膜深面的淋巴结。

07.013　浅淋巴管　superficial lymphatic vessel
位于浅筋膜内，多与浅静脉伴行的淋巴管。

07.014　深淋巴管　deep lymphatic vessel
位于深筋膜深面，多与血管和神经束伴行的淋巴管。

07.015　右淋巴导管　right lymph duct
引流右上肢、右胸部和右侧头颈部的淋巴管道。位于右侧颈根部，由右颈干、右锁骨下干和右支气管纵隔干汇合而成，注入右颈静脉角。

07.016　胸导管　thoracic duct
引流左侧半身、右侧下半身的淋巴管道。在第1腰椎前方，由左右腰干和肠干汇合而成，起自乳糜池，经主动脉裂孔入胸腔，在主动脉与奇静脉间上行，至第5胸椎平面转向左侧，经胸廓上口至颈根部，注入左静脉角。

07.017　淋巴水肿　lymphedema
局部淋巴回流障碍引起的组织内淋巴液的积聚，继而产生的皮下组织增生纤维化，伴反复发作的淋巴管炎。

07.018　原发性淋巴水肿　lymphedema praecox
淋巴系统发育不全或不同程度的缺损所致的淋巴回流障碍造成的肢体肿胀。根据开始发生水肿的年龄又分为：先天性，从婴儿出生或出生后不久发生的淋巴水肿；早发性，在35岁以前发生的淋巴水肿；迟发性，35

岁以后发生的淋巴水肿。

07.019 继发性淋巴水肿 secondary lymphedema

因后天原因导致的淋巴回流障碍而造成的肢体肿胀。包括反复发作的淋巴管炎症、恶性肿瘤细胞阻塞、手术和放射治疗，以及外伤对淋巴管和淋巴结的破坏。

07.020 阴囊淋巴水肿 lymphedema of scrotum

因丝虫病引起的阴囊淋巴管阻塞而导致的淋巴水肿。

07.021 乳糜溢 chylorrhea

因丝虫病引起淋巴管阻塞的病理状态。表现为女性外阴明显水肿，皮肤增厚，出现无数疣状增生物或大小不等的白色乳糜黏性水泡，后者极易磨破流出大量乳糜性液体。

07.022 乳糜尿 chyluria

因淋巴回流障碍而导致乳糜液滞留，逆流入尿液中的病理现象。

07.023 乳房淋巴水肿 lymphedema of breast

原发性的先天性淋巴管不发育或发育不良，引起的乳房淋巴回流障碍造成的水肿。

07.024 淋巴结-静脉吻合术 lymph node-venous anastomosis

横剖开淋巴结，将淋巴结囊与静脉吻合，重建淋巴回流通道的手术。

07.025 淋巴管-静脉吻合术 lymphaticovenous shunt

将淋巴管近心端与附近的小静脉进行吻合重建淋巴回流的手术。

07.026 淋巴结移植术 lymph node transplantation

应用显微外科技术吻合血管腹股沟浅淋巴结移植治疗乳腺癌根治术后上肢淋巴水肿的手术。

07.027 淋巴管移植术 lymphatic vessel grafting

将游离移植的淋巴管越过阻塞段，桥接于远端被梗阻的淋巴管与近端正常淋巴管之间重建淋巴回流通道的手术。

07.028 胸导管吻合术 anastomosis of thoracic duct

将胸导管与颈内静脉端侧吻合的手术。可用于降低门静脉压力、减少食管静脉曲张出血和减轻腹水症状。

英 汉 索 引

A

arteriovenous anastomosis branch * 动静脉吻合支 03.040

arteriovenous fistula 动静脉瘘 01.133

arteriovenous shunt 动静脉短路 03.040

arteriovenous shunt venous flap * 动脉静脉转流轴型静脉皮瓣 03.062

artery 动脉 02.066

artery-to-vein ratio 动静脉比例 02.220

artery trunk with branch 主干带小分支血管 03.030

arthrodesis 关节融合术 05.297

articular cartilage 关节软骨 04.029

artificial bladder reflex arc reconstruction 人工膀胱反射弧重建术 05.348

artificial reflex arc 人工反射弧 05.347

aspirin 阿司匹林 01.145

ataxia type of cerebral palsy 共济失调型脑瘫 05.335

ATP 腺苷三磷酸 05.247

atraumatic technique 无创技术 01.053

atraumatic technique of microsurgery 显微无创技术 01.054

autoallergic transplantation of ovary 自体卵巢移植术 06.062

autologous submandibular gland transfer 自体下颌下腺移植术 06.031

autonomic ganglion 自主神经节 05.011

autonomic nerve 自主神经，* 植物神经，* 内脏神经 05.035

autonomous sensory region 感觉自主带，* 感觉绝对支配区 03.009

autonomous sensory zone 感觉自主带，* 感觉绝对支配区 03.009

autotransplantation of testis 自体睾丸移植术 06.042

avulsion amputation 撕脱性离断 02.171

axial line 线 03.141

axial pattern flap 轴型皮瓣 03.052

axillary nerve 腋神经 05.051

axon 轴突 05.006

axonal degeneration 轴索变性 05.107

axonotmesis 轴突断伤 05.119

axoplasmic transport 轴质运输 05.087

B

base 基部 03.050

basic fibroblast growth factor 碱性成纤维细胞生长因子 05.399

basic operative technique of microsurgery 显微外科基本手术技术 01.052

BDNF 脑源性神经生长因子 05.395

bedsore * 褥疮 03.136

benzazoline 妥拉苏林 01.149

bFGF 碱性成纤维细胞生长因子 05.399

biceps femoris [long head] myocutaneous flap 股二头肌长头肌肌皮瓣 03.257

big toe to thumb reconstruction 拇趾游离再造手拇指术 02.153

binocular operative microscope 双目手术显微镜 01.033

bioartificial tissue engineering 生物组织工程 05.377

bioartificial tissue engineering nerve 组织工程化人工神经 05.384

biofeedback therapy 生物反馈疗法 05.269

bi-pedicle flap 双蒂皮瓣 03.087

bladder complete deafferentation 膀胱完全去传入术 05.355

bladder deafferentation 膀胱去传入术 05.353

bladder nerve reinnervation 膀胱神经再支配术 05.351

bladder partial deafferentation 膀胱部分去传入术 05.354

bleeding test 放血试验 01.124

blood-letting therapy 放血疗法 01.136

blood-nerve barrier 血-神经屏障 05.086

blood vessel 血管 02.065

blood vessel clamp 血管夹 01.038

body position nerve injury 体位性神经损伤 05.133

bone 骨 04.001

bone callus formation 骨痂形成 04.053

bone canaliculus 骨小管 04.039

bone defect 骨缺损 04.065

bone destruction 骨破坏 04.066

bone fixation 骨折固定 02.116

bone flap 骨瓣 04.076

bone graft 植骨 04.074

bone lacuna 骨陷窝 04.040

bone lamella　骨板　04.031

bone lengthening of finger　指延长术　02.156

bone lengthening of thumb　拇指延长术　02.155

bone marrow　骨髓　04.013

bone matrix　骨基质　04.034

bone medullary cavity　骨髓腔　04.011

bone moulding　骨塑形　04.055

bone nonunion　骨不连　04.064

bone reconstruction　骨重建　04.054

bone remodeling　骨重建　04.054

bone trabecula　骨小梁　04.009

bone transplantation　骨移植[术]　04.075

bone tuberculosis　骨结核　04.070

bone tumor　骨肿瘤　04.067

brachialis branch of musculocutaneous nerve transfer　肌皮神经肱肌肌支移位术　05.322

brachial plexus　臂丛　05.043

brachial plexus blocking anesthesia　臂丛阻滞麻醉　01.088

brachial plexus exploration　臂丛探查术　05.311

brachial plexus injury　臂丛损伤　05.298

brachial plexus root injury　臂丛根性损伤　05.299

brachioradialis muscle flap　肱桡肌肌皮瓣　03.216

brain-derived growth factor　脑源性神经生长因子　05.395

breadth of suturing margin　边距　01.061

bridge callus　桥梁骨痂　04.059

Büngner zone　宾格尔带　05.116

Bunnell tendon suture　邦内尔缝合术　02.105

bupivacaine　＊布比卡因　01.096

by-pass route retrograde flow　"迷宫式途径"逆流　03.091

C

cable nerve grafting　电缆式神经移植术　05.285

calcaneus bone flap　跟骨骨瓣　04.198

calcaneus bone flap based on the anterior lateral malleolus vessel　外踝前血管蒂跟骨骨瓣　04.200

calcaneus bone flap based on the descending perforating branch of fibular vessel　腓血管穿支降支蒂跟骨骨瓣　04.203

calcaneus bone flap based on the lateral calcaneal vessel　跟外侧血管蒂跟骨骨瓣　04.201

callus　骨痂　04.056

calparine　肝素　01.143

cancellous bone　骨松质　04.008

capillary　毛细血管　02.068

capillary hemorrhage by nail extraction　拔甲渗血　01.137

capillary refilling reaction　毛细血管充盈反应，＊毛细血管充盈试验　01.123

capitate bone flap based on the dorsal branch of anterior interosseous vessel　骨间前血管腕背支蒂头状骨骨瓣　04.142

capsular nerve ending　有被囊神经末梢　05.025

carpal tunnel　腕管　02.057

carpal tunnel syndrome　腕管综合征　05.144

cartilage capsule　软骨囊　04.027

cartilaginous ossification　软骨内成骨　04.050

caudal pancreatic artery　胰尾动脉　06.026

cell body　胞体　05.003

cellular transplant　细胞移植术　05.359

central extensor band　伸肌腱中央束　02.033

cerebral palsy　大脑性瘫痪，＊脑瘫　05.324

cerebrospinal ganglion　脑脊神经节　05.010

cervical plexus　颈丛　05.036

cervico-dorsal fasciocutaneous flap　颈背部筋膜皮瓣　03.188

cervico-humeral flap　颈肱皮瓣　03.165

chain-link flap　串联皮瓣　03.078

chemical pharmacal nerve injury　化学药物性神经损伤　05.130

chemical synapse　化学突触　05.095

chemotactic factor　趋化因子　05.391

chimeric flap　嵌合皮瓣　03.077

chimeric perforator flap　穿支嵌合皮瓣　03.120

Chinese flap　前臂桡侧皮瓣，＊中国皮瓣　03.096

choreoathetoid type of cerebral palsy　手足徐动型脑瘫　05.333

chronic wound　慢性创面　03.135

chylorrhea　乳糜溢　07.021

chyluria　乳糜尿　07.022

circulation care　血液循环监护　01.118

circulation crisis　＊血液循环危象　01.107

circulation monitoring　血液循环监护　01.118

circumferential branch of musculocutaneous artery　肌皮动脉缘支　03.032

circumferential lamella　环骨板　04.032

citicoline　胞二磷胆碱　05.248

classification of cerebral palsy　脑瘫分型　05.325

classification of muscular vessel　肌肉血管分型　03.103

clavicular bone flap　锁骨骨瓣　04.102

clavicular bone flap based on the acromal branch of thoracoacromal vessel　胸肩峰动脉肩峰支锁骨骨瓣　04.107

claw hand deformity　爪形手畸形　05.182

claw-like toe deformity　爪状趾畸形　05.187

Cleland ligaments　＊骨皮韧带　02.021

clinical anesthesia　临床麻醉　01.079

clip paper test positive　夹纸试验阳性　05.236

cloning　克隆　05.363

cocked hat thumb lengthening　帽状皮瓣拇指延长术　02.157

cograft　复合移植术　01.029

cold jerk test　寒冷反射试验　05.233

collateral circulation　侧支循环　01.106

collecting venule　集合微静脉　03.038

colony stimulating factor　集落刺激因子　05.387

combined flap　组合皮瓣　03.075

combined general anesthesia　复合全身麻醉　01.081

combined perforator flap　穿支组合皮瓣　03.121

combined spinal- epidural anesthesia　腰-硬联合阻滞　01.092

common palmar digital artery　指掌侧总动脉　02.073

common palmar digital nerve　指掌侧总神经　02.083

common peroneal nerve　腓总神经　05.077

common peroneal nerve entrapment syndrome　腓总神经卡压综合征　05.149

communicating branch vein　交通支静脉　03.021

compact bone　骨密质　04.007

complete amputation　完全离断　02.168

complete anesthesia　完全性感觉缺失　05.167

complete brachial plexus injury　全臂丛损伤　05.310

composite flap　复合皮瓣　03.071

composite polyester　合成聚酯　05.382

compound flap　复合组织瓣　03.070

compound muscle action potential　复合肌肉动作电位，＊M 波　05.218

concomitant vasa nervorum　神经伴行动脉　03.113

cone of growth　生长锥　05.115

conjoint flap　嵌合皮瓣　03.077

conjugation　接合[术]　01.057

contracture of first web　虎口狭窄　02.048

contralateral C7 nerve root transfer　健侧 C7 神经根移位术　05.317

controlled hypotension　控制性降压　01.102

cord injury brachial plexus　臂丛束损伤　05.306

core suturing of tendon　中心肌腱缝合术　02.104

corpus unguis　甲体　02.010

coryoint flap　联合皮瓣，＊联体皮瓣　03.076

costal cartilage flap based on the internal thoracic vessel　胸廓内血管蒂肋软骨瓣　04.099

cranial nerve　脑神经　05.033

creeping substitution　爬行替代　04.052

critical closure pressure　临界关闭压　03.041

crossed bridge flap transfer　皮瓣桥式交叉移植术　03.152

crossing Kirschner wire internal fixation　交叉克氏针内固定　02.122

cross-leg flap carried by posterior tibial artery as bridge　胫后动脉皮瓣桥式交叉转移　03.280

crucial wire fixation　钢丝十字交叉固定　02.123

crushing amputation　压砸性离断　02.172

CT myelography　CT 脊髓造影　05.244

cubital tunnel syndrome　肘管综合征　05.140

cuboid bone flap　骰骨骨瓣　04.204

cuboid bone flap based on the lateral tarsal vessel　跗外侧血管蒂骰骨骨瓣　04.205

cuneiform bone flap　楔骨骨瓣　04.211

cuneiform bone flap based on the medial anterior malleolar vessel　内踝前血管蒂楔骨骨瓣　04.212

cuneiform bone flap based on the medial tarsal vessel　跗内侧血管蒂楔骨骨瓣　04.213

cutaneous angiosome　血管体区　03.042

cutaneous flap　皮瓣　03.047

cutting amputation　切割性离断　02.170

cytokine　细胞因子　05.385

cytokine therapy　细胞因子治疗　05.360

D

decubitus ulcer　压疮　03.136

deep fascia　深筋膜　03.005

deep fascial venous plexus　深筋膜微静脉网　03.025

deep fascia vascular plexus　深筋膜血管网　03.016

deep inferior epigastric artery perforator flap　腹壁下[深]动脉穿支皮瓣　03.124

deep lymphatic vessel　深淋巴管　07.014

deep lymph node　深淋巴结　07.012

deep palmar arch　掌深弓　02.063

deep palmar venous arch　掌深静脉弓　02.078

deep peroneal nerve　腓深神经　05.079

deep plantar artery　足底深支　02.087

deep sensation　深感觉　05.157

deep source artery　深部源动脉　03.026

deep transverse metacarpal ligament　掌骨深横韧带　02.052

deep vein　深静脉　03.018

degloving injury　脱套伤，* 套状撕脱伤　02.174

delayed replantation　延期再植术　02.227

delay primary nerve repair　延迟一期神经修复　05.253

delay thumb-finger reconstruction　延期拇-手指再造术，* 亚急诊再造　02.133

deliberate hypothermia　人工低温　01.103

deltoid fasciocutaneous flap　* 三角肌区筋膜皮瓣　03.198

deltoid pedicled clavicular flap　三角肌蒂锁骨骨瓣　04.106

deltoid pedicled scapula spine bone flap　三角肌蒂肩胛冈骨瓣　04.110

deltopectoral skin flap　胸三角皮瓣　03.190

demyelination　脱髓鞘　05.110

dendrite　树突　05.005

dermal vascular plexus　真皮血管网　03.013

dermatoglyph　皮纹　02.001

dermis　真皮　03.003

destructive amputation　毁损性离断　02.173

detrusor myoplasty　逼尿肌肌成形术　05.342

dextran-40　低分子右旋糖酐　01.146

DIEP　腹壁下[深]动脉穿支皮瓣　03.124

diffused pain　扩散痛　05.175

digital cross flap　交指皮瓣　03.236

digital palmar flap　指掌侧皮瓣　03.227

digital reverse-flow island flap　指动脉逆行岛状皮瓣　03.234

digital stepladder advancement flap　手指锯齿状阶梯推进岛状皮瓣　03.247

digital substraction angiography　数字减影血管造影　01.050

diplegic type of cerebral palsy　二瘫型脑瘫，* 双下肢型脑瘫　05.327

dipyridamole　* 双嘧达莫　01.144

direct cutaneous branch of muscular vessel　* 肌肉血管直接皮肤分支　03.032

direct cutaneous vessel　直接皮血管　03.027

direct perforator flap　* 直接穿支皮瓣　03.116

dissection plane　解剖平面　03.144

dissociated sensory disorder　分离性感觉障碍　05.168

distal-based flap　远端蒂皮瓣　03.084

distally-pedicled flap　远端蒂皮瓣　03.084

distal radial artery perforator-based flap　桡动脉远侧穿支皮瓣　03.205

distal tibiofibular periosteal flap based on the superficial fibular vessel　腓浅血管蒂胫腓骨下段骨膜瓣　04.190

distance between needle and needle　针距　01.062

distance between suture and edge　边距　01.061

distance between suture stitches　针距　01.062

distant flap　远位皮瓣　03.058

divided sensory disorder　分裂性感觉障碍　05.169

dominant artery　优势动脉　02.219

donor　供体　01.020

dorsal aponeurosis　* 指背腱膜　02.030

dorsal bi-pedicled flap　指背双蒂皮瓣　03.232

dorsal carpal arch　* 腕背弓　02.061

dorsal carpal rete　腕背网　02.061

dorsal digital artery　指背动脉　02.076

dorsal digital artery of toe　趾背动脉　02.092

dorsal digital flag flap　指背侧旗帜皮瓣　03.231

dorsal digital flap based on the terminal branch of digital artery　指动脉终末背侧支岛状皮瓣　03.250

dorsal digital vein　指背静脉　02.081

dorsal first web space flap　虎口背侧皮瓣　03.223

dorsal index flap　示指背皮瓣　03.230

dorsal interossei　骨间背侧肌　02.044

dorsalis pedics artery　足背动脉　02.086

dorsal lumbar fasciocutaneous flap　腰背筋膜皮瓣　03.193

dorsal metacarpal artery flap　掌背动脉皮瓣　03.224

dorsal metacarpal artery perforator flap　掌背动脉穿支皮瓣　03.225

dorsal metacarpal vein　掌背静脉　02.079

dorsal metatarsal flap　跖背动脉皮瓣　03.292

dorsal metatarsal vein　跖背静脉　02.097

dorsal oblique digital flap　指背斜形皮瓣　03.249

dorsal pancreatic artery　胰背动脉　06.024

dorsal pedis flap　足背动脉皮瓣　03.291

dorsal scapular nerve　肩胛背神经　05.045

dorsal venous arch of foot　足背静脉弓　02.096

dorsoradial metacarpal flap　手背桡侧皮瓣　03.221

dorsoradial neurovascular thumb island flap　拇指桡背侧神经血管蒂岛状皮瓣　03.244

dorsoradial thumb flap　拇指桡背侧皮瓣　03.229

dorsoulnar metacarpal flap　手背尺侧皮瓣　03.222

dorsoulnar thumb flap　拇指尺背侧皮瓣　03.228

double crucial silk suture　双十字缝合术　02.103

double hemiplegic type of cerebral palsy　双侧偏瘫型脑瘫　05.330

double loop suture　双套圈缝合术　02.110

double retrograde venous flow　静脉血二次逆流　03.093

double second toes bridging [joint] reconstruction　双趾串联再造手指法　02.150

drug treatment　药物治疗　05.245

DSA　数字减影血管造影　01.050

dyskinetic type of cerebral palsy　运动障碍型脑瘫　05.331

dystonic type of cerebral palsy　肌张力障碍型脑瘫　05.334

E

early staged thumb-finger reconstruction　早二期拇-手指再造术　02.135

ecphyma　突起　05.004

Eden test　肋锁挤压试验，* 伊登试验　05.238

EGF　表皮生长因子　05.406

elastic cartilage　弹性软骨　04.022

elbow amputation　肘关节离断　02.179

electrical silence　电静息　05.196

electrical synapse　电突触　05.094

electric stimulus urination　电刺激排尿术　05.340

electromyogram　肌电图　05.191

elevation of the affected extremity　患肢抬高　01.116

embedded loop suture　埋入式套圈缝合术　02.111

embryonic stem cell　胚胎干细胞　05.371

emergency thumb-finger reconstruction　急诊拇-手指再造术　02.132

end-lateral neurorrhaphy　神经端侧缝合术　05.280

endoneurium　神经内膜　05.082

endoneurolysis　神经束膜松解术　05.274

endosteum　骨内膜　04.017

endotracheal intubation　气管内插管　01.105

end plate noise　终板噪声　05.193

end-plate potential　终板电位　05.208

end-to-end anastomosis of ovarian tube　输卵管端-端吻合术　06.059

end-to-end vessel anastomosis　血管端端吻合术　01.063

end-to-side neurorrhaphy　神经端侧缝合术　05.280

end-to-side vessel anastomosis　血管端侧吻合术　01.064

epidermal growth factor　表皮生长因子　05.406

epidermis　表皮　03.002

epididymisvasovasostomy　附睾-输精管吻合术　06.045

epidural block　硬膜外阻滞　01.091

epineural neurorrhaphy　神经外膜缝合术　05.276

epineural suture　神经外膜缝合术　05.276

epineurium　神经外膜　05.084

epiperineurial neurorrhaphy　神经外膜束膜缝合术　05.278

epiphyseal cartilage　骺软骨　04.028

epiphyseal plate　骺板　04.030

eponychium　甲上皮　02.017

evoked potential　诱发电位　05.224

excitatory synapse　兴奋性突触　05.096

exercise therapy　运动疗法　05.256

exo-plexus nerve transfer　丛外神经移位术　05.312

exploration of blood vessel　血管探查　01.135

extended second toe free transfer　带足背皮瓣第二趾
移植术　02.144

extensor apparatus　伸肌腱装置　02.030

extensor digiti minimi myocutaneous flap　趾短伸肌皮瓣
03.295

extensor digitorum brevis pedicled calcaneus bone flap
趾短伸肌蒂跟骨骨瓣　04.199

external bone fixation　骨折外固定　02.118

external callus　外骨痂　04.057

external healing process　外愈合　02.115

external neurolysis　神经外松解术　05.272

extracellular matrix　细胞外基质　05.379

extraneural neurolysis　神经外松解术　05.272

F

fallopian artery　输卵管动脉　06.053

fallostomy　输卵管造口术　06.058

fascial flap　筋膜瓣　03.067

fascia pedicled bone flap　筋膜蒂骨瓣　04.078

fascia pedicled clavicular flap　筋膜蒂锁骨骨瓣
04.103

fascia-pedicled flap　筋膜蒂皮瓣　03.066

fascia pedicled humeral periosteal flap　筋膜蒂肱骨骨
膜瓣　04.118

fascia pedicled periosteal flap　筋膜蒂骨膜瓣　04.081

fascia septum　筋膜隔　03.006

fascicular neurorrhaphy　神经束膜缝合术　05.277

fasciculation potential　束颤电位　05.210

fasciocutaneous flap　筋膜皮瓣　03.065

fascio subcutaneous flap　筋膜皮下瓣　03.068

fast transportation　快速转运　05.090

fat stem cell　脂肪干细胞　05.376

femoral nerve　股神经　05.062

femoral nerve entrapment syndrome　股神经卡压综合
征　05.148

femoral periosteal flap　股骨骨膜瓣　04.173

femoral periosteal flap based on the deep femoral vessel
股深血管蒂股骨骨膜瓣　04.174

femoral periosteal flap based on the direct periosteal
branches of femoral artery　股血管直接骨膜支蒂股
骨骨膜瓣　04.176

femoral periosteal flap based on the perforating vessel of
deep femoral vessel　股深血管穿血管蒂股骨骨膜瓣
04.175

FGF　成纤维细胞生长因子　05.398

fibrillation potential　纤颤电位　05.209

fibrin suture of nerve　神经黏合法　05.291

fibroblast growth factor　成纤维细胞生长因子
05.398

fibrocartilage　纤维软骨　04.021

fibular bone flap　腓骨骨瓣　04.177

fibular bone flap based on the anterior tibial recurrent
vessel　胫前返血管蒂腓骨骨瓣　04.183

fibular bone flap based on the anterior tibial vessel　胫
前血管蒂腓骨骨瓣　04.182

fibular bone flap based on the fibular vessel　腓血管蒂
腓骨骨瓣　04.179

fibular bone flap based on the lateral inferior genicular
vessel　膝下外血管蒂腓骨骨瓣　04.180

fibular bone flap based on the superficial fibular vessel
腓浅血管蒂腓骨骨瓣　04.181

fibular periosteal flap　腓骨骨膜瓣　04.178

fibular side distal segment flap of [big] great toe
transplantation　踇趾末节腓侧皮瓣移植术　02.149

fifth degree injury　Ⅴ度损伤　05.126

figure of "8" suture　"8"字缝合术　02.102

figure-of-8 suture　"8"字缝合术　02.102

finger amputation　断指　02.183

finger crease　指横纹　02.007

finger print　指纹　02.008

finger pulp　指腹　02.020

finger reconstruction　手指再造术　02.126

finger reconstruction by skin tube and bone graft　皮管
植骨指再造术　02.154

finger tip　指端，* 指尖　02.019

fingertip amputation　指尖离断　02.184

fingertip replantation　指尖再植术　02.210

finger web flap　指蹼皮瓣　03.226

first common plantar metatarsal artery　第一跖足底总

动脉 02.089

first degree injury　Ⅰ度损伤　05.122

first dorsal metatarsal artery　第一跖背动脉　02.088

first intermetatarsal space　第一跖骨间隙　02.085

first web space of hand　虎口　02.047

fixation by external fixator　骨外固定架固定　02.119

fixation with miniature bone plate　微型接骨板内固定　02.125

FK506　他克莫司　05.250

flaccid bladder　弛缓性膀胱　05.345

flap　皮瓣　03.047

flap advancement　推进皮瓣　03.147

flap cross transposition　皮瓣交叉移植术　03.151

flap delay procedure　皮瓣延迟术　03.097

flap design　皮瓣设计　03.139

flap dimension　面　03.142

flap donor site　皮瓣供区　03.137

flap interpolation　皮瓣插植　03.149

flap pedicle division　皮瓣断蒂　03.099

flap proper　瓣部　03.048

flap recipient site　皮瓣受区　03.138

flap rotation　皮瓣旋转　03.148

flap sensation reconstruction　皮瓣感觉功能重建　03.154

flap turnover　组织瓣翻转移位　03.150

flat bone　扁骨　04.004

flexor carpi ulnaris pedicled pisiform bone flap　尺侧腕屈肌蒂豌豆骨骨瓣　04.143

flexor digiti brevis myocutaneous flap　*趾短屈肌肌皮瓣　03.296

flexor pollicis longus tendon　拇长屈肌腱　02.023

flexor retinaculum　屈肌支持带　02.058

flexor tendons of the fingers　指屈肌腱　02.022

flow-through flap　串联皮瓣　03.078

flow through flap　*血流架桥皮瓣　03.078

foetus thymus transplantation　胎儿胸腺移植术　06.036

foetus thyroid-parathyroid transplantation　胎儿甲状腺-甲状旁腺移植术　06.012

forearm amputation　前臂离断　02.180

forearm dorso-ulnar flap　尺动脉腕上皮支皮瓣　03.210

forehead flap　额部皮瓣，*前额正中皮瓣，*前额皮瓣，*额瓣　03.160

fourth degree injury　Ⅳ度损伤　05.125

free flap　游离皮瓣　03.054

free flap transplantation　皮瓣游离移植　03.146

free margin of nail　游离缘　02.012

free nerve ending　游离神经末梢　05.024

free nerve grafting　游离神经移植术　05.283

free perforator flap　游离穿支皮瓣　03.118

free-style perforator flap　自由穿支皮瓣　03.119

free transfer　*游离移植　01.015

Froment test　拇示指捏夹试验　05.235

frontalis and galea aponeurotica pedicled compound outer table calvarial bone flap　额肌帽状腱膜蒂颅骨外板骨骨瓣　04.088

functional bladder reconstruction　膀胱功能重建术　05.349

functional bladder reconstruction via neural approach　神经途径膀胱功能重建术　05.350

functional neurovascular pedicled muscle flap　血管神经蒂功能性肌瓣　03.102

functional rehabilitation　功能康复　02.230

functioning muscle transplantation　功能性肌肉移植　01.019

F-wave　F波　05.223

G

galvanism　直流电疗法　05.260

ganglion　神经节　05.009

ganglioside　神经节苷脂　05.251

gap junction　缝隙连接　05.102

gastrocnemius myocutaneous flap　腓肠肌肌皮瓣　03.271

gastroepiploic arterial arcade　胃网膜动脉弓　07.004

GDNF　胶质细胞源性神经营养因子　05.402

general anesthesia　全身麻醉　01.080

gene therapy　基因治疗　05.361

genitofemoral nerve　生殖股神经　05.065

glial cell　神经胶质细胞　05.007

glial cell linederived neurotrophic factor　胶质细胞源性神经营养因子　05.402

gluteal fasciocutaneous flap　臀部筋膜皮瓣　03.252

gluteal myocutaneous flap　臀大肌肌皮瓣　03.251

gracilis myocutaneous flap　股薄肌肌皮瓣　03.255

grafting　移植[术]　01.014

grasping function　持握功能　02.049

Grayson ligaments　* 皮韧带　02.021

great adductor muscle tendon bone and/or skin composite flap based on the descending genicular vessel　膝降血管蒂大收肌肌腱骨皮复合瓣　04.172

great auricular nerve　耳大神经　05.038

great auricular neurocutaneous flap　耳大神经营养血管皮瓣　03.170

greater omentum　大网膜　07.001

greater trochanter bone flap　股骨大转子骨瓣　04.162

greater trochanter bone flap based on the anastomosis branch of inferior gluteal vessel　臀下血管吻合支蒂股骨大转子骨瓣　04.168

greater trochanter bone flap based on the ascending branch of the first perforating vessel　第一穿血管升支蒂股骨大转子骨瓣　04.169

greater trochanter bone flap based on the deep branch of medial circumflex femoral vessel　旋股内侧血管深支蒂股骨大转子骨瓣　04.165

greater trochanter bone flap based on the transverse branch of lateral femoral circumflex vessel　旋股外侧血管横支蒂股骨大转子骨瓣　04.167

greater trochanter periosteal flap　股骨大转子骨膜瓣　04.163

greater trochanter periosteal flap based on the deep branch of medial circumflex femoral vessel　旋股内侧血管深支蒂股骨大转子骨膜瓣　04.166

great omentum grafting　大网膜移植术　07.010

great pancreatic artery　胰大动脉　06.025

great saphenous vein　大隐静脉　02.094

groin flap　腹股沟皮瓣，* 髂腹股沟皮瓣　03.178

grouping potential　群放电位　05.214

growth factor　生长因子　05.390

growth plate　生长板　04.043

Guyon syndrome　* 盖恩综合征　05.145

H

hallux-to-thumb reconstruction　踇趾游离再造手拇指术　02.153

hand reconstruction　手再造术　02.127

Haversian system　* 哈弗斯系统　04.037

hemiplegic type of cerebral palsy　偏瘫型脑瘫　05.329

hemodynamics territory　血流动力学供区　03.044

hemopoietic stem cell　造血干细胞　05.373

heparin　肝素　01.143

hepatocyte growth factor　肝细胞生长因子　05.404

heterotopic replantation　异位再植术　02.224

heterotopic transplantation　异位移植术　01.026

HGF　肝细胞生长因子　05.404

hibernotherapy　冬眠疗法　01.117

high frequency electrotherapy　高频电疗法　05.263

hip amputation　髋关节离断　02.185

histamine flush test　组胺潮红试验　05.234

Hoffmann reflex　H 反射，* 霍夫曼反射　05.222

homogeneity transplantation of ovary　同种卵巢移植术　06.063

homogeneity transplantation of testis　同种睾丸移植术　06.043

hook foot deformity　钩状足畸形　05.184

horizontal fibrous band　横行纤维束　02.055

hormones　激素类　05.249

Horner syndrome　霍纳综合征　05.190

humeral osteoperiosteal flap　肱骨骨膜骨瓣　04.117

humeral osteoperiosteal flap based on the deep brachial vessel　肱深血管蒂肱骨骨膜骨瓣　04.122

humeral osteoperiosteal flap based on the radial collateral vessel　桡侧副血管蒂肱骨骨膜骨瓣　04.124

humeral periosteal flap　肱骨骨膜瓣　04.116

humeral periosteal flap based on the anterior humeral circumflex vessel　旋肱前血管蒂肱骨骨膜瓣　04.119

humeral periosteal flap based on the deep brachial vessel　肱深血管蒂肱骨骨膜瓣　04.121

humeral periosteal flap based on the inferior ulnar collateral vessel　尺侧下副血管蒂肱骨骨膜瓣　04.126

humeral periosteal flap based on the posterior humeral circumflex vessel　旋肱后血管蒂肱骨骨膜瓣　04.120

humeral periosteal flap based on the radial collateral vessel 桡侧副血管蒂肱骨骨膜瓣 04.123

humeral periosteal flap based on the radial recurrent vessel 桡侧返血管蒂肱骨骨膜瓣 04.125

humeral periosteal flap based on the superior collateral ulnar vessel 尺侧上副血管蒂肱骨骨膜瓣 04.128

humeral periosteal flap based on the ulnar recurrent vessel 尺侧返血管蒂肱骨骨膜瓣 04.127

humeromuscular tunnel syndrome 肱骨肌管综合征，*上臂桡神经综合征 05.139

hyaline cartilage 透明软骨 04.020

hydraulic dilatation 液压扩张术 01.075

hydrotherapy 水疗法 05.267

hyperbaric oxygen treatment 高压氧疗法 05.270

hypercoagulabale state 高凝状态 01.134

hyperkinetic type of cerebral palsy 运动过度型脑瘫 05.332

hypesthesia 感觉减退 05.170

hyponychium 甲下皮 02.018

hypothenar flap 小鱼际皮瓣 03.219

hypothenar muscle 小鱼际肌 02.046

I

iatrogenic nerve injury 医源性神经损伤 05.132

iliac bone based on the third lumbar vessel 第三腰血管蒂髂骨骨瓣 04.156

iliac bone flap 髂骨骨瓣 04.147

iliac bone flap based on the deep iliac circumflex vessel 旋髂深血管蒂髂骨骨瓣 04.152

iliac bone flap based on the deep superior branch of superior gluteal vessel 臀上血管深上支蒂髂骨骨瓣 04.159

iliac bone flap based on the fourth lumbar vessel 第四腰血管蒂髂骨骨瓣 04.157

iliac bone flap based on the iliac lumbar vessel 髂腰血管蒂髂骨骨瓣 04.158

iliac bone flap based on the superficial branch of superior gluteal vessel 臀上血管浅支蒂髂骨骨瓣 04.160

iliac bone flap based on the superficial iliac circumflex vessel 旋髂浅血管蒂髂骨骨瓣 04.154

iliac bone flap pedicled on the ascending branch of lateral circumflex femoral vessel 旋股外侧血管升支蒂髂骨骨瓣 04.155

iliac bone flap pedicled on the lateral sacral vessel 骶外侧血管蒂髂骨骨瓣 04.161

iliac periosteal flap 髂骨骨膜瓣 04.148

iliac periosteal flap based on the deep iliac circumflex vessel 旋髂深血管蒂髂骨骨膜瓣 04.153

iliocostalis lumborum muscle pedicled iliac bone flap 腰髂肋肌蒂髂骨骨瓣 04.149

iliohypogastric nerve 髂腹下神经 05.059

ilioinguinal nerve 髂腹股沟神经 05.060

incompetent valve route retrograde flow 瓣膜失活途径逆流 03.092

incomplete amputation 不完全离断 02.169

Indian flap 印度皮瓣 03.094

indirect perforator flap *间接穿支皮瓣 03.115

induction bone formation 诱导成骨 04.051

infarct of bone 骨梗死，*骨髓梗死，*骨脂肪梗死 04.072

inferior-based flap *下方蒂皮瓣 03.084

inferior epigastric artery 腹壁下动脉 06.040

inferior epigastric vein 腹壁下静脉 06.041

inferior gluteal nerve 臀下神经 05.068

inferior pancreatic artery 胰下动脉 06.027

inferior pancreaticoduodenal artery 胰十二指肠下动脉 06.023

inferior suprarenal artery 肾上腺下动脉 06.016

inferior thyroid artery 甲状腺下动脉 06.003

inferior thyroid vein 甲状腺下静脉 06.007

infused graft 输注移植术 01.028

infused transplantation 输注移植术 01.028

INGF 胰岛素样神经生长因子 05.403

inhalational anesthesia 吸入麻醉 01.082

inhibitory synapse 抑制性突触 05.097

inner arm fasciocutaneous flap *腋下臂内侧筋膜皮瓣 03.200

insertion potential 插入电位 05.192

insertion potential decrease 插入电位减少 05.205

insertion potential prolong 插入电位延长 05.206

insulin like nerve growth factor 胰岛素样神经生长因子 05.403

integument 体被组织 03.001

intercapital vein 掌骨头间静脉 02.080

intercompartmental septum *肌间隔 03.006

intercompartment septocutaneous vessel 肌间隔皮血管 03.029

intercostal nerve transfer 肋间神经移位术 05.313

interfascicular nerve grafting 神经束间移植术 05.286

interfascicular neurolysis 神经内松解术 05.273

interference phase 干扰相 05.204

interferon 干扰素 05.388

interleukin 白介素 05.386

intermuscular septocutaneous vessel 肌间隙皮血管 03.028

intermuscular septum *肌间隙 03.006

internal callus 内骨痂 04.058

internal fixation of fracture 骨折内固定 02.117

internal fixation with plate and screw 钢板螺钉内固定 02.124

internal neurolysis 神经内松解术 05.273

internal oblique abdominis flap 腹内斜肌肌瓣 03.179

internode 结间体 05.021

interstitial lamella 间骨板 04.033

interwoven tendon suture 编织缝合术 02.101

intraluminal mechanical dilatation 血管腔内机械扩张 01.074

intramembranous ossification 膜内成骨 04.049

intraneural neurolysis 神经束膜松解术 05.274

intraneural vascular plexus 神经内血管网 03.112

intra-plexus nerve transfer 丛内神经移位术 05.319

intrathecal anesthesia 椎管内麻醉 01.089

intravenous anesthesia 静脉麻醉 01.083

intrinsic healing process 内愈合 02.114

iodoamylum test 碘淀粉试验 05.230

ipsilateral C7 nerve root transfer 同侧 C7 神经根移位术 05.318

irregular bone 不规则骨 04.005

ischemia duration 缺血时间 02.196

ischemic nerve injury 缺血性神经损伤 05.131

island fasciocutaneous flap *岛状筋膜皮瓣 03.066

island flap 岛状皮瓣 03.081

Italian flap 意大利皮瓣 03.095

J

Jacobson full-thickness anastomosis 雅各布森全层吻合术 06.046

K

Kessler tendon suture 凯斯勒缝合术 02.106

ketamine 氯胺酮 01.100

kite flap *风筝皮瓣 03.230

Kleinert tendon suture 克莱纳特缝合术 02.108

knee amputation 膝关节离断 02.187

Kruckenberg's bifurcation operation 前臂分叉术 02.164

L

lamellar bone 板层骨 04.010

lamellar corpuscle 环层小体 05.027

Langer's skin tension line 皮肤张力线 03.011

laser Doppler flowmeter 激光多普勒血流仪 01.048

laser suture of nerve 神经激光缝合法 05.290

late nerve repair 晚期神经修复 05.255

lateral abdominal flap 侧腹部皮瓣 03.176

lateral antebrachial neurocutaneous flap 前臂外侧皮神经营养血管皮瓣 03.213

lateral-based flap 侧方蒂皮瓣 03.085

lateral cord injury of brachial plexus 臂丛外侧束损伤 05.307

lateral digital flap 指侧方皮瓣 03.233

lateral extensor band 伸肌腱外侧束 02.034

lateral femoral cutaneous nerve 股外侧皮神经 05.061

lateral femoral cutaneous nerve entrapment syndrome 股外侧皮神经卡压综合征 05.150

lateral intercostal flap 肋间外侧皮瓣 03.187

lateral leg flap *小腿外侧皮瓣 03.286

laterally-pedicled flap 侧方蒂皮瓣 03.085

lateral pectoral nerve 胸外侧神经 05.049

lateral pedis flap　足外侧皮瓣　03.300

lateral planter flap　足底外侧皮瓣　03.298

lateral retromalleolar flap　外踝后皮瓣　03.289

lateral supragenicular flap　膝上外侧皮瓣　03.270

lateral supramalleolar flap　外踝上皮瓣　03.288

lateral tarsal artery flap　跗外侧动脉皮瓣　03.294

lateral thoracic-abdominal flap　*侧胸腹皮瓣　03.187

lateral thoracic flap　侧胸部皮瓣　03.175

lateral vastus myocutaneous flap　股外侧肌肌皮瓣　03.265

lateral V-Y advancement flap　双侧 V-Y 推进皮瓣　03.240

laterodorsal digital island advancement flap　手指背外侧岛状推进皮瓣　03.246

latissimus dorsi myocutaneous flap　背阔肌肌皮瓣　03.171

latissimus- groin siamese flap　背阔肌-腹股沟联体皮瓣　03.172

latissimus- rectus siamese flap　背阔肌-腹直肌联体皮瓣　03.173

law of pressure equilibrium　压力平衡规律　03.046

layer of inner circumferential lamella　内环骨板层　04.036

layer of outer circumferential lamella　外环骨板层　04.035

leech therapy　水蛭吸血疗法　01.139

left gastroepiploic artery　胃网膜左动脉　07.002

left posterior epiploon artery　网膜左后动脉　07.005

left suprarenal vein　左肾上腺静脉　06.018

leg amputation　小腿离断　02.188

lesser occipital nerve　枕小神经　05.037

lesser saphenous vein　小隐静脉　02.095

leukemia inhibitory factor　白血病抑制因子　05.405

level of amputation　离断平面　02.175

lidocaine　利多卡因　01.095

LIF　白血病抑制因子　05.405

limb allograft　异体肢体移植术　01.030

limb amputation　断肢　02.165

link pattern flap　链型皮瓣　03.053

lip flap　唇部皮瓣　03.158

liquemine　肝素　01.143

Littler neurovascular island flap　指侧方皮瓣　03.233

local anesthesia　局部麻醉　01.085

local flap　局部皮瓣　03.056

local infiltration anesthesia　局部浸润麻醉　01.086

localized pain　局部痛　05.173

local perforator flap　带蒂穿支皮瓣　03.117

long bone　长骨　04.002

longitudinal fibrous band　纵行纤维束　02.056

longitudinal intramedullary Kirschner wire fixation　纵向克氏针髓内固定　02.121

long thoracic nerve　胸长神经　05.044

long toe transplantation　长趾移植术　02.140

lower abdominal flap　下腹部皮瓣　03.177

lower brachial plexus injury　下臂丛损伤　05.301

lower lateral arm fasciocutaneous flap　臂外侧下部筋膜皮瓣　03.199

lower medial arm fasciocutaneous flap　臂内侧下部筋膜皮瓣　03.201

lower trunk injury of brachial plexus　臂丛下干损伤　05.305

lowest thyroid artery　甲状腺最下动脉　06.004

low frequency impulse current therapy　低频脉冲电疗法　05.261

lumbar plexus　腰丛　05.058

lumbo-gluteal fasciocutaneous flap　腰臀筋膜皮瓣　03.195

lumbosacral fasciocutaneous flap　腰骶筋膜皮瓣　03.194

lumbricales　蚓状肌　02.042

lumbrical muscles　蚓状肌　02.042

lunula unguis　甲弧影，*甲半月　02.015

lunule of nail　甲弧影，*甲半月　02.015

lymphaticovenous shunt　淋巴管-静脉吻合术　07.025

lymphatic vessel grafting　淋巴管移植术　07.027

lymphedema　淋巴水肿　07.017

lymphedema of breast　乳房淋巴水肿　07.023

lymphedema of scrotum　阴囊淋巴水肿　07.020

lymphedema praecox　原发性淋巴水肿　07.018

lymph node transplantation　淋巴结移植术　07.026

lymph node- venous anastomosis　淋巴结-静脉吻合术　07.024

M

magnetic resonance imaging 磁共振成像 05.243

magnetic stimulus urination 磁刺激排尿术 05.341

magnetotherapy 磁疗法 05.268

major complication of flap 皮瓣重要并发症 03.156

mandible bone flap based on the submental vessel 颏下血管蒂下颌骨骨瓣 04.093

mangled amputation 压砸性离断 02.172

marcaine 丁哌卡因 01.096

marginal arterial arc of omentum 大网膜边缘动脉弓 07.009

marrow stroma stem cell 骨髓基质干细胞 05.374

matrix vesicle 基质小泡 04.044

MDNF 肌源神经营养因子 05.408

mechanical nerve injury 机械性神经损伤 05.128

medial antebrachial cutaneous nerve 前臂内侧皮神经 05.057

medial antebrachial neurocutaneous flap 前臂内侧皮神经营养血管皮瓣 03.214

medial brachial cutaneous nerve 臂内侧皮神经 05.056

medial cord injury of brachial plexus 臂丛内侧束损伤 05.308

medial extensor band 伸肌腱内侧束 02.037

medial femoral bone flap based on the descending genicular vessel 膝降血管蒂股骨内侧髁骨瓣 04.170

medial femoral periosteal flap based on the descending genicular vessel 膝降血管蒂股骨内侧髁骨膜瓣 04.171

medial genicular flap 膝内侧皮瓣 03.268

medial leg flap * 小腿内侧皮瓣 03.278

medial pectoral nerve 胸内侧神经 05.048

medial pedis flap 足内侧皮瓣 03.299

medial planter flap 足底内侧皮瓣 03.296

medial supragenicular flap 膝上内侧皮瓣 03.269

medial supramalleolar flap 内踝上皮瓣 03.282

medial surae artery perforator flap 腓肠内侧动脉穿支皮瓣 03.129

medial tarsal artery flap 跗内侧动脉皮瓣 03.293

medial vastus myocutaneous flap 股内侧肌肌皮瓣 03.261

median nerve 正中神经 05.053

median nerve recurrent branch entrapment syndrome 正中神经返支卡压综合征 05.146

medium frequency electrotherapy 中频电疗法 05.262

Meissner corpuscle * 迈斯纳小体 05.026

MEPS 磁刺激运动诱发电位 05.227

mesentery of nerve 神经系膜 05.085

metacarpal bone flap 掌骨骨瓣 04.145

metacarpal bone flap based on the dorsal metacarpal vessel 掌背血管蒂掌骨骨瓣 04.146

metaphysis 干骺端 04.019

metapodium amputation 后足离断 02.190

metatarsal bone flap 跖骨骨瓣 04.214

metatarsal bone flap based on the dorsal metatarsal vessel 跖背血管蒂跖骨骨瓣 04.215

micro-approximator 显微合拢器 01.039

micro-caliper-rule 显微卡尺 01.043

micro-fork head counter pressor 显微血管叉 01.042

micro-hook head counter pressor 显微血管钩 01.041

micro-irrigator 显微冲洗器 01.040

microlymphatic surgery 淋巴显微外科[学] 01.009

micro-ruler 显微尺 01.044

microsurgery 显微外科学 01.001

microsurgery instrument 显微外科器械 01.034

microsurgery of peripheral nerve 周围神经显微外科[学] 01.008

microsurgery of small duct 小管道显微外科[学] 01.010

microsurgery of small organ transplantation 小器官移植显微外科[学] 01.011

microsurgical anatomy 显微外科解剖学 01.006

microsurgical flap 游离皮瓣 03.054

microsurgical forceps 显微镊 01.035

microsurgical needle holder 显微持针器 01.037

microsurgical reconstruction 显微重建 01.004

microsurgical repair 显微修复 01.003

microsurgical scissors 显微剪 01.036

microsurgical suture 显微缝合[术] 01.056

microsurgical suture material 显微缝合材料 01.046

microsurgical technique 显微外科技术 01.002

microsurgical technique training 显微外科技术训练

01.051

microsurgical transfer * 游离移植 01.015

microvascular surgery 显微血管外科[学] 01.007

middle suprarenal artery 肾上腺中动脉 06.015

middle thyroid vein 甲状腺中静脉 06.006

middle trunk injury of brachial plexus 臂丛中干损伤 05.304

minor complications of flap 皮瓣次要并发症 03.157

Minor method * 曼纳法 05.230

minor suction tube 微型吸引器头 01.045

mixed phase 混合相 05.203

mixed type of cerebral palsy 混合型脑瘫 05.336

modified Kessler tendon suture 改良凯斯勒缝合术 02.107

monkey paw deformity 猿手畸形 05.183

monocular operative microscope 单目手术显微镜 01.032

monophase 单纯相 05.202

monophasic potential 单纯相电位 05.216

Morley test 锁骨上叩击试验 05.241

Morton metatarsalgia 莫顿跖骨痛 05.154

motion evoked potential 运动诱发电位 05.226

motor branch transfer of cervical plexus 颈丛运动支移位术 05.315

motor end plate 运动终板 05.030

motor evoked potential by magnetic stimulation 磁刺激运动诱发电位 05.227

motor nerve conduction velocity 运动神经传导速度 05.220

motor nerve ending 运动神经末梢 05.029

motor nerve fiber 运动神经纤维 05.018

motor nerve implantation 运动神经植入术 05.289

motor paralysis 运动麻痹 05.179

motor sensation 运动觉 05.163

motor unit potential 运动单位电位 05.197

motor unit potential amplitude 运动单位波幅 05.199

motor unit potential time 运动单位时限 05.198

motor unit potential wave 运动单位波形 05.200

MSAP 腓肠内侧动脉穿支皮瓣 03.129

multiple amputated digits replantation 多指离断再植术 02.209

multiple digits amputation 多指离断 02.194

multiple digits and multiple segments amputation 多指多平面离断 02.193

multiple segments amputated finger replantation 多平面断指再植术 02.208

multiple segments amputation 多平面离断 02.192

multipotential stem cell 多能干细胞 05.369

muscle-derived neurotrophic factor 肌源神经营养因子 05.408

muscle flap 肌瓣 03.101

muscle pedicled bone flap 肌蒂骨瓣 04.079

muscle pedicled periosteal flap 肌蒂骨膜瓣 04.082

muscle spasm potential 肌痉挛电位 05.195

muscle spindle 肌梭 05.028

muscular tension 肌紧张 05.105

muscular venule 肌性微静脉 03.039

musculocutaneous artery 肌皮动脉 03.031

musculocutaneous flap 肌皮瓣 03.072

musculocutaneous nerve 肌皮神经 05.052

musculocutaneous perforator flap 肌皮穿支皮瓣 03.115

myelinated nerve fiber 有髓神经纤维 05.015

myelin sheath 髓鞘 05.019

myelin sheath reformation 髓鞘再形成 05.114

myelography 脊髓造影 05.242

myocutaneous artery 肌皮动脉 03.031

myocutaneous flap 肌皮瓣 03.072

myopathia potential 肌病电位，* 肌营养不良电位 05.217

myotonic discharge 肌强直电活动 05.212

N

nail 指甲 02.009

nail bed 甲床 02.016

nail body 甲体 02.010

nail fold 甲襞，* 甲郭 02.013

nail matrix 甲床 02.016

nail root 甲根 02.011

nail sinus 甲窦，* 甲沟 02.014

nail skin flap of big toe connected with dorsalis pedis skin flap transplantation 带足背皮肤的踇趾甲皮瓣术 02.147

nail skin flap of big toe connected with phalangette of the toe transplantation　带末节趾骨的踇甲皮瓣移植术　02.145

nail skin flap of great toe transplantation　踇趾甲皮瓣移植术　02.139

nail skin flap of toe transplantation　趾甲皮瓣移植术　02.146

nail wall　甲襞，* 甲郭　02.013

narrowing of first web　虎口狭窄　02.048

natural matrix　自然源基质　05.380

navicular bone flap　足舟骨骨瓣　04.207

navicular bone flap based on the anterior medial malleolar vessel　内踝前血管蒂足舟骨骨瓣　04.208

navicular bone flap based on the medial tarsal vessel　跗内侧血管蒂足舟骨骨瓣　04.209

navicular bone flap based on the superficial branch of medial plantar vessel　足底内侧血管浅支蒂足舟骨骨瓣　04.210

necrosis of replanted digit　再植指体坏死　02.229

necrosis of replanted limb　再植肢体坏死　02.228

neogenesis potential　新生电位，* 初发再生电位　05.228

nerve accompanying artery　神经伴行动脉　03.113

nerve blocking anesthesia　神经阻滞麻醉　01.087

nerve conduction velocity　神经传导速度　05.219

nerve ending　神经末梢　05.022

nerve entrapment syndrome　神经卡压综合征　05.136

nerve fasicle　神经束　05.081

nerve fiber　神经纤维　05.014

nerve ganglion　神经节　05.009

nerve grafting　神经移植术　05.281

nerve growth factor　神经生长因子　05.394

nerve implantation　神经植入术　05.288

nerve lengthening　神经延长术　05.294

nerve percussion test　* 神经干叩击征　05.189

nerve regeneration　神经再生　05.113

nerve regeneration chamber　神经再生室　05.295

nerve root avulsion injury　神经根性撕脱伤　05.134

nerve tissue　神经组织　05.001

nerve transfer　* 神经移位　01.018

nerve transposition　神经转位　01.018

neural stem cell　神经干细胞　05.375

neurocutaneous flap　皮神经营养血管皮瓣　03.108

neurocutaneous flap of the dorsoradial index finger　示指桡背侧皮神经营养血管皮瓣　03.235

neuro-fascio cutaneous flap　* 皮神经筋膜皮瓣　03.108

neurogenic bladder　神经源性膀胱　05.343

neurolysis　神经松解术　05.271

neuron　神经元，* 神经细胞　05.002

neuropotential　神经电位　05.194

neuropraxia　神经失用，* 神经震荡　05.118

neurorrhaphy　神经缝合术　05.275

neuroskin flap　皮神经营养血管皮瓣　03.108

neurotmesis　神经断伤　05.120

neurotransmitter　神经递质　05.099

neurotrophic factor　神经营养因子　05.392

neurotrophy　神经营养　05.092

neurotropin　神经营养素　05.393

neurotropin-3　神经营养素-3　05.396

neurotropin-4/5　神经营养素-4/5　05.397

neuro-veno-cutaneous flap　皮神经-浅静脉营养血管皮瓣　03.110

NGF　神经生长因子　05.394

ninhydrin test　茚三酮试验　05.231

nonphysiologic flap　非生理性皮瓣　03.060

non-synaptic chemical transmission　非突触性化学传递　05.101

no-reflow phenomenon　无复流现象　01.125

no re-perfusion　* 无再灌注　01.125

novocaine　* 奴佛卡因　01.093

NT-3　神经营养素-3　05.396

NT-4/5　神经营养素-4/5　05.397

O

Oberlin procedure　部分尺神经移位术　05.320

oblique retinacular band　斜束　02.038

oblique retinacular ligament　* 斜支持韧带　02.038

O'Brien test　* 奥布赖恩试验　01.077

obturator nerve　闭孔神经　05.064

occupational therapy　作业疗法　05.258

omnipotent stem cell　万能干细胞　05.368

operating microscope　手术显微镜　01.031

opponens function　对掌功能　02.050

order of replantation　再植顺序　02.216

organ transplantation 器官移植术 05.365

orthotopic replantation 原位再植术 02.223

orthotopic transplantation 原位移植术 01.025

osteoarthritis 骨关节炎 04.073

osteoblast 成骨细胞, *骨母细胞 04.047

osteoclasia 骨破坏 04.066

osteoclast 破骨细胞 04.048

osteo cutaneous flap 骨皮瓣 03.074

osteocyte 骨细胞 04.045

osteoepiphysis 骨骺 04.012

osteo-musculo-cutaneous flap 骨肌皮瓣 04.084

osteomyelitis 骨髓炎 04.069

osteon 骨单位 04.037

osteonecrosis 骨坏死 04.071

osteoperiosteal flap 骨膜骨瓣 04.083

osteoporosis 骨质疏松 04.068

osteoprogenitor cell 骨原细胞, *前成骨细胞 04.046

outer table calvarial bone flap 颅骨外板骨骨瓣 04.085

outer table calvarial bone flap based on the deep temporal vessel 颞深血管蒂颅骨外板骨骨瓣 04.090

outer table calvarial bone flap based on the occipital vessel 枕血管蒂颅骨外板骨骨瓣 04.091

outer table calvarial bone flap based on the superficial temporal vessel 颞浅血管蒂颅骨外板骨骨瓣 04.089

outer table calvarial bone flap based on the supratrochlear vessel 滑车上血管蒂颅骨外板骨骨瓣 04.092

out-toeing deformity 仰趾外翻畸形 05.186

ovarian artery 卵巢动脉 06.051

ovarian vein 卵巢静脉 06.052

ovary 卵巢 06.049

Owen anastomosis 欧文吻合术 06.048

P

Pacinian corpuscle *帕奇尼小体 05.027

pain sensation 痛觉 05.158

palm amputation 断掌 02.182

palmar aponeurosis 掌腱膜 02.053

palmar crease 掌纹 02.003

palmar digital vein 指掌侧静脉 02.082

palmar distal crease 掌远纹 02.006

palmar interossei 骨间掌侧肌 02.043

palmar metacarpal arteries 掌心动脉 02.074

palmar middle crease 掌中纹 02.005

palmar print 掌纹 02.003

pancreas 胰 06.021

papaverine 罂粟碱 01.148

paraesthesia 感觉异常 05.171

paralysis 麻痹 05.178

paraneural vascular plexus 神经旁血管网 03.111

parascapular flap 肩胛旁皮瓣 03.185

parasympathetic ganglion 副交感神经节 05.013

parathyroid allotransplantation 同种甲状旁腺移植术 06.010

parathyroid autotransplantation 自体甲状旁腺移植术 06.011

parathyroid gland 甲状旁腺 06.009

paratopic transplantation 旁原位移植术 01.027

para-umbilicus flap 脐旁皮瓣 03.181

parietal flap 顶部皮瓣, *头皮皮瓣 03.159

partial median nerve transfer 部分正中神经移位术 05.321

partial neurorrhaphy 神经部分缝合术 05.279

pectoralis major myocutaneous flap 胸大肌肌皮瓣 03.189

pectoralis major pedicled clavicular flap 胸大肌蒂锁骨骨瓣 04.105

pectoralis major pedicled rib flap 胸大肌蒂肋骨骨瓣 04.095

pectoral minor muscle flap 胸小肌肌瓣 03.192

pedicle 蒂部 03.049

pedicled flap 带蒂皮瓣 03.055

pedicled flap transposition 皮瓣带蒂转位 03.145

pedicled nerve grafting 带蒂神经移植术 05.282

pedicled perforator flap 带蒂穿支皮瓣 03.117

pedicled transfer *带蒂移位 01.017

pedicled transposition 带蒂转位 01.017

penile circular fasciocutaneous flap 阴茎环状筋膜皮瓣 03.197

pennisular flap 半岛状皮瓣 03.082

pentothal 硫喷妥钠 01.098

peptide-aldehyde test 肽醛试验 05.232

perforating branch of musculocutaneous artery 肌皮动脉穿支 03.033

perforating canal 穿通管 04.038

perforating vein 穿静脉 03.020

perforator flap 穿支皮瓣 03.114

perichondrium 软骨膜 04.018

perineal nerve 会阴神经 05.071

perineal nerve of clitoris 阴蒂神经 05.073

perineal nerve of penis 阴茎神经 05.072

perineural suture 神经束膜缝合术 05.277

perineurial neurolysis 神经束膜松解术 05.274

perineurial neurorrhaphy 神经束膜缝合术 05.277

perineurium 神经束膜 05.083

perioperative management 围手术期处理 01.101

periosteal flap 骨膜瓣 04.080

periosteum 骨膜 04.016

peripheral nervous system 周围神经系统 05.032

peroneal artery flap 腓动脉皮瓣 03.286

peroneal artery reverse-flow island flap 腓动脉逆行岛状皮瓣 03.287

persantin 潘生丁 01.144

phalangeal bone fixation 指骨固定 02.120

phalangization of first metacarpal bone 第一掌骨拇指化 02.160

phantom limb pain 幻肢痛 05.177

photoelectric plethysmography 光电容积描绘仪 01.049

phototherapy 光疗法 05.264

phrenic nerve 膈神经 05.041

phrenic nerve transfer 膈神经移位术 05.316

physical nerve injury 物理性神经损伤 05.129

physiologic flap 生理性皮瓣 03.059

physiotherapy 物理疗法 05.259

pisiform bone flap based on the dorsal carpal branch of ulnar vessel 尺血管腕背支血管蒂豌豆骨骨瓣 04.144

pivot point 点 03.140

plantar arch * 足底弓 02.091

plantar deep arch 足底深弓 02.091

plantation of ovarian tube 输卵管种植术 06.060

plasty of fimbriated extremity of fallopian 输卵管伞端整形术 06.057

platysmus myocutaneous flap 颈阔肌皮瓣 03.166

pollicization of finger stump 残指移位拇指再造术 02.159

pollicization of index finger 示指拇指化 02.158

polyfoliate flap * 多叶皮瓣 03.077

polyphasic potential 多相电位 05.215

pontocaine * 邦妥卡因 01.094

porosis 骨痂形成 04.053

positive phasic potential 正相电位 05.211

positive sharp wave 正尖波 05.211

postcapillary venule 毛细血管后微静脉 03.037

posterior antebrachial neurocutaneous flap 前臂后皮神经营养血管皮瓣 03.215

posterior arm fasciocutaneous flap 臂后侧筋膜皮瓣 03.202

posterior cord injury of brachial plexus 臂丛后束损伤 05.309

posterior epiploon artery 网膜后动脉 07.008

posterior femoral cutaneous nerve 股后皮神经 05.074

posterior interosseous artery flap 骨间后动脉皮瓣 03.211

posterior thigh fasciocutaneous flap 股后筋膜皮瓣 03.259

posterior thigh myocutaneous flap 股后肌肌皮瓣 03.256

posterior tibial artery flap 胫后动脉皮瓣 03.278

posterior tibial artery perforator flap 胫后动脉穿支皮瓣 03.281

posterior tibial artery reverse-flow island flap 胫后动脉逆行岛状皮瓣 03.279

posterolateral thigh fasiocutaneous flap 股后外侧筋膜皮瓣 03.260

postoperative immobilization 术后制动 01.115

postoperative incubation 术后保温 01.114

potential territory 潜在供区 03.045

precapillary sphincter 毛细血管前括约肌 03.036

prefabricated omentum flap 大网膜预构皮瓣 03.107

prefabricated skin flap 预构皮瓣, * 预制皮瓣 03.104

prehension function 持握功能 02.049

preservation of the amputated digit 断趾保存 02.202

preservation of the amputated finger 断指保存 02.201

preservation of the amputated limb 断肢保存 02.200

pressure sore 压疮 03.136

pressure ulcer　压疮　03.136

primarily segmental demyelination　原发性节段性脱髓鞘　05.111

primary healing of bone　一期骨愈合　04.062

primary nerve repair　一期神经修复　05.252

primary ossification center　初级骨化中心　04.041

primary thumb-finger reconstruction　一期拇-手指再造术　02.134

principal artery of thumb　拇主要动脉　02.072

procaine　普鲁卡因　01.093

pronator quadratus muscle flap　旋前方肌肌瓣　03.217

pronator quadratus pedicled radial periosteal flap　旋前方肌蒂桡骨骨膜瓣　04.131

pronator syndrome　旋前圆肌综合征　05.141

proper digital nerve　指掌侧固有神经　02.084

proper fascia　* 固有筋膜　03.005

proper palmar digital artery　指掌侧固有动脉　02.075

proper plantar artery digital　跖足底固有动脉　02.093

propodium amputation　前足离断　02.191

propofol　异丙酚　01.099

proprioceptive sensation　本体感觉　05.161

proximal-based flap　近端蒂皮瓣　03.083

proximally-pedicled flap　近端蒂皮瓣　03.083

proximal radial artery perforator-based flap　桡动脉近侧穿支皮瓣　03.204

proximal ulnar artery perforator flap　尺动脉近侧穿支皮瓣　03.209

pseudomyotonic discharge　假肌强直电活动　05.213

pudendal nerve　阴部神经　05.069

pudendal-thigh flap　阴股沟皮瓣　03.196

pulley　滑车　02.027

pure sensory region　感觉自主带，* 感觉绝对支配区　03.009

pyriformis syndrome　梨状肌综合征　05.147

Q

quadratus femoris pedicled greater trochanter bone flap　股方肌蒂股骨大转子骨瓣　04.164

quadriplegic type of cerebral palsy　四瘫型脑瘫　05.328

R

radial bone flap　桡骨骨瓣　04.130

radial forearm flap　前臂桡侧皮瓣，* 中国皮瓣　03.096

radial nerve　桡神经　05.055

radial periosteal flap　桡骨骨膜瓣　04.129

radial periosteal flap based on the anterior interosseous vessel　骨间前血管蒂桡骨骨膜瓣　04.133

radial periosteal flap based on the radial vessel　桡血管蒂桡骨骨膜瓣　04.132

radial styloid perforator-based flap　桡骨茎突部穿支皮瓣　03.206

radial tunnel syndrome　* 桡管综合征　05.143

radiating pain　放射痛　05.174

Radix Salviae Miltiorrhizae　丹参　01.147

random pattern flap　随意型皮瓣　03.051

range of motion　关节活动度　02.231

Ranvier node　郎飞结　05.020

recipient　受体　01.021

reconstruction　再造[术]　01.013

reconstruction of multi-digits　多指再造术　02.131

reconstruction of single digit　单指再造术　02.130

recruiting response　募集反应　05.201

rectus abdominis myocutaneous flap　腹直肌肌皮瓣　03.180

rectus femoris myocutaneous flap　股直肌肌皮瓣　03.266

red bone marrow　红骨髓　04.014

red line sign　红线征　01.131

referred pain　牵涉痛　05.176

reflex arc　反射弧　05.346

refractory vascular spasm　顽固性血管痉挛，* 持续性血管痉挛　01.112

regeneration　再生　05.357

regeneration medicine　再生医学　05.358

regional flap　区域皮瓣　03.057

reimplantation of avulsed spinal nerve　撕脱神经根回植术　05.323

reinnervation potential　再生电位　05.229

relieve of vascular crisis　血管危象解除　01.140

repair of vessel　血管修复　01.060

replantation 再植 01.012

replantation of amputated arm 断臂再植术 02.203

replantation of amputated finger 断指再植术 02.207

replantation of amputated finger in children 小儿断趾再植术 02.214

replantation of amputated limb 断肢再植术 02.206

replantation of amputated limb in children 小儿断肢再植术 02.212

replantation of amputated palm 断掌再植术 02.205

replantation of amputated toe in children 小儿断趾再植术 02.213

replantation of amputated wrist 断腕再植术 02.204

replantation of temporary heterotopic replanted limb or finger 寄养回植术 02.226

reticular venous plexus 网状层微静脉网 03.023

retroauricular flap 耳后皮瓣 03.161

retrograde degeneration 逆向变性 05.108

retrograde-flow flap 逆行皮瓣 03.089

retrograde order of replantation 逆行法再植术 02.218

retrograde transport 逆向转运 05.088

reversed anterolateral thigh flap 逆行股前外侧皮瓣 03.264

reverse-flow flap 逆行皮瓣 03.089

reverse-flow island flap 逆行岛状皮瓣，* 逆血流岛状皮瓣 03.090

rib bone flap 肋骨骨瓣 04.094

rib bone flap based on the anterior intercostal vessel 肋间前血管蒂肋骨骨瓣 04.097

rib bone flap based on the posterior intercostal vessel 肋间后血管蒂肋骨骨瓣 04.098

right epiploon artery 网膜右动脉 07.006

right gastroepiploic artery 胃网膜右动脉 07.003

right lymph duct 右淋巴导管 07.015

right suprarenal vein 右肾上腺静脉 06.019

ROM 关节活动度 02.231

Roos test 上臂缺血试验，* 鲁斯试验 05.240

ropivacaine 罗哌卡因 01.097

rotation arc 弧 03.143

routine order of replantation 顺行法再植术 02.217

S

sacral anterior root stimulated micturitier 骶神经前根电刺激排尿术 05.352

sacral plexus 骶丛 05.066

sagittal band 矢状束 02.032

salpingolysis 输卵管粘连分离术 06.056

salpingostomy 输卵管复通术 06.055

sapheneous artery flap * 隐动脉皮瓣 03.268

saphenous nerve 隐神经 05.063

saphenous neuro-fasciocutaneous flap 隐神经营养血管皮瓣 03.276

saphenous neuro-veno-fasciocutaneous flap 隐神经-大隐静脉营养血管筋膜皮瓣 03.277

SARS 骶神经前根电刺激排尿术 05.352

sartorius myocutaneous flap 缝匠肌肌皮瓣 03.267

sartorius pedicled iliac flap 缝匠肌肌蒂髂骨骨瓣 04.150

satin ribbon sign 缎带征 01.132

scaffold material 支架材料 05.378

scapula bone flap 肩胛骨骨瓣 04.108

scapula bone flap based on the deep branch of circumflex scapular vessel 旋肩胛血管深支蒂肩胛骨骨瓣 04.114

scapula bone flap based on the deep branch of transverse cervical vessel 颈横血管深支蒂肩胛骨骨瓣 04.113

scapula bone flap based on the scapula branch of thoracodorsal vessel 胸背血管肩胛骨支蒂肩胛骨骨瓣 04.115

scapular flap 肩胛皮瓣 03.184

scapula spine bone flap based on the inferior branch of suprascapular vessel 肩胛上血管冈下支蒂肩胛冈骨瓣 04.112

scapula spine bone flap based on the scapular spine branch of transverse cervical vessel 颈横血管肩胛冈支蒂肩胛冈骨瓣 04.111

scapulo-lateral thoracic siamese flap 肩胛侧胸部联合皮瓣 03.186

scapulo-latissimus-abdonimal siamese flap 肩胛-背阔肌-下腹部联体皮瓣 03.174

Schwann cell 施万细胞，* 雪旺细胞，* 许旺细胞 05.008

Schwann cell degeneration 施万细胞变性，* 巨噬细胞

05.225

spastic bladder 痉挛性膀胱 05.344

spastic type of cerebral palsy 痉挛型脑瘫 05.326

special stem cell 单能干细胞 05.370

spinal anesthesia 脊椎麻醉，＊蛛网膜下腔麻醉，＊腰麻 01.090

spinal nerve 脊神经 05.034

spongy bone 骨松质 04.008

spontaneous pain 自发痛 05.172

spontaneous potential 自发电位 05.207

SPR 选择性脊神经后根切断术 05.338

staged thumb-finger reconstruction 二期拇-手指再造术 02.136

stem cell 干细胞 05.366

stereognostic sensation 实体觉 05.165

sternocleidomastoid pedicled clavicular flap 胸锁乳突肌蒂锁骨骨瓣 04.104

sternomastoid myocutaneous flap 胸锁乳突肌肌皮瓣 03.191

strength training 肌力练习 05.257

stretch reflex 牵张反射 05.103

stump revision 残端修整术 02.215

styloid process of radial bone flap based on the recurrent branch of radial vessel 桡血管茎突返支蒂桡骨茎突骨瓣 04.134

subacute wound 亚急性创面 03.134

subcutaneous adipose tissue ＊皮下疏松组织 03.004

subcutaneous fat ＊皮下脂肪 03.004

subcutaneous flap 皮下组织皮瓣 03.064

subcutaneous vascular plexus 真皮下血管网 03.014

subcutaneous vascular plexus flap 真皮下血管网皮瓣 03.069

subcutaneous venous plexus 皮下脂肪微静脉网 03.024

subdermal vascular plexus 真皮下血管网 03.014

subfascial space 深筋膜下间隙 03.007

submandibular gland 下颌下腺 06.030

submental flap 颏下皮瓣 03.167

submental myocutaneous flap 舌骨下肌肌皮瓣，＊带状肌肌皮瓣 03.169

subpapillary venous plexus 乳头下微静脉网 03.022

subscapular nerve 肩胛下神经 05.047

subtotal amputation 不完全离断 02.169

Sunderland classification 森德兰分类法 05.121

supercharge 外增压 03.079

superficial fascia 浅筋膜 03.004

superficial fascia vascular plexus 浅筋膜血管网 03.015

superficial lymphatic vessel 浅淋巴管 07.013

superficial lymph node 浅淋巴结 07.011

superficial palmar arch 掌浅弓 02.062

superficial palmar venous arch 掌浅静脉弓 02.077

superficial peroneal nerve 腓浅神经 05.078

superficial peroneal nerve entrapment syndrome 腓浅神经卡压综合征 05.151

superficial peroneal neuro-veno-fasciocutaneous flap 腓浅神经营养血管筋膜皮瓣 03.275

superficial sensation 浅感觉 05.156

superficial transverse metacarpal ligament 掌浅横韧带 02.051

superficial vein 浅静脉 03.017

superior gluteal artery perforator flap 臀上动脉穿支皮瓣 03.125

superior gluteal nerve 臀上神经 05.067

superior pancreaticoduodenal artery 胰十二指肠上动脉 06.022

superior suprarenal artery 肾上腺上动脉 06.014

superior thyroid artery 甲状腺上动脉 06.002

superior thyroid vein 甲状腺上静脉 06.005

super-microsurgery 超级显微外科 01.005

superomedial leg skin flap ＊小腿内侧上部皮瓣 03.268

super-thin flap ＊超薄皮瓣 03.069

supinator syndrome 旋后肌综合征 05.143

supraclavicular nerve 锁骨上神经 05.040

supraclavicular neurocutaneous flap 锁骨上神经营养神经皮瓣 03.168

supra-microsurgery 超级显微外科 01.005

suprarenal arterial anastomosis 肾上腺动脉吻合 06.017

suprarenal gland 肾上腺 06.013

suprascapular nerve 肩胛上神经 05.046

suprascapular nerve entrapment syndrome 肩胛上神经卡压综合征 05.138

sural lesser saphenous neuroveno- fasciocutaneous flap 腓肠神经-小隐静脉营养血管筋膜皮瓣 03.274

sural nerve 腓肠神经 05.080

sural neuro-fasciocutaneous flap 腓肠神经营养血管筋

膜皮瓣　03.273

suture　缝合[术]　01.055

sympathetic ganglion　交感神经节　05.012

synapse　突触　05.093

synaptic chemical transmission　突触化学传递
05.100

synaptic vesicle　突触囊泡　05.098

synaptosome　*突触小体　05.006

syngeneic transplantation　同质移植术　01.022

T

tacrolimus　他克莫司　05.250

tactile corpuscle　触觉小体　05.026

talipes equinus deformity　马蹄足畸形　05.185

TAP　胸背动脉穿支皮瓣　03.126

tarsal tunnel syndrome　跗管综合征，*踝管卡压症
05.152

temperature sensation　温度觉　05.159

temporal fascia pedicled outer table calvarial bone flap
颞筋膜蒂颅骨外板骨骨瓣　04.087

temporalis muscle pedicled outer table calvarial bone flap
颞肌蒂颅骨外板骨骨瓣　04.086

temporary heterotopic replantation　寄养再植术
02.225

temporoparietal fascial flap　颞顶筋膜瓣　03.162

temporoparie to occipital fascial long flap　颞-顶-枕长
筋膜瓣　03.164

temporoparie to temporal long fascial flap　颞-顶-颞长
筋膜瓣　03.163

ten-digit amputation　十指离断　02.195

ten-digit replantation　十指离断再植术　02.211

tendinous sheath　腱鞘　02.026

tendon adhesion　肌腱粘连　02.232

tendon graft　肌腱移植术　02.099

tendon healing process　肌腱愈合　02.113

tendon hood　腱帽　02.031

tendon of extenson digitorum　指伸肌腱　02.029

tendon of flexor digitorum profundus　指深屈肌腱
02.025

tendon of flexor digitorum superficialis　指浅屈肌腱
02.024

tendon reflex　腱反射　05.104

tendon repair　肌腱修复　02.098，肌腱缝合术
02.100

tendon suture　肌腱缝合术　02.100

tendon tension　肌腱张力　02.112

tendon transfer　肌腱转位术　05.296

teno cutaneous flap　肌腱皮瓣　03.073

tenolysis　肌腱粘连松解　02.233

tension blister　张力水疱　01.122

tension line of skin　皮肤张力线　03.011

tensor fasciae latae pedicled iliac bone flap　阔筋膜张肌
蒂髂骨骨瓣　04.151

tensor fascia latae perforator flap　阔筋膜穿支皮瓣
03.128

tensor fascia lata flap　阔筋膜张肌皮瓣　03.254

tensor fascia lata myocutaneous flap　阔筋膜张肌肌皮
瓣　03.253

teres major muscle flap　大圆肌肌瓣　03.203

terminal artery　终末动脉　03.035

terminal extensor tendon　伸肌腱终腱　02.035

termino-lateral neurorrhaphy　神经端侧缝合术
05.280

testicular artery　睾丸动脉　06.038

testicular vein　睾丸静脉　06.039

testis　睾丸　06.037

tethered cord syndrome　脊髓拴系综合征　05.135

tetracaine　丁卡因　01.094

TFLP　阔筋膜穿支皮瓣　03.128

TGF　转化生长因子-β　05.401

the first dorsal intermetacarpal flap　*第一掌背间隙皮
瓣　03.223

thenar crease　鱼际纹　02.004

thenar flap　大鱼际皮瓣　03.220

thenar muscle　鱼际肌　02.045

therapeutic cloning　治疗性克隆　05.364

thermotherapy　热疗法　05.266

thigh amputation　大腿离断　02.186

thinned perforator flap　穿支超薄皮瓣　03.123

thiopental　硫喷妥钠　01.098

third degree injury　Ⅲ度损伤　05.124

thoracic duct　胸导管　07.016

thoracic outlet syndrome　胸廓出口综合征，*颈肩综合

征 05.137

thoracic umbilical flap 胸脐皮瓣 03.182

thoracodorsal artery perforator flap 胸背动脉穿支皮瓣 03.126

thoracodorsal nerve 胸背神经 05.050

three-anti-therapy（anti-coagulation, anti-spasm, anti-infection） 三抗措施 01.141

three fixed-points sutures end-to-end anastomosis 三定点端端缝合术，*120°等距三定点显微血管吻合术 01.066

three stay sutures end-to-end anastomosis 三定点端端缝合术，*120°等距三定点显微血管吻合术 01.066

thumb bi- pedicle island advancement flap 拇指双蒂岛状推进皮瓣 03.243

thumb- index space 虎口 02.047

thumb reconstruction 拇指再造术 02.128

thumb reconstruction with coupling flaps 瓦合皮瓣拇指再造术 02.163

thumb reconstruction with osteo cutaneous forearm flap 前臂骨皮瓣拇指再造术 02.162

thumb reconstruction with vascular pedicled flap 带血管蒂皮瓣拇指再造术 02.161

thumb unipedicle rotation advancement flap 拇指单蒂旋转推进皮瓣 03.242

thumb volar advancement flap 拇指掌侧推进皮瓣 03.241

thymus 胸腺 06.032

thymus artery 胸腺动脉 06.033

thymus vein 胸腺静脉 06.034

thyroid gland 甲状腺 06.001

thyroid transplantation 甲状腺移植术 06.008

tibial bone flap 胫骨骨瓣 04.184

tibial nerve 胫神经 05.076

tibial osteoperiosteal flap 胫骨骨膜骨瓣 04.185

tibial periosteal flap 胫骨骨膜瓣 04.186

tibial periosteal flap based on soleus 比目鱼肌蒂胫骨骨膜瓣 04.191

tibial periosteal flap based on the anterior tibial vessel 胫前血管蒂胫骨骨膜瓣 04.196

tibial periosteal flap based on the intermuscular septum branch of posterior tibial vessel 胫后血管肌间隙支胫骨骨膜瓣 04.194

tibial periosteal flap based on the medial inferior genicular vessel 膝下内侧血管蒂胫骨骨膜瓣 04.193

tibial periosteal flap based on the periosteal branch of anterior tibial recurrent vessel 胫前返血管骨膜支蒂胫骨骨膜瓣 04.195

tibial periosteal flap based on the saphenous vessel 隐血管蒂胫骨骨膜瓣 04.192

tibial periosteal flap based on the superficial fibular vessel 腓浅血管蒂胫骨骨膜瓣 04.197

tibiofibular periosteal flap 胫腓骨骨膜瓣 04.187

tibiofibular periosteal flap based on the descending perforating branch of fibular vessel 腓血管穿支降支蒂胫腓骨骨膜瓣 04.188

tibiofibular periosteal flap based on the fibular vessel 腓血管蒂胫腓骨骨膜瓣 04.189

time for pedicle division 断蒂时间 03.100

time limit of replantation 再植时限 02.199

Tinel sign 蒂内尔征 05.189

tissue construction 组织构建 05.383

tissue edema 组织肿胀程度 01.121

toe amputation 断趾 02.166

toe pulp flap transplantation 趾腹皮瓣移植术 02.148

toe-to-hand transfer 趾-指移植术 02.129

tongue flap *舌状皮瓣 03.082

torsion of blood vessel 血管扭转 01.072

total amputation 完全离断 02.168

totipotential stem cell 全能干细胞 05.367

touch sensation 触觉 05.160

transfer 移植[术] 01.014

transfer *移位 01.016

transforming growth factor-β 转化生长因子-β 05.401

transgene 转基因 05.362

transplantation 移植[术] 01.014

transplantation of ovary 卵巢移植术 06.061

transplantation of thymus 胸腺移植术 06.035

transposition 转位 01.016

transverse band of palmar aponeurosis *掌腱膜横束 02.055

transverse nerve of neck 颈横神经 05.039

transverse retinacular band 横束 02.039

transverse retinacular ligament *横支持韧带 02.039

trapezius pedicled scapula spine bone flap 斜方肌蒂肩胛冈骨瓣 04.109

triangular ligament 三角韧带 02.036

venocutaneous flap　浅静脉营养血管皮瓣　03.109

veno-fasciocutaenous flap　＊浅静脉筋膜皮瓣　03.109

venous crisis　静脉危象　01.109

venous flap　静脉皮瓣　03.061

venous valve　静脉瓣　03.019

versatile flap　＊万能皮瓣　03.127

vertical fibrous band　矢状纤维束　02.054

vessel defect　血管缺损　01.068

vessel-implanted prefabricated flap　植入血管预构皮瓣　03.106

vessel irrigation　血管冲洗　01.070

vessel perfusion　血管灌洗　01.071

vessel transplantation　血管移植术　01.069

vibration sensation　振动觉　05.164

vincula tendinum　腱纽　02.028

vinculum breve　＊短腱纽　02.028

vinculum longum　＊长腱纽　02.028

visceral motor nerve ending　内脏运动神经末梢　05.031

vitamin B　维生素 B　05.246

volar advancement flap　手指掌侧推进皮瓣　03.238

volar plate　掌板　02.041

volar V-Y advancement flap　掌侧 V-Y 推进皮瓣　03.239

Volkmann's canal　＊福尔克曼管　04.038

W

Wallerian degeneration　沃勒变性，＊华勒变性　05.106

warm ischemia　热缺血　02.197

warm ischemia time　热缺血时间　02.198

wing scapula deformity　翼状肩胛畸形　05.188

wound stage　创面分期　03.132

woven bone　编织骨　04.006

Wright test　过度外展试验，＊赖特试验　05.239

wrist amputation　断腕　02.181

wrist-drop deformity　垂腕畸形　05.181

wrist palmar crease　腕掌纹　02.002

X

xenotransplantation　异种移植术　01.024

xylocaine　＊赛罗卡因　01.095

Y

yellow bone marrow　黄骨髓　04.015

Z

zone of calcifying cartilage　软骨钙化区　04.025

zone of ossification　成骨区　04.026

zone of proliferating cartilage　软骨增殖区　04.024

zone of reserving cartilage　软骨储备区　04.023

汉 英 索 引

A

阿司匹林　aspirin　01.145

艾伦试验　Allen's test　02.064

* 奥布赖恩试验　O'Brien test　01.077

B

拔甲渗血　capillary hemorrhage by nail extraction 01.137

白介素　interleukin　05.386

白血病抑制因子　leukemia inhibitory factor, LIF 05.405

板层骨　lamellar bone　04.010

半岛状皮瓣　pennisular flap　03.082

半膜肌肌皮瓣　semimembranosus myocutaneous flap 03.258

瓣部　flap proper　03.048

瓣膜失活途径逆流　incompetent valve route retrograde flow　03.092

邦内尔缝合术　Bunnell tendon suture　02.105

* 邦妥卡因　pontocaine　01.094

胞二磷胆碱　citicoline　05.248

胞体　cell body　05.003

背阔肌-腹股沟联体皮瓣　latissimus- groin siamese flap 03.172

背阔肌-腹直肌联体皮瓣　latissimus- rectus siamese flap 03.173

背阔肌肌皮瓣　latissimus dorsi myocutaneous flap 03.171

本体感觉　proprioceptive sensation　05.161

逼尿肌肌成形术　detrusor myoplasty　05.342

鼻烟窝穿支皮瓣　snuff-box perforator-based flap 03.207

比目鱼肌蒂胫骨骨膜瓣　tibial periosteal flap based on soleus　04.191

比目鱼肌肌瓣　soleus muscle flap　03.272

闭孔神经　obturator nerve　05.064

臂丛　brachial plexus　05.043

臂丛干损伤　trunk of brachial plexus injury　05.302

臂丛根性损伤　brachial plexus root injury　05.299

臂丛后束损伤　posterior cord injury of brachial plexus 05.309

臂丛内侧束损伤　medial cord injury of brachial plexus 05.308

臂丛上干损伤　upper trunk injury of brachial plexus 05.303

臂丛束损伤　cord injury brachial plexus　05.306

臂丛损伤　brachial plexus injury　05.298

臂丛探查术　brachial plexus exploration　05.311

臂丛外侧束损伤　lateral cord injury of brachial plexus 05.307

臂丛下干损伤　lower trunk injury of brachial plexus 05.305

臂丛中干损伤　middle trunk injury of brachial plexus 05.304

臂丛阻滞麻醉　brachial plexus blocking anesthesia 01.088

臂后侧筋膜皮瓣　posterior arm fasciocutaneous flap 03.202

臂内侧皮神经　medial brachial cutaneous nerve 05.056

臂内侧上部筋膜皮瓣　upper medial arm fasciocutaneous flap　03.200

臂内侧下部筋膜皮瓣　lower medial arm fasciocutaneous flap　03.201

臂外侧上部筋膜皮瓣　upper lateral arm fasciocutaneous flap　03.198

臂外侧下部筋膜皮瓣　lower lateral arm fasciocutaneous flap　03.199

边距　distance between suture and edge, breadth of suturing margin　01.061

编织缝合术　interwoven tendon suture　02.101
编织骨　woven bone　04.006
扁骨　flat bone　04.004
表皮　epidermis　03.002
表皮生长因子　epidermal growth factor, EGF　05.406
宾格尔带　Büngner zone　05.116
* M 波　compound muscle action potential　05.218
F 波　F-wave　05.223

不规则骨　irregular bone　04.005
不完全离断　incomplete amputation, subtotal amputa-
　tion　02.169
* 布比卡因　bupivacaine　01.096
部分尺神经移位术　Oberlin procedure　05.320
部分正中神经移位术　partial median nerve transfer
　05.321

C

残端修整术　stump revision　02.215
残指移位拇指再造术　pollicization of finger stump
　02.159
侧方蒂皮瓣　laterally-pedicled flap, lateral-based flap
　03.085
侧腹部皮瓣　lateral abdominal flap　03.176
侧胸部皮瓣　lateral thoracic flap　03.175
* 侧胸腹皮瓣　lateral thoracic-abdominal flap　03.187
侧支循环　collateral circulation　01.106
插入电位　insertion potential　05.192
插入电位减少　insertion potential decrease　05.205
插入电位延长　insertion potential prolong　05.206
* 超薄皮瓣　super-thin flap　03.069
超级显微外科　super-microsurgery, supra-microsurgery
　01.005
超声多普勒血流仪　ultrasonic Doppler flowmeter
　01.047
超声疗法　ultrasound therapy　05.265
成骨区　zone of ossification　04.026
成骨细胞　osteoblast　04.047
成体干细胞　adult stem cell　05.372
成纤维细胞生长因子　fibroblast growth factor, FGF
　05.398
弛缓性膀胱　flaccid bladder　05.345
持握功能　grasping function, prehension function
　02.049
* 持续性血管痉挛　refractory vascular spasm　01.112
尺侧返血管蒂肱骨骨膜瓣　humeral periosteal flap
　based on the ulnar recurrent vessel　04.127
尺侧上副血管蒂肱骨骨膜瓣　humeral periosteal flap
　based on the superior collateral ulnar vessel　04.128
尺侧腕屈肌蒂豌豆骨骨瓣　flexor carpi ulnaris pe-
　dicled pisiform bone flap　04.143

尺侧下副血管蒂肱骨骨膜瓣　humeral periosteal flap
　based on the inferior ulnar collateral vessel　04.126
尺动脉近侧穿支皮瓣　proximal ulnar artery perforator
　flap　03.209
尺动脉腕上皮支皮瓣　forearm dorso-ulnar flap
　03.210
尺骨骨瓣　ulnar bone flap　04.136
尺骨骨膜瓣　ulnar periosteal flap　04.135
尺神经　ulnar nerve　05.054
尺血管腕背支血管蒂豌豆骨骨瓣　pisiform bone flap
　based on the dorsal carpal branch of ulnar vessel
　04.144
* 初发再生电位　neogenesis potential　05.228
初级骨化中心　primary ossification center　04.041
触觉　touch sensation　05.160
触觉小体　tactile corpuscle　05.026
穿静脉　perforating vein　03.020
穿通管　perforating canal　04.038
穿支超薄皮瓣　thinned perforator flap　03.123
穿支皮瓣　perforator flap　03.114
穿支嵌合皮瓣　chimeric perforator flap　03.120
穿支微型皮瓣　small perforator flap　03.122
穿支组合皮瓣　combined perforator flap　03.121
串联皮瓣　chain-link flap, flow-through flap　03.078
创面分期　wound stage　03.132
垂腕畸形　wrist-drop deformity　05.181
唇部皮瓣　lip flap　03.158
磁刺激排尿术　magnetic stimulus urination　05.341
磁刺激运动诱发电位　motor evoked potential by mag-
　netic stimulation, MEPS　05.227
磁共振成像　magnetic resonance imaging　05.243
磁疗法　magnetotherapy　05.268
次级骨化中心　secondary ossification center　04.042

丛内神经移位术　intra-plexus nerve transfer　05.319

丛外神经移位术　exo-plexus nerve transfer　05.312

D

大脑性瘫痪　cerebral palsy　05.324

大腿离断　thigh amputation　02.186

大网膜　greater omentum　07.001

大网膜边缘动脉弓　marginal arterial arc of omentum　07.009

大网膜移植术　great omentum grafting　07.010

大网膜预构皮瓣　prefabricated omentum flap　03.107

大隐静脉　great saphenous vein　02.094

大鱼际皮瓣　thenar flap　03.220

大圆肌肌瓣　teres major muscle flap　03.203

带蒂穿支皮瓣　pedicled perforator flap, local perforator flap　03.117

带蒂皮瓣　pedicled flap　03.055

带蒂神经移植术　pedicled nerve grafting　05.282

* 带蒂移位　pedicled transfer　01.017

带蒂转位　pedicled transposition　01.017

带末节趾骨的踇甲皮瓣移植术　nail skin flap of big toe connected with phalangette of the toe transplantation　02.145

带血管蒂跟-骰联合骨瓣　vascularized combined calcaneus with cuboid bone flap　04.206

带血管蒂骨瓣　vascularized bone flap　04.077

带血管蒂皮瓣拇指再造术　thumb reconstruction with vascular pedicled flap　02.161

* 带状肌肌瓣　submental myocutaneous flap　03.169

带足背皮瓣第二趾移植术　extended second toe free transfer, second toe transfer with dorsalis pedis skin flap　02.144

带足背皮肤的踇趾甲皮瓣术　nail skin flap of big toe connected with dorsalis pedis skin flap transplantation　02.147

丹参　Radix Salviae Miltiorrhizae　01.147

单纯静脉皮瓣　simple venous flap　03.063

单纯相　monophase　05.202

单纯相电位　monophasic potential　05.216

单蒂皮瓣　uni-pedicle flap　03.086

单蒂指背皮瓣　uni-pedicle dorsal digital flap　03.248

单目手术显微镜　monocular operative microscope, single microscope　01.032

单能干细胞　special stem cell　05.370

单指再造术　reconstruction of single digit　02.130

* 岛状筋膜皮瓣　island fasciocutaneous flap"　03.066

岛状皮瓣　island flap　03.081

* 180°等距二定点显微血管吻合术　two stay sutures end-to-end anastomosis, two fixed- points sutures end-to-end anastomosis　01.065

* 120°等距三定点显微血管吻合术　three stay sutures end-to-end anastomosis, three fixed-points sutures end-to-end anastomosis　01.066

低分子右旋糖酐　dextran-40　01.146

低频脉冲电疗法　low frequency impulse current therapy　05.261

骶丛　sacral plexus　05.066

骶神经前根电刺激排尿术　sacral anterior root stimulated micturitier, SARS　05.352

骶外侧血管蒂髂骨骨瓣　iliac bone flap pedicled on the lateral sacral vessel　04.161

第二套供血系统　second blood supply system　02.143

第二足趾移植术　second toe transplantation　02.138

第三腰血管蒂髂骨骨瓣　iliac bone based on the third lumbar vessel　04.156

第四腰血管蒂髂骨骨瓣　iliac bone flap based on the fourth lumbar vessel　04.157

第一穿血管升支蒂股骨大转子骨瓣　greater trochanter bone flap based on the ascending branch of the first perforating vessel　04.169

* 第一掌背间隙皮瓣　the first dorsal intermetacarpal flap　03.223

第一掌骨拇指化　phalangization of first metacarpal bone　02.160

第一跖背动脉　first dorsal metatarsal artery　02.088

第一跖骨间隙　first intermetatarsal space　02.085

第一跖足底总动脉　first common plantar metatarsal artery　02.089

蒂部　pedicle　03.049

蒂内尔征　Tinel sign　05.189

点　pivot point　03.140

碘淀粉试验　iodoamylum test　05.230

电刺激排尿术　electric stimulus urination　05.340

电静息　electrical silence　05.196

电缆式神经移植术　cable nerve grafting　05.285

电突触　electrical synapse　05.094

丁卡因　tetracaine　01.094

丁哌卡因　marcaine　01.096

顶部皮瓣　parietal flap　03.159

冬眠疗法　hibernotherapy　01.117

动静脉比例　artery-to-vein ratio　02.220

动静脉短路　arteriovenous shunt　03.040

动静脉瘘　arteriovenous fistula　01.133

* 动静脉吻合支　arteriovenous anastomosis branch 03.040

动脉　artery　02.066

动脉供血不足　arterial insufficiency　01.110

动脉痉挛　arterial spasm, arteriospasm　01.111

* 动脉静脉转流轴型静脉皮瓣　arteriovenous shunt venous flap　03.062

动脉栓塞　arterial thrombosis　01.113

动脉危象　arterial crisis　01.108

Ⅰ度损伤　first degree injury　05.122

Ⅱ度损伤　second degree injury　05.123

Ⅲ度损伤　third degree injury　05.124

Ⅳ度损伤　fourth degree injury　05.125

Ⅴ度损伤　fifth degree injury　05.126

Ⅵ度损伤　sixth degree injury　05.127

短骨　short bone　04.003

* 短腱纽　vinculum breve　02.028

短趾移植术　short toe transplantation　02.141

断臂再植术　replantation of amputated arm　02.203

断蒂时间　time for pedicle division　03.100

断腕　wrist amputation　02.181

断腕再植术　replantation of amputated wrist　02.204

断掌　palm amputation　02.182

断掌再植术　replantation of amputated palm　02.205

断肢　limb amputation　02.165

断肢保存　preservation of the amputated limb 02.200

断肢再植术　replantation of amputated limb　02.206

断指　finger amputation　02.183

断指保存　preservation of the amputated finger 02.201

断指再植术　replantation of amputated finger　02.207

断趾　toe amputation　02.166

断趾保存　preservation of the amputated digit　02.202

缎带征　satin ribbon sign　01.132

对掌功能　opponens function　02.050

多能干细胞　multipotential stem cell　05.369

多平面断指再植术　multiple segments amputated finger replantation　02.208

多平面离断　multiple segments amputation　02.192

多相电位　polyphasic potential　05.215

* 多叶皮瓣　polyfoliate flap　03.077

多指多平面离断　multiple digits and multiple segments amputation　02.193

多指离断　multiple digits amputation　02.194

多指离断再植术　multiple amputated digits replantation　02.209

多指再造术　reconstruction of multi-digits　02.131

E

* 额瓣　forehead flap　03.160

额部皮瓣　forehead flap　03.160

额肌帽状腱膜蒂颅骨外板骨骨瓣　frontalis and galea aponeurotica pedicled compound outer table calvarial bone flap　04.088

耳大神经　great auricular nerve　05.038

耳大神经营养血管皮瓣　great auricular neurocutaneous flap　03.170

耳后皮瓣　retroauricular flap　03.161

二定点端端缝合术　two stay sutures end-to-end anastomosis, two fixed- points sutures end-to-end anastomosis　01.065

二期骨愈合　secondary healing of bone　04.063

二期拇-手指再造术　staged thumb-finger reconstruction　02.136

二期神经修复　secondary nerve repair　05.254

二瘫型脑瘫　diplegic type of cerebral palsy　05.327

F

90°翻转端端缝合术　90° turnover end-to-end anasto-mosis, 90° turnover end-to-end suture　01.067

* 90°翻转后壁显微血管吻合术　90° turnover end-to-end anastomosis, 90° turnover end-to-end suture　01.067

H 反射　Hoffmann reflex　05.222

反射弧　reflex arc　05.346

放射痛　radiating pain　05.174

放血疗法　blood-letting therapy　01.136

放血试验　bleeding test　01.124

非生理性皮瓣　nonphysiologic flap　03.060

非突触性化学传递　non-synaptic chemical transmission　05.101

腓肠肌肌皮瓣　gastrocnemius myocutaneous flap　03.271

腓肠内侧动脉穿支皮瓣　medial surae artery perforator flap, MSAP　03.129

腓肠神经　sural nerve　05.080

腓肠神经-小隐静脉营养血管筋膜皮瓣　sural lesser saphenous neuroveno- fasciocutaneous flap　03.274

腓肠神经营养血管筋膜皮瓣　sural neuro-fascio- cutaneous flap　03.273

腓动脉逆行岛状皮瓣　peroneal artery reverse-flow island flap　03.287

腓动脉皮瓣　peroneal artery flap　03.286

腓骨骨瓣　fibular bone flap　04.177

腓骨骨膜瓣　fibular periosteal flap　04.178

腓浅神经　superficial peroneal nerve　05.078

腓浅神经卡压综合征　superficial peroneal nerve entrapment syndrome　05.151

腓浅神经营养血管筋膜皮瓣　superficial peroneal neuro-veno-fasciocutaneous flap　03.275

腓浅血管蒂腓骨骨瓣　fibular bone flap based on the superficial fibular vessel　04.181

腓浅血管蒂胫腓骨下段骨膜瓣　distal tibiofibular periosteal flap based on the superficial fibular vessel　04.190

腓浅血管蒂胫骨骨膜瓣　tibial periosteal flap based on the superficial fibular vessel　04.197

腓深神经　deep peroneal nerve　05.079

腓血管穿支降支蒂跟骨骨瓣　calcaneus bone flap based on the descending perforating branch of fibular vessel　04.203

腓血管穿支降支蒂胫腓骨骨膜瓣　tibiofibular periosteal flap based on the descending perforating branch of fibular vessel　04.188

腓血管蒂腓骨骨瓣　fibular bone flap based on the fibular vessel　04.179

腓血管蒂胫腓骨骨膜瓣　tibiofibular periosteal flap based on the fibular vessel　04.189

腓总神经　common peroneal nerve　05.077

腓总神经卡压综合征　common peroneal nerve entrapment syndrome　05.149

分离性感觉障碍　dissociated sensory disorder　05.168

分裂性感觉障碍　divided sensory disorder　05.169

* 风筝皮瓣　kite flap　03.230

封闭骨痂　sealing callus　04.061

缝合[术]　suture　01.055

缝匠肌肌蒂髂骨骨瓣　sartorius pedicled iliac flap　04.150

缝匠肌肌皮瓣　sartorius myocutaneous flap　03.267

缝隙连接　gap junction　05.102

跗管综合征　tarsal tunnel syndrome　05.152

跗内侧动脉皮瓣　medial tarsal artery flap　03.293

跗内侧血管蒂楔骨骨瓣　cuneiform bone flap based on the medial tarsal vessel　04.213

跗内侧血管蒂足舟骨骨瓣　navicular bone flap based on the medial tarsal vessel　04.209

跗外侧动脉皮瓣　lateral tarsal artery flap　03.294

跗外侧血管蒂跟骨前外侧骨瓣　anterolateral calcaneus bone flap based on the lateral tarsal vessel　04.202

跗外侧血管蒂骰骨骨瓣　cuboid bone flap based on the lateral tarsal vessel　04.205

* 福尔克曼管　Volkmann's canal　04.038

附睾-输精管吻合术　epididymisvasovasostomy　06.045

复合肌肉动作电位　compound muscle action potential　05.218

复合皮瓣　composite flap　03.071

复合全身麻醉　combined general anesthesia　01.081

复合移植术　cograft　01.029

复合组织瓣　compound flap　03.070

副交感神经节　parasympathetic ganglion　05.013

副神经　accessory nerve　05.042

副神经移位术　accessory nerve transfer　05.314

腹壁联体皮瓣　abdominal siamese flap　03.183

腹壁下动脉　inferior epigastric artery　06.040

腹壁下静脉　inferior epigastric vein　06.041

腹壁下[深]动脉穿支皮瓣　deep inferior epigastric artery perforator flap, DIEP　03.124

腹股沟皮瓣　groin flap　03.178

腹内斜肌肌瓣　internal oblique abdominis flap　03.179

腹直肌蒂胸骨瓣　abdominal rectus pedicled sternum flap　04.100

腹直肌蒂胸骨-肋软骨瓣　abdominal rectus pedicled sternum-costicartilage flap　04.101

腹直肌肌皮瓣　rectus abdominis myocutaneous flap　03.180

G

改良凯斯勒缝合术　modified Kessler tendon suture　02.107

* 盖恩综合征　Guyon syndrome　05.145

肝素　calparine, heparin, liquemine　01.143

肝细胞生长因子　hepatocyte growth factor, HGF　05.404

感觉　sensation　05.155

感觉减退　hypesthesia　05.170

* 感觉绝对支配区　pure sensory region, autonomous sensory region, autonomous sensory zone　03.009

感觉皮瓣　sensate flap　03.153

感觉缺失　anesthesia　05.166

感觉神经传导速度　sensory nerve conduction velocity　05.221

感觉神经末梢　sensory nerve ending　05.023

感觉神经纤维　sensory nerve fiber　05.017

感觉异常　paraesthesia　05.171

感觉重叠带　sensory overlapping region　03.010

感觉自主带　pure sensory region, autonomous sensory region, autonomous sensory zone　03.009

干骺端　metaphysis　04.019

干扰素　interferon　05.388

干扰相　interference phase　05.204

干细胞　stem cell　05.366

肛神经　anal nerve　05.070

钢板螺钉内固定　internal fixation with plate and screw　02.124

钢丝十字交叉固定　crucial wire fixation　02.123

高凝状态　hypercoagulabale state　01.134

高频电疗法　high frequency electrotherapy　05.263

高压氧疗法　hyperbaric oxygen treatment　05.270

睾丸　testis　06.037

睾丸动脉　testicular artery　06.038

睾丸静脉　testicular vein　06.039

膈神经　phrenic nerve　05.041

膈神经移位术　phrenic nerve transfer　05.316

跟骨骨瓣　calcaneus bone flap　04.198

跟腱反射　achilles tendon reflex　05.180

跟外侧血管蒂跟骨骨瓣　calcaneus bone flap based on the lateral calcaneal vessel　04.201

弓状动脉　arcute artery　02.090

功能康复　functional rehabilitation　02.230

功能性肌肉移植　functioning muscle transplantation　01.019

肱骨骨膜瓣　humeral periosteal flap　04.116

肱骨骨膜骨瓣　humeral osteoperiosteal flap　04.117

肱骨肌管综合征　humeromuscular tunnel syndrome　05.139

肱桡肌皮瓣　brachioradialis muscle flap　03.216

肱深血管蒂肱骨骨膜瓣　humeral periosteal flap based on the deep brachial vessel　04.121

肱深血管蒂肱骨骨膜骨瓣　humeral osteoperiosteal flap based on the deep brachial vessel　04.122

共济失调型脑瘫　ataxia type of cerebral palsy　05.335

供体　donor　01.020

钩状足畸形　hook foot deformity　05.184

股薄肌肌皮瓣　gracilis myocutaneous flap　03.255

股二头肌长头肌肌皮瓣　biceps femoris [long head] myocutaneous flap　03.257

股方肌蒂股骨大转子骨瓣　quadratus femoris pedicled greater trochanter bone flap　04.164

股骨大转子骨瓣　greater trochanter bone flap　04.162

股骨大转子骨膜瓣　greater trochanter periosteal flap　04.163

股骨骨膜瓣　femoral periosteal flap　04.173

股后肌肌皮瓣　posterior thigh myocutaneous flap　03.256

股后筋膜皮瓣　posterior thigh fasciocutaneous flap　03.259

股后皮神经　posterior femoral cutaneous nerve　05.074

股后外侧筋膜皮瓣　posterolateral thigh fasiocutaneous flap　03.260

股内侧肌肌皮瓣　medial vastus myocutaneous flap　03.261

股前内侧皮瓣　anteromedial thigh flap　03.262

股前外侧穿支皮瓣　anterolateral thigh perforator flap, ALTP　03.127

股前外侧皮瓣　anterolateral thigh flap　03.263

股深血管穿血管蒂股骨骨膜瓣　femoral periosteal flap based on the perforating vessel of deep femoral vessel　04.175

股深血管蒂股骨骨膜瓣　femoral periosteal flap based on the deep femoral vessel　04.174

股神经　femoral nerve　05.062

股神经卡压综合征　femoral nerve entrapment syndrome　05.148

股外侧肌肌皮瓣　lateral vastus myocutaneous flap　03.265

股外侧皮神经　lateral femoral cutaneous nerve　05.061

股外侧皮神经卡压综合征　lateral femoral cutaneous nerve entrapment syndrome　05.150

股血管直接骨膜支蒂股骨骨膜瓣　femoral periosteal flap based on the direct periosteal branches of femoral artery　04.176

股直肌肌皮瓣　rectus femoris myocutaneous flap　03.266

骨　bone　04.001

骨板　bone lamella　04.031

骨瓣　bone flap　04.076

骨不连　bone nonunion　04.064

骨重建　bone remodeling, bone reconstruction　04.054

骨单位　osteon　04.037

骨短缩　shortening of bone　02.222

骨骼肌神经桥接术　skeletal muscle neural prosthesis　05.293

骨梗死　infarct of bone　04.072

骨关节炎　osteoarthritis　04.073

骨骺　osteoepiphysis　04.012

骨坏死　osteonecrosis　04.071

骨肌皮瓣　osteo-musculo-cutaneous flap　04.084

骨基质　bone matrix　04.034

骨痂　callus　04.056

骨痂形成　porosis, bone callus formation　04.053

骨间背侧肌　dorsal interossei　02.044

骨间返血管蒂尺骨骨膜瓣　ulnar periosteal flap based on the recurrent interosseous vessel　04.140

骨间后动脉皮瓣　posterior interosseous artery flap　03.211

骨间后血管蒂尺骨瓣　ulnar bone flap based on the dorsal posterior interosseous vessel　04.139

骨间后血管蒂尺骨骨膜瓣　ulnar periosteal flap based on the dorsal posterior interosseous vessel　04.138

骨间前动脉腕背穿支皮瓣　anterior interosseous artery perforator flap　03.212

骨间前神经卡压综合征　anterior interosseous nerve entrapment syndrome　05.142

骨间前血管蒂尺骨骨膜瓣　ulnar periosteal flap based on the anterior interosseous vessel　04.137

骨间前血管蒂桡骨骨膜瓣　radial periosteal flap based on the anterior interosseous vessel　04.133

骨间前血管腕背支蒂头状骨骨瓣　capitate bone flap based on the dorsal branch of anterior interosseous vessel　04.142

骨间掌侧肌　palmar interossei　02.043

骨结核　bone tuberculosis　04.070

骨密质　compact bone　04.007

骨膜　periosteum　04.016

骨膜瓣　periosteal flap　04.080

骨膜骨瓣　osteoperiosteal flap　04.083

*骨母细胞　osteoblast　04.047

骨内膜　endosteum　04.017

骨皮瓣　osteo cutaneous flap　03.074

*骨皮韧带　Cleland ligaments　02.021

骨破坏　bone destruction, osteoclasia　04.066

骨缺损　bone defect　04.065

骨松质　spongy bone, cancellous bone　04.008

骨塑形　bone moulding　04.055

骨髓　bone marrow　04.013

*骨髓梗死　infarct of bone　04.072

骨髓基质干细胞　marrow stroma stem cell　05.374

骨髓腔　bone medullary cavity　04.011

骨髓炎　osteomyelitis　04.069

骨外固定架固定　fixation by external fixator　02.119

骨细胞　osteocyte　04.045

骨陷窝　bone lacuna　04.040

骨小管　bone canaliculus　04.039

骨小梁　bone trabecula　04.009

骨移植[术]　bone transplantation　04.075

骨原细胞　osteoprogenitor cell　04.046

骨折固定　bone fixation, skeletal fixation　02.116

骨折内固定　internal fixation of fracture　02.117

骨折外固定　external bone fixation　02.118

* 骨脂肪梗死　infarct of bone　04.072

骨质疏松　osteoporosis　04.068

骨肿瘤　bone tumor　04.067

* 固有筋膜　proper fascia　03.005

关节活动度　range of motion, ROM　02.231

关节融合术　arthrodesis　05.297

关节软骨　articular cartilage　04.029

光电容积描绘仪　photoelectric plethysmography　01.049

光疗法　phototherapy　05.264

过度外展试验　Wright test　05.239

H

* 哈弗斯系统　Haversian system　04.037

寒冷反射试验　cold jerk test　05.233

合成聚酯　composite polyester　05.382

横行纤维束　horizontal fibrous band　02.055

横束　transverse retinacular band　02.039

* 横支持韧带　transverse retinacular ligament　02.039

红骨髓　red bone marrow　04.014

红线征　red line sign　01.131

骺板　epiphyseal plate　04.030

骺软骨　epiphyseal cartilage　04.028

后足离断　metapodium amputation　02.190

弧　rotation arc　03.143

虎口　first web space of hand, thumb- index space　02.047

虎口背侧皮瓣　dorsal first web space flap　03.223

虎口狭窄　narrowing of first web, contracture of first web　02.048

* 华勒变性　Wallerian degeneration　05.106

滑车　pulley　02.027

滑车上血管蒂颅骨外板骨骨瓣　outer table calvarial bone flap based on the supratrochlear vessel　04.092

化学突触　chemical synapse　05.095

化学药物性神经损伤　chemical pharmacal nerve injury　05.130

踝关节离断　ankle amputation　02.189

* 踝管卡压症　tarsal tunnel syndrome　05.152

踝前皮瓣　antemalleolar flap　03.290

环层小体　lamellar corpuscle　05.027

环骨板　circumferential lamella　04.032

幻肢痛　phantom limb pain　05.177

患肢抬高　elevation of the affected extremity　01.116

黄骨髓　yellow bone marrow　04.015

毁损性离断　destructive amputation　02.173

会阴神经　perineal nerve　05.071

混合相　mixed phase　05.203

混合型脑瘫　mixed type of cerebral palsy　05.336

* 霍夫曼反射　Hoffmann reflex　05.222

霍纳综合征　Horner syndrome　05.190

J

机械性神经损伤　mechanical nerve injury　05.128

肌瓣　muscle flap　03.101

肌病电位　myopathia potential　05.217

肌蒂骨瓣　muscle pedicled bone flap　04.079

肌蒂骨膜瓣　muscle pedicled periosteal flap　04.082

肌电图　electromyogram　05.191

* 肌间隔　intercompartmental septum　03.006

肌间隔穿支皮瓣　septocutaneous perforator flap　03.116

肌间隔皮血管　intercompartment septocutaneous vessel　03.029

* 肌间隙　intermuscular septum　03.006

肌间隙皮血管　intermuscular septocutaneous vessel　03.028

肌腱缝合术　tendon suture, tendon repair　02.100

肌腱皮瓣　teno cutaneous flap　03.073

肌腱修复　tendon repair　02.098

肌腱移植术　tendon graft　02.099

肌腱愈合　tendon healing process　02.113

肌腱粘连　tendon adhesion　02.232

肌腱粘连松解　tenolysis　02.233

肌腱张力　tendon tension　02.112

肌腱转位术　tendon transfer　05.296

肌紧张　muscular tension　05.105

肌痉挛电位　muscle spasm potential　05.195

肌力练习　strength training　05.257

肌皮瓣　myocutaneous flap, musculocutaneous flap　03.072

肌皮穿支皮瓣　musculocutaneous perforator flap　03.115

肌皮动脉　musculocutaneous artery, myocutaneous artery　03.031

肌皮动脉穿支　perforating branch of musculocutaneous artery　03.033

肌皮动脉缘支　circumferential branch of musculocutaneous artery　03.032

肌皮神经　musculocutaneous nerve　05.052

肌皮神经肱肌肌支移位术　brachialis branch of musculocutaneous nerve transfer　05.322

肌强直电活动　myotonic discharge　05.212

肌肉血管分型　classification of muscular vessel　03.103

* 肌肉血管直接皮肤分支　direct cutaneous branch of muscular vessel　03.032

肌梭　muscle spindle　05.028

肌性微静脉　muscular venule　03.039

* 肌营养不良电位　myopathia potential　05.217

肌源神经营养因子　muscle-derived neurotrophic factor, MDNF　05.408

肌张力障碍型脑瘫　dystonic type of cerebral palsy　05.334

唧筒征　sign of pump　01.128

基部　base　03.050

基因治疗　gene therapy　05.361

基质小泡　matrix vesicle　04.044

激光多普勒血流仪　laser Doppler flowmeter　01.048

激素类　hormones　05.249

急性创面　acute wound　03.133

急性等容血液稀释　acute isovolumic hemodilution　01.104

急诊拇-手指再造术　emergency thumb-finger reconstruction　02.132

集合微静脉　collecting venule　03.038

集落刺激因子　colony stimulating factor　05.387

脊神经　spinal nerve　05.034

脊髓拴系综合征　tethered cord syndrome　05.135

脊髓造影　myelography　05.242

CT 脊髓造影　CT myelography　05.244

脊椎麻醉　spinal anesthesia　01.090

继发性节段性脱髓鞘　secondary segmental demyelination　05.112

继发性淋巴水肿　secondary lymphedema　07.019

寄养回植术　replantation of temporary heterotopic replanted limb or finger　02.226

寄养再植术　temporary heterotopic replantation　02.225

夹纸试验阳性　clip paper test positive　05.236

* 甲半月　lunule of nail , lunula unguis　02.015

甲襞　nail wall, nail fold　02.013

甲床　nail bed, nail matrix　02.016

甲窦　nail sinus　02.014

甲根　nail root　02.011

* 甲沟　nail sinus　02.014

* 甲郭　nail wall, nail fold　02.013

甲弧影　lunule of nail , lunula unguis　02.015

甲上皮　eponychium　02.017

甲体　nail body, corpus unguis　02.010

甲下皮　hyponychium　02.018

甲状旁腺　parathyroid gland　06.009

甲状腺　thyroid gland　06.001

甲状腺上动脉　superior thyroid artery　06.002

甲状腺上静脉　superior thyroid vein　06.005

甲状腺下动脉　inferior thyroid artery　06.003

甲状腺下静脉　inferior thyroid vein　06.007

甲状腺移植术　thyroid transplantation　06.008

甲状腺中静脉　middle thyroid vein　06.006

甲状腺最下动脉　lowest thyroid artery　06.004

假肌强直电活动　pseudomyotonic discharge　05.213

间骨板　interstitial lamella　04.033

* 间接穿支皮瓣　indirect perforator flap　03.115

肩关节离断　shoulder amputation　02.177

肩胛-背阔肌-下腹部联体皮瓣　scapulo-latissimus-abdonimal siamese flap　03.174

肩胛背神经　dorsal scapular nerve　05.045

肩胛侧胸部联合皮瓣 scapulo-lateral thoracic siamese flap 03.186

肩胛带离断 shoulder girdle amputation 02.176

肩胛骨骨瓣 scapula bone flap 04.108

肩胛旁皮瓣 parascapular flap 03.185

肩胛皮瓣 scapular flap 03.184

肩胛上神经 suprascapular nerve 05.046

肩胛上神经卡压综合征 suprascapular nerve entrapment syndrome 05.138

肩胛上血管冈下支蒂肩胛冈骨瓣 scapula spine bone flap based on the inferior branch of suprascapular vessel 04.112

肩胛下神经 subscapular nerve 05.047

碱性成纤维细胞生长因子 basic fibroblast growth factor, bFGF 05.399

健侧 C7 神经根移位术 contralateral C7 nerve root transfer 05.317

腱反射 tendon reflex 05.104

腱帽 tendon hood 02.031

腱纽 vincula tendinum 02.028

* 腱前束 anterior band of palmar aponeurosis 02.056

腱鞘 tendinous sheath 02.026

交叉克氏针内固定 crossing Kirschner wire internal fixation 02.122

交感神经节 sympathetic ganglion 05.012

交通支静脉 communicating branch vein 03.021

交指皮瓣 digital cross flap 03.236

胶质细胞源性神经营养因子 glial cell linederived neurotrophic factor, GDNF 05.402

接合[术] conjugation, approximation 01.057

节段性再造术 segmental reconstruction 02.142

节段征 sign of segmentation 01.127

结间体 internode 05.021

解剖鼻烟壶 anatomic snuff box 02.060

解剖平面 dissection plane 03.144

解剖学供区 anatomic territory 03.043

津下套圈缝合术 Tsuge loop suture 02.109

筋膜瓣 fascial flap 03.067

筋膜蒂肱骨骨膜瓣 fascia pedicled humeral periosteal flap 04.118

筋膜蒂骨瓣 fascia pedicled bone flap 04.078

筋膜蒂骨膜瓣 fascia pedicled periosteal flap 04.081

筋膜蒂皮瓣 fascia-pedicled flap 03.066

筋膜蒂锁骨骨瓣 fascia pedicled clavicular flap 04.103

筋膜隔 fascia septum 03.006

筋膜皮瓣 fasciocutaneous flap 03.065

筋膜皮下瓣 adipofascial flap, fascio subcutaneous flap 03.068

近端蒂皮瓣 proximally-pedicled flap, proximal-based flap 03.083

颈背部筋膜皮瓣 cervico-dorsal fasciocutaneous flap 03.188

颈丛 cervical plexus 05.036

颈丛运动支移位术 motor branch transfer of cervical plexus 05.315

颈肱皮瓣 cervico-humeral flap 03.165

颈横神经 transverse nerve of neck 05.039

颈横血管肩胛冈支蒂肩胛冈骨瓣 scapula spine bone flap based on the scapular spine branch of transverse cervical vessel 04.111

颈横血管深支蒂肩胛骨骨瓣 scapula bone flap based on the deep branch of transverse cervical vessel 04.113

* 颈肩综合征 thoracic outlet syndrome 05.137

颈阔肌皮瓣 platysmus myocutaneous flap 03.166

胫腓骨骨膜瓣 tibiofibular periosteal flap 04.187

胫骨骨瓣 tibial bone flap 04.184

胫骨骨膜瓣 tibial periosteal flap 04.186

胫骨骨膜骨瓣 tibial osteoperiosteal flap 04.185

胫后动脉穿支皮瓣 posterior tibial artery perforator flap 03.281

胫后动脉逆行岛状皮瓣 posterior tibial artery reverse-flow island flap 03.279

胫后动脉皮瓣 posterior tibial artery flap 03.278

胫后动脉皮瓣桥式交叉转移 cross-leg flap carried by posterior tibial artery as bridge 03.280

胫后血管肌间隙支胫骨骨膜瓣 tibial periosteal flap based on the intermuscular septum branch of posterior tibial vessel 04.194

胫前动脉逆行岛状皮瓣 anterior tibial artery reverse-flow island flap 03.284

胫前动脉皮瓣 anterior tibial artery flap 03.283

胫前返血管蒂腓骨骨瓣 fibular bone flap based on the anterior tibial recurrent vessel 04.183

胫前返血管骨膜支蒂胫骨骨膜瓣 tibial periosteal flap based on the periosteal branch of anterior tibial recurrent vessel 04.195

胫前血管蒂腓骨骨瓣　fibular bone flap based on the anterior tibial vessel　04.182

胫前血管蒂胫骨骨膜瓣　tibial periosteal flap based on the anterior tibial vessels　04.196

胫神经　tibial nerve　05.076

痉挛型脑瘫　spastic type of cerebral palsy　05.326

痉挛性膀胱　spastic bladder　05.344

静脉　vein　02.067

静脉瓣　venous valve　03.019

静脉动脉化　veno-arteriolization　02.221

静脉动脉化皮瓣　arterialized venous flap　03.062

静脉管神经桥接术　vein bridge neural prosthesis 05.292

静脉麻醉　intravenous anesthesia　01.083

静脉皮瓣　venous flap　03.061

静脉危象　venous crisis　01.109

静脉血二次逆流　double retrograde venous flow 03.093

局部浸润麻醉　local infiltration anesthesia　01.086

局部麻醉　local anesthesia　01.085

局部皮瓣　local flap　03.056

局部痛　localized pain　05.173

* 巨噬细胞样变　Schwann cell degeneration　05.109

K

凯斯勒缝合术　Kessler tendon suture　02.106

抗凝药物　anticoagulant drug　01.142

颏下皮瓣　submental flap　03.167

颏下血管蒂下颌骨骨瓣　mandible bone flap based on the submental vessel　04.093

克莱纳特缝合术　Kleinert tendon suture　02.108

克隆　cloning　05.363

控制性降压　controlled hypotension　01.102

快速转运　fast transportation　05.090

髋关节离断　hip amputation　02.185

扩散痛　diffused pain　05.175

阔筋膜穿支皮瓣　tensor fascia latae perforator flap, TFLP　03.128

阔筋膜张肌蒂髂骨骨瓣　tensor fasciae latae pedicled iliac bone flap　04.151

阔筋膜张肌肌皮瓣　tensor fascia lata myocutaneous flap　03.253

阔筋膜张肌皮瓣　tensor fascia lata flap　03.254

L

* 联体皮瓣　siamese flap, coryoint flap　03.076

链型皮瓣　link pattern flap　03.053

邻指皮瓣　adjacent digital flap　03.237

临床麻醉　clinical anesthesia　01.079

临界关闭压　critical closure pressure　03.041

淋巴管-静脉吻合术　lymphaticovenous shunt　07.025

淋巴管移植术　lymphatic vessel grafting　07.027

淋巴结-静脉吻合术　lymph node- venous anastomosis 07.024

淋巴结移植术　lymph node transplantation　07.026

淋巴水肿　lymphedema　07.017

淋巴显微外科[学]　microlymphatic surgery　01.009

硫喷妥钠　thiopental, pentothal　01.098

颅骨外板骨骨瓣　outer table calvarial bone flap 04.085

* 鲁斯试验　Roos test　05.240

卵巢　ovary　06.049

卵巢动脉　ovarian artery　06.051

* 赖特试验　Wright test　05.239

郎飞结　Ranvier node　05.020

勒血通畅试验　vascular patency after anastomsis 01.077

肋骨骨瓣　rib bone flap　04.094

肋间后血管蒂肋骨骨瓣　rib bone flap based on the posterior intercostal vessel　04.098

肋间前血管蒂肋骨骨瓣　rib bone flap based on the anterior intercostal vessel　04.097

肋间神经移位术　intercostal nerve transfer　05.313

肋间外侧皮瓣　lateral intercostal flap　03.187

肋锁挤压试验　Eden test　05.238

离断　amputation　02.167

离断平面　level of amputation　02.175

梨状肌综合征　pyriformis syndrome　05.147

利多卡因　lidocaine　01.095

连接骨痂　uniting callus　04.060

联合皮瓣　siamese flap, coryoint flap　03.076

卵巢静脉　ovarian vein　06.052

卵巢移植术　transplantation of ovary　06.061

罗哌卡因　ropivacaine　01.097

氯胺酮　ketamine　01.100

M

麻痹　paralysis　05.178

麻醉　anesthesia　01.078

麻醉机　anesthesia machine　01.084

马蹄足畸形　talipes equinus deformity　05.185

埋入式套圈缝合术　embedded loop suture　02.111

* 迈斯纳小体　Meissner corpuscle　05.026

* 曼纳法　Minor method　05.230

慢速转运　slow transportation　05.091

慢性创面　chronic wound　03.135

毛细血管　capillary　02.068

毛细血管充盈反应　capillary refilling reaction　01.123

* 毛细血管充盈试验　capillary refilling reaction　01.123

毛细血管后微静脉　postcapillary venule　03.037

毛细血管前括约肌　precapillary sphincter　03.036

帽状皮瓣拇指延长术　cocked hat thumb lengthening　02.157

"迷宫式途径"逆流　by-pass route retrograde flow　03.091

面　flap dimension　03.142

膜内成骨　intramembranous ossification　04.049

莫顿跖骨痛　Morton metatarsalgia　05.154

拇示指捏夹试验　Froment test　05.235

拇长屈肌腱　flexor pollicis longus tendon　02.023

蹰展肌肌瓣　abductor hallucis flap　03.297

拇指尺背侧皮瓣　dorsoulnar thumb flap　03.228

拇指单蒂旋转推进皮瓣　thumb unipedicle rotation advancement flap　03.242

蹰趾甲皮瓣移植术　nail skin flap of great toe transplantation　02.139

蹰趾末节腓侧皮瓣移植术　fibular side distal segment flap of [big] great toe transplantation　02.149

拇指桡背侧皮瓣　dorsoradial thumb flap　03.229

拇指桡背侧神经血管蒂岛状皮瓣　dorsoradial neurovascular thumb island flap　03.244

拇指双蒂岛状推进皮瓣　thumb bi- pedicle island advancement flap　03.243

拇指延长术　bone lengthening of thumb　02.155

蹰趾游离再造手拇指术　big toe to thumb reconstruction, hallux-to-thumb reconstruction　02.153

拇指再造术　thumb reconstruction　02.128

拇指掌侧推进皮瓣　thumb volar advancement flap　03.241

拇主要动脉　principal artery of thumb　02.072

募集反应　recruiting response　05.201

N

脑脊神经节　cerebrospinal ganglion　05.010

脑神经　cranial nerve　05.033

* 脑瘫　cerebral palsy　05.324

脑瘫分型　classification of cerebral palsy　05.325

脑源性神经生长因子　brain-derived growth factor, BDNF　05.395

内骨痂　internal callus　04.058

内踝前血管蒂楔骨骨瓣　cuneiform bone flap based on the medial anterior malleolar vessel　04.212

内踝前血管蒂足舟骨骨瓣　navicular bone flap based on the anterior medial malleolar vessel　04.208

内踝上皮瓣　medial supramalleolar flap　03.282

内环骨板层　layer of inner circumferential lamella　04.036

内愈合　intrinsic healing process　02.114

* 内脏神经　autonomic nerve　05.035

内脏运动神经末梢　visceral motor nerve ending　05.031

内增压　turbocharge　03.080

逆行岛状皮瓣　reverse-flow island flap　03.090

逆行法再植术　retrograde order of replantation　02.218

逆行股前外侧皮瓣　reversed anterolateral thigh flap　03.264

逆行皮瓣　retrograde-flow flap, reverse-flow flap　03.089

逆向变性　retrograde degeneration　05.108

逆向转运　retrograde transport　05.088

桡血管蒂桡骨骨膜瓣　radial periosteal flap based on the radial vessel　04.132

桡血管茎突返支蒂桡骨茎突骨瓣　styloid process of radial bone flap based on the recurrent branch of radial vessel　04.134

热疗法　thermotherapy　05.266

热缺血　warm ischemia　02.197

热缺血时间　warm ischemia time　02.198

人工低温　deliberate hypothermia　01.103

人工反射弧　artificial reflex arc　05.347

人工膀胱反射弧重建术　artificial bladder reflex arc reconstruction　05.348

乳房淋巴水肿　lymphedema of breast　07.023

乳糜尿　chyluria　07.022

乳糜溢　chylorrhea　07.021

乳头下微静脉网　subpapillary venous plexus　03.022

* 褥疮　bedsore　03.136

软骨储备区　zone of reserving cartilage　04.023

软骨钙化区　zone of calcifying cartilage　04.025

软骨膜　perichondrium　04.018

软骨囊　cartilage capsule　04.027

软骨内成骨　cartilaginous ossification　04.050

软骨增殖区　zone of proliferating cartilage　04.024

S

赛登分类法　Seddon classification　05.117

* 赛罗卡因　xylocaine"　01.095

三定点端端缝合术　three stay sutures end-to-end anastomosis, three fixed-points sutures end-to-end anastomosis　01.066

三角肌蒂肩胛冈骨瓣　deltoid pedicled scapula spine bone flap　04.110

三角肌蒂锁骨骨瓣　deltoid pedicled clavicular flap　04.106

* 三角肌区筋膜皮瓣　deltoid fasciocutaneous flap　03.198

三角韧带　triangular ligament　02.036

三抗措施　3-anti-measurement, three-anti-therapy（anti-coagulation, anti-spasm, anti-infection）　01.141

森德兰分类法　Sunderland classification　05.121

上臂丛损伤　upper brachial plexus injury　05.300

上臂离断　upper arm amputation　02.178

上臂缺血试验　Roos test　05.240

* 上臂桡神经综合征　humeromuscular tunnel syndrome　05.139

舌骨下肌肌皮瓣　submental myocutaneous flap　03.169

* 舌状皮瓣　tongue flap　03.082

伸肌腱内侧束　medial extensor band　02.037

伸肌腱外侧束　lateral extensor band　02.034

伸肌腱中央束　central extensor band　02.033

伸肌腱终腱　terminal extensor tendon　02.035

伸肌腱装置　extensor apparatus　02.030

深部源动脉　deep source artery　03.026

深感觉　deep sensation　05.157

* 深呼吸试验　Adson test　05.237

深筋膜　deep fascia　03.005

深筋膜微静脉网　deep fascial venous plexus　03.025

深筋膜下间隙　subfascial space　03.007

深筋膜血管网　deep fascia vascular plexus　03.016

深静脉　deep vein　03.018

深淋巴管　deep lymphatic vessel　07.014

深淋巴结　deep lymph node　07.012

神经伴行动脉　nerve accompanying artery, concomitant vasa nervorum　03.113

神经部分缝合术　partial neurorrhaphy　05.279

神经传导速度　nerve conduction velocity　05.219

神经递质　neurotransmitter　05.099

神经电位　neuropotential　05.194

神经端侧缝合术　end-lateral neurorrhaphy, end-to-side neurorrhaphy, termino-lateral neurorrhaphy　05.280

神经断伤　neurotmesis　05.120

神经缝合术　neurorrhaphy　05.275

* 神经干叩击征　nerve percussion test　05.189

神经干细胞　neural stem cell　05.375

神经根性撕脱伤　nerve root avulsion injury　05.134

神经激光缝合法　laser suture of nerve　05.290

神经胶质细胞　glial cell　05.007

神经节　ganglion, nerve ganglion　05.009

神经节苷脂　ganglioside　05.251

神经卡压综合征　nerve entrapment syndrome　05.136

神经末梢　nerve ending　05.022

神经内膜　endoneurium　05.082

输卵管动脉　fallopian artery　06.053

输卵管端-端吻合术　end-to-end anastomosis of ovarian tube　06.059

输卵管复通术　salpingostomy　06.055

输卵管静脉　vena oviductus　06.054

输卵管伞端整形术　plasty of fimbriated extremity of fallopian　06.057

输卵管造口术　fallostomy　06.058

输卵管粘连分离术　salpingolysis　06.056

输卵管种植术　plantation of ovarian tube　06.060

输注移植术　infused transplantation, infused graft　01.028

术后保温　postoperative incubation　01.114

术后制动　postoperative immobilization　01.115

束颤电位　fasciculation potential　05.210

树突　dendrite　05.005

数字减影血管造影　digital substraction angiography, DSA　01.050

双侧偏瘫型脑瘫　double hemiplegic type of cerebral palsy　05.330

双侧 V-Y 推进皮瓣　lateral V-Y advancement flap　03.240

双蒂皮瓣　bi-pedicle flap　03.087

* 双嘧达莫　dipyridamole　01.144

双目手术显微镜　binocular operative microscope　01.033

双十字缝合术　double crucial silk suture　02.103

双套圈缝合术　double loop suture　02.110

* 双下肢型脑瘫　diplegic type of cerebral palsy　05.327

双趾串联再造手指法　double second toes bridging [joint] reconstruction　02.150

水疗法　hydrotherapy　05.267

水蛭吸血疗法　leech therapy　01.139

顺行法再植术　routine order of replantation　02.217

顺行皮瓣　antegrade-flow flap　03.088

顺向转运　anterograde transport　05.089

撕脱神经根回植术　reimplantation of avulsed spinal nerve　05.323

撕脱性离断　avulsion amputation　02.171

四瘫型脑瘫　quadriplegic type of cerebral palsy　05.328

酸性成纤维细胞生长因子　acid fibroblast growth factor, aFGF　05.400

随意型皮瓣　random pattern flap　03.051

髓鞘　myelin sheath　05.019

髓鞘再形成　myelin sheath reformation　05.114

锁骨骨瓣　clavicular bone flap　04.102

锁骨上叩击试验　Morley test　05.241

锁骨上神经　supraclavicular nerve　05.040

锁骨上神经营养神经皮瓣　supraclavicular neurocutaneous flap　03.168

T

他克莫司　tacrolimus, FK506　05.250

胎儿甲状腺-甲状旁腺移植术　foetus thyroid-parathyroid transplantation　06.012

胎儿胸腺移植术　foetus thymus transplantation　06.036

肽醛试验　peptide-aldehyde test　05.232

弹性软骨　elastic cartilage　04.022

* 套状撕脱伤　degloving injury　02.174

体被组织　integument　03.001

体位性神经损伤　body position nerve injury　05.133

同侧 C7 神经根移位术　ipsilateral C7 nerve root transfer　05.318

同质移植术　syngeneic transplantation　01.022

同种睾丸移植术　homogeneity transplantation of testis　06.043

同种甲状旁腺移植术　parathyroid allotransplantation　06.010

同种卵巢移植术　homogeneity transplantation of ovary　06.063

同种移植术　allotransplantation　01.023

* 同种异体移植术　allotransplantation　01.023

痛觉　pain sensation　05.158

* 头皮皮瓣　parietal flap　03.159

骰骨骨瓣　cuboid bone flap　04.204

透明软骨　hyaline cartilage　04.020

突触　synapse　05.093

突触化学传递　synaptic chemical transmission　05.100

突触囊泡　synaptic vesicle　05.098

* 突触小体　synaptosome　05.006

突起　ecphyma　05.004

推进皮瓣　flap advancement　03.147

臀部筋膜皮瓣　gluteal fasciocutaneous flap　03.252

臀大肌肌皮瓣　gluteal myocutaneous flap　03.251

臀上动脉穿支皮瓣　superior gluteal artery perforator flap, SGAP　03.125

臀上神经　superior gluteal nerve　05.067

臀上血管浅支蒂髂骨骨瓣　iliac bone flap based on the superficial branch of superior gluteal vessel　04.160

臀上血管深上支蒂髂骨骨瓣　iliac bone flap based on the deep superior branch of superior gluteal vessel　04.159

臀下神经　inferior gluteal nerve　05.068

臀下血管吻合支蒂股骨大转子骨瓣　greater trochanter bone flap based on the anastomosis branch of inferior gluteal vessel　04.168

脱髓鞘　demyelination　05.110

脱套伤　degloving injury　02.174

妥拉苏林　benzazoline　01.149

W

瓦合皮瓣拇指再造术　thumb reconstruction with coupling flaps　02.163

外骨痂　external callus　04.057

外踝后皮瓣　lateral retromalleolar flap　03.289

外踝前血管蒂跟骨骨瓣　calcaneus bone flap based on the anterior lateral malleolus vessel　04.200

外踝上皮瓣　lateral supramalleolar flap　03.288

外环骨板层　layer of outer circumferential lamella　04.035

外膜剥离术　adventitial stripping　01.076

外愈合　external healing process　02.115

外增压　supercharge　03.079

完全离断　complete amputation, total amputation　02.168

完全性感觉缺失　complete anesthesia　05.167

顽固性血管痉挛　refractory vascular spasm　01.112

晚期神经修复　late nerve repair　05.255

万能干细胞　omnipotent stem cell　05.368

* 万能皮瓣　versatile flap　03.127

* 腕背弓　dorsal carpal arch　02.061

腕背网　dorsal carpal rete　02.061

腕尺侧管　ulnar carpal tunnel　02.059

腕尺管综合征　ulnar tunnel syndrome　05.145

腕管　carpal tunnel　02.057

腕管综合征　carpal tunnel syndrome　05.144

腕掌纹　wrist palmar crease　02.002

网膜后动脉　posterior epiploon artery　07.008

网膜前动脉　anterior epiploon artery　07.007

网膜右动脉　right epiploon artery　07.006

网膜左后动脉　left posterior epiploon artery　07.005

网状层微静脉网　reticular venous plexus　03.023

网状征　sign of reticulate　01.129

微动脉　arteriole　03.034

微型接骨板内固定　fixation with miniature bone plate　02.125

微型吸引器头　minor suction tube　01.045

围手术期处理　perioperative management　01.101

维生素 B　vitamin B　05.246

位置觉　sensation of position　05.162

胃网膜动脉弓　gastroepiploic arterial arcade　07.004

胃网膜右动脉　right gastroepiploic artery　07.003

胃网膜左动脉　left gastroepiploic artery　07.002

温度觉　temperature sensation　05.159

吻合[术]　anastomosis　01.058

* 吻合血管复合异体移植术　vascularized composite allograft, VCA　01.030

吻合血管神经移植术　vascularized nerve grafting　05.287

吻合血管移植　vascularized transplantation　01.015

吻合血管趾关节移植术　vascularized toe joint transfer　02.151

沃勒变性　Wallerian degeneration　05.106

无创技术　atraumatic technique　01.053

无复流现象　no-reflow phenomenon　01.125

无髓神经纤维　unmyelinated nerve fiber　05.016

无细胞基质　acellular matrix　05.381

* 无再灌注　no re-perfusion　01.125

物理疗法　physiotherapy　05.259

物理性神经损伤　physical nerve injury　05.129

X

血管灌洗　vessel perfusion　01.071

血管夹　blood vessel clamp　01.038

血管扩张　vascular dilatation　01.073

血管内膜　tunica intima　02.069

血管内皮生长因子　vascular endothelial growth factor, VEGF　05.407

血管扭转　torsion of blood vessel　01.072

血管腔内机械扩张　intraluminal mechanical dilatation　01.074

血管缺损　vessel defect　01.068

血管神经蒂功能性肌瓣　functional neurovascular pedicled muscle flap　03.102

血管探查　exploration of blood vessel　01.135

血管体区　cutaneous angiosome　03.042

* 血管通畅试验　vascular patency test　02.064

血管外膜　tunica adventitia　02.071

血管危象　vascular crisis　01.107

血管危象解除　relieve of vascular crisis　01.140

血管吻合[术]　vascular anastomosis　01.059

血管修复　repair of vessel　01.060

血管移植术　vessel transplantation　01.069

血管中膜　tunica media　02.070

血流动力学供区　hemodynamics territory　03.044

* 血流架桥皮瓣　flow through flap　03.078

血-神经屏障　blood-nerve barrier　05.086

血液循环监护　circulation care, circulation monitoring　01.118

* 血液循环危象　circulation crisis　01.107

Y

压疮　pressure sore, pressure ulcer, decubitus ulcer　03.136

压力平衡规律　law of pressure equilibrium　03.046

压砸性离断　crushing amputation, mangled amputation　02.172

雅各布森全层吻合术　Jacobson full-thickness anastomosis　06.046

亚急性创面　subacute wound　03.134

* 亚急诊再造　delay thumb-finger reconstruction　02.133

延迟一期神经修复　delay primary nerve repair　05.253

延期拇-手指再造术　delay thumb-finger reconstruction　02.133

延期再植术　delayed replantation　02.227

仰趾外翻畸形　out-toeing deformity　05.186

腰背筋膜皮瓣　dorsal lumbar fasciocutaneous flap　03.193

腰丛　lumbar plexus　05.058

腰骶筋膜皮瓣　lumbosacral fasciocutaneous flap　03.194

* 腰麻　spinal anesthesia　01.090

腰髂肋肌蒂髂骨骨瓣　iliocostalis lumborum muscle pedicled iliac bone flap　04.149

腰臀筋膜皮瓣　lumbo-gluteal fasciocutaneous flap　03.195

腰-硬联合阻滞　combined spinal- epidural anesthesia　01.092

药物治疗　drug treatment　05.245

液压扩张术　hydraulic dilatation　01.075

腋神经　axillary nerve　05.051

* 腋下臂内侧筋膜皮瓣　inner arm fasciocutaneous flap　03.200

一期骨愈合　primary healing of bone　04.062

一期拇-手指再造术　primary thumb-finger reconstruction　02.134

一期神经修复　primary nerve repair　05.252

* 伊登试验　Eden test　05.238

医源性神经损伤　iatrogenic nerve injury　05.132

胰　pancreas　06.021

胰背动脉　dorsal pancreatic artery　06.024

胰大动脉　great pancreatic artery　06.025

胰岛素样神经生长因子　insulin like nerve growth factor, INGF　05.403

胰节段移植术　segmental pancreatic transplantation　06.028

胰-肾联合移植术　simultaneous pancreas-kidney transplantation　06.029

胰十二指肠上动脉　superior pancreaticoduodenal artery　06.022

胰十二指肠下动脉　inferior pancreaticoduodenal artery　06.023

胰尾动脉　caudal pancreatic artery　06.026

胰下动脉　inferior pancreatic artery　06.027

* 移位　transfer　01.016

移植[术]　transplantation, grafting, transfer　01.014

Z

再植　replantation　01.012

再植时限　time limit of replantation　02.199

再植顺序　order of replantation　02.216

再植肢体坏死　necrosis of replanted limb　02.228

再植指体坏死　necrosis of replanted digit　02.229

早二期拇-手指再造术　early staged thumb-finger reconstruction　02.135

造血干细胞　hemopoietic stem cell　05.373

择期拇-手指再造术　selective thumb-finger reconstruction　02.137

张力水疱　tension blister　01.122

长骨　long bone　04.002

* 长腱纽　vinculum longum　02.028

长趾移植术　long toe transplantation　02.140

掌板　volar plate　02.041

掌背动脉穿支皮瓣　dorsal metacarpal artery perforator flap　03.225

掌背动脉皮瓣　dorsal metacarpal artery flap　03.224

掌背静脉　dorsal metacarpal vein　02.079

掌背血管蒂尺骨骨瓣　ulnar bone flap based on the metacarpal vessel　04.141

掌背血管蒂掌骨骨瓣　metacarpal bone flap based on the dorsal metacarpal vessel　04.146

掌侧 V-Y 推进皮瓣　volar V-Y advan cement flap　03.239

掌骨骨瓣　metacarpal bone flap　04.145

掌骨深横韧带　deep transverse metacarpal ligament　02.052

掌骨头间静脉　intercapital vein　02.080

掌腱膜　palmar aponeurosis　02.053

* 掌腱膜横束　transverse band of palmar aponeurosis　02.055

掌浅弓　superficial palmar arch　02.062

掌浅横韧带　superficial transverse metacarpal ligament　02.051

掌浅静脉弓　superficial palmar venous arch　02.077

掌深弓　deep palmar arch　02.063

掌深静脉弓　deep palmar venous arch　02.078

掌纹　palmar crease, palmar print　02.003

掌心动脉　palmar metacarpal arteries　02.074

掌远纹　palmar distal crease　02.006

掌中纹　palmar middle crease　02.005

爪形手畸形　claw hand deformity　05.182

爪状趾畸形　claw-like toe deformity　05.187

针距　distance between needle and needle, distance between suture stitches　01.062

真皮　dermis　03.003

真皮下血管网　subdermal vascular plexus, subcutaneous vascular plexus　03.014

真皮下血管网皮瓣　subcutaneous vascular plexus flap　03.069

真皮血管网　dermal vascular plexus　03.013

枕小神经　lesser occipital nerve　05.037

枕血管蒂颅骨外板骨骨瓣　outer table calvarial bone flap based on the occipital vessel　04.091

振动觉　vibration sensation　05.164

* 正尖波　positive sharp wave　05.211

正相电位　positive phasic potential　05.211

正中神经　median nerve　05.053

正中神经返支卡压综合征　median nerve recurrent branch entrapment syndrome　05.146

支架材料　scaffold material　05.378

脂肪干细胞　fat stem cell　05.376

* 直肠下神经　anal nerve　05.070

* 直接穿支皮瓣　direct perforator flap　03.116

直接皮血管　direct cutaneous vessel　03.027

直流电疗法　galvanism　05.260

植骨　bone graft　04.074

植皮预构皮瓣　skin-grafted prefabricated flap　03.105

植入血管预构皮瓣　vessel-implanted prefabricated flap　03.106

* 植物神经　autonomic nerve　05.035

跖背动脉皮瓣　dorsal metatarsal flap　03.292

跖背静脉　dorsal metatarsal vein　02.097

跖背血管蒂跖骨骨瓣　metatarsal bone flap based on the dorsal metatarsal vessel　04.215

跖骨骨瓣　metatarsal bone flap　04.214

跖足底固有动脉　proper plantar artery digital　02.093

指背侧旗帜皮瓣　dorsal digital flag flap　03.231

指背动脉　dorsal digital artery　02.076

* 指背腱膜　dorsal aponeurosis　02.030

指背静脉　dorsal digital vein　02.081

指背双蒂皮瓣　dorsal bi-pedicled flap　03.232

指背斜形皮瓣　dorsal oblique digital flap　03.249

指侧方皮瓣　lateral digital flap, Littler neurovascular island flap　03.233

指动脉逆行岛状皮瓣　digital reverse- flow island flap　03.234

指动脉终末背侧支岛状皮瓣　dorsal digital flap based on the terminal branch of digital artery　03.250

指端　finger tip　02.019

指腹　finger pulp　02.020

指骨固定　phalangeal bone fixation　02.120

指横纹　finger crease　02.007

指甲　nail　02.009

* 指尖　finger tip　02.019

指尖离断　fingertip amputation　02.184

指尖再植术　fingertip replantation　02.210

指蹼皮瓣　finger web flap　03.226

指浅屈肌腱　tendon of flexor digitorum superficialis　02.024

指屈肌腱　flexor tendons of the fingers　02.022

指伸肌腱　tendon of extenson digitorum　02.029

指深屈肌腱　tendon of flexor digitorum profundus　02.025

指纹　finger print　02.008

指延长术　bone lengthening of finger　02.156

指掌侧固有动脉　proper palmar digital artery　02.075

指掌侧固有神经　proper digital nerve　02.084

指掌侧静脉　palmar digital vein　02.082

指掌侧皮瓣　digital palmar flap　03.227

指掌侧总动脉　common palmar digital artery　02.073

指掌侧总神经　common palmar digital nerve　02.083

趾背动脉　dorsal digital artery of toe　02.092

* 趾短屈肌肌皮瓣　flexor digiti brevis myocutaneous flap　03.296

趾短伸肌蒂跟骨骨瓣　extensor digitorum brevis pedicled calcaneus bone flap　04.199

趾短伸肌皮瓣　extensor digiti minimi myocutaneous flap　03.295

趾腹皮瓣移植术　toe pulp flap transplantation　02.148

趾甲皮瓣移植术　nail skin flap of toe transplantation　02.146

趾-指移植术　toe-to-hand transfer　02.129

治疗性克隆　therapeutic cloning　05.364

* 中国皮瓣　radial forearm flap, Chinese flap　03.096

中频电疗法　medium frequency electrotherapy　05.262

中心肌腱缝合术　core suturing of tendon　02.104

终板电位　end-plate potential　05.208

终板噪声　end plate noise　05.193

终末动脉　terminal artery　03.035

肿瘤坏死因子　tumornecrosis factor　05.389

周围神经系统　peripheral nervous system　05.032

周围神经显微外科[学]　microsurgery of peripheral nerve　01.008

轴索变性　axonal degeneration　05.107

轴突　axon　05.006

轴突断伤　axonotmesis　05.119

轴型皮瓣　axial pattern flap　03.052

轴质运输　axoplasmic transport　05.087

肘关节离断　elbow amputation　02.179

肘管综合征　cubital tunnel syndrome　05.140

* 蛛网膜下腔麻醉　spinal anesthesia　01.090

主干带小分支血管　artery trunk with branch　03.030

转化生长因子-β　transforming growth factor-β, TGF　05.401

转基因　transgene　05.362

转位　transposition　01.016

椎管内麻醉　intrathecal anesthesia　01.089

紫癜征　sign of peliosis　01.126

自发电位　spontaneous potential　05.207

自发痛　spontaneous pain　05.172

自然源基质　natural[matrix]　05.380

自体睾丸移植术　autotransplantation of testis　06.042

自体甲状旁腺移植术　parathyroid autotransplantation　06.011

自体卵巢移植术　autoallergic transplantation of ovary　06.062

自体肾上腺移植术　adrenal autotransplantation　06.020

自体下颌下腺移植术　autologous submandibular gland transfer　06.031

自由穿支皮瓣　free-style perforator flap　03.119

自主神经　autonomic nerve　05.035

自主神经节　autonomic ganglion　05.011

"8" 字缝合术　figure of "8" suture, figure-of-8 suture　02.102

纵行纤维束　longitudinal fibrous band　02.056

纵向克氏针髓内固定　longitudinal intramedullary Kirschner wire fixation　02.121

足背动脉　dorsalis pedics artery　02.086

足背动脉皮瓣　dorsal pedis flap　03.291

足背静脉弓　dorsal venous arch of foot　02.096

* 足底弓　plantar arch　02.091

足底内侧皮瓣　medial planter flap　03.296

足底内侧血管浅支蒂足舟骨骨瓣　navicular bone flap

based on the superficial branch of medial plantar vessel 04.210

足底深弓　plantar deep arch　02.091

足底深支　deep plantar artery　02.087

足底外侧皮瓣　lateral planter flap　03.298

足内侧皮瓣　medial pedis flap　03.299

足外侧皮瓣　lateral pedis flap　03.300

足舟骨骨瓣　navicular bone flap　04.207

组胺潮红试验　histamine flush test　05.234

组合皮瓣　combined flap　03.075

组织瓣翻转移位　flap turnover　03.150

组织工程化人工神经　bioartificial tissue engineering nerve　05.384

组织构建　tissue construction　05.383

组织肿胀程度　tissue edema　01.121

左肾上腺静脉　left suprarenal vein　06.018

作业疗法　occupational therapy　05.258

坐骨神经　sciatic nerve　05.075

(R-6018.01)

ISBN 978-7-03-048631-8

定价: **88.00** 元